KB234758

병이 아니라, 사람의 몸을 고치는

생활습관 개선법

병이 아니라, 사람의 몸을 고치는

생활습관 개선법

김남익 지음

이담
Books

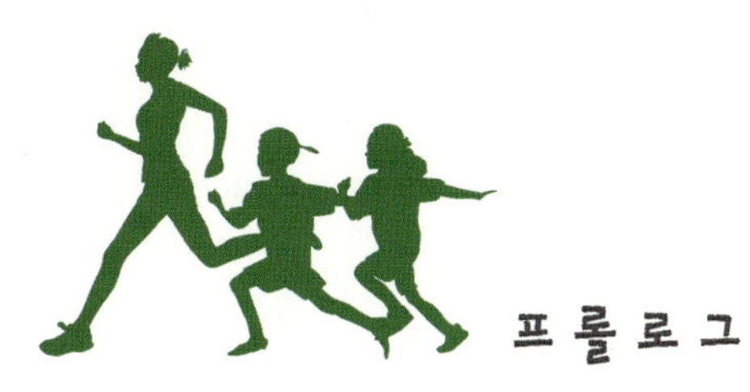

프롤로그

"행복해서 웃는 것이 아니라, 웃어야 행복해진다"라는 말이 있다. 우리 모두는 행복하게 살기 위해 태어났다. 행복하게 살기 위해서는 금전적으로 풍족한 바도 아니요. 큰 명예를 얻은 바도 아니다. 귀하게 태어난 몸, 우리 몸이 싱싱해야 행복하게 살 수 있다. 시들시들하면, 아무리 돈과 명예가 따른다 해도 행복하지 못하다. 싱싱한 인생을 살아가려면, 생활습관 개선이 반드시 따라야만 한다. 그러려면 언제, 어느 시기에 생활습관을 개선하는지가 관건이 된다.

이전에 모 복지관에 어르신들을 위한 강의를 하러 간 일이 있는데, 강의가 끝나고 난 뒤, 지팡이를 짚은 한 노신사가 저에게 다가와 하는 말이 있었다. "김 선생님! 왜 선생님을 지금 만났을까요? 젊은 20대에 만났더라면 참 좋았을 걸요" 하는 말이었다. 저는 "왜 그러세요?"라고 반문하였다. 그러자 노신사는 "저는 지금 몸이 불편한데도 좋은 강의가 있다고 하여 불편한 몸을 이끌고 찾아온 보람이 있습니다. 참 잘 온 것 같습니다. 지금이라도 생활습관을 바꾸어 남은 여생을 행복하게 살아보겠습니다."라는 내용이었다. 이 노신사처럼 70세에 생활습관을 개선해야 한다는 필요성을 듣고 깨달았을 때 얼마나 불행한 일인지 생각해 보아야 한다. 반면에 청소년기에 생활습관을 개선하는 방법을 깨우친다면, 평생 행복의 길, 성공의 길로 걸림돌 없이 나아갈 수 있다.

이러한 생활습관 개선의 방법은 우리 모두가 다들 잘 알고 있는 내용들이다. 그런데 그것을 실천하기가 굉장히 힘들다. 귀찮아서 운동을 못 하고, 맛있고 기름진 음식 앞에서 식탐을 극복하지 못하고, 몸과 생각의 차이 때문에 스트레스를 극복하지 못하고, 재미있는 컴퓨터 게임이나 TV 프로그램 때문에 새벽에나 잠이 들어 하루 종일 피곤하게 된다. 이 모든 것들이 건강을 해친다는 것을 알고 있으면서 이를 버리지 못한다. 어린 시절부터 맞춤운동을 실시하고, 골고루 영양을 섭취하며 스트레스를 받지 않고 편안한 상태를 유지해야 한다. 그리고 저녁을 먹고 첫 번째 졸릴 때 일찍 잠자리에 들어 숙면을 취하게 되면, 자연적인 키 성장보다 더 클 수 있는 조건을 갖추게 되는 것이다. 이는 소아·청소년기에 국한되어 있는 것이 아니라, 성인기, 노년기 모두에서 적용된다. 따라서 여러 가지의 생활습관 개선 요인이 있지만, 최소한 운동, 영양, 스트레스 그리고 수면, 이 4가지만이라도 개선해야만 한다. 더 추가적으로 든다면, 음주와 흡연이 있을 것이다.

먼저 운동이다.

운동은 크게 3가지로 분류되는데, 스포츠 종목으로의 운동, 레저 활동으로의 운동, 그리고 맞춤운동 개념의 운동이다. 스포츠 종목으로의 운동은 금메달을 따고 1등을 하기 위한 것이다. 우리나라의 운동선수는 2등이 존재하지 않는 것 같다. 그래서 피나는 노력을 해야 하고 뼈가 으스러지도록 해야만 한다. 이는 노동이다. 몸이 피곤해서 항상 시들시들한 상태가 된다. 평생 아껴서 써야 할 본인의 몸을 20대에 다 써 버려 50~60대에는 무릎관절과 고관절의 연골이 다 달아 인공관절을 해야 하는 결과를 낳게 된다. 피겨스타 김연아 선수의 화려하고 밝은 미소 연기의 뒷면에는 대조적으로 등에 테이핑의 흔적이 비출 때, 그 노력과 집념이 얼마나 컸는지를 알 수 있다.

레저 활동으로의 운동은 재미와 관련이 깊다. 모든 사람들이 다 경험한 내용들이다. 저도 마찬가지인데, 대학시절에 테니스를 매우 좋아해서 아침에 테니스장에 가서 운동을 하고 점심에는 자장면을 시켜 먹고 어두워서 테니스를 하지 못하는 저녁이 돼서야 집으로 내려오게 된다. 그때 저의 생각으로는 땀을 씻지도 못하고 그대로 곯아떨어져 잠을 잔 기억이 난다. 이처럼 재미가 있기 때문에 단시간에 끝내지를 못한다. 농구 한 게임을 하고 나니 더 하고 싶고, 이기지 못했기 때문에 한 게임 더 해서 이기고 싶고 그러다 보니 3~4시간 이상 농구를 하게 된다. 이렇게 되면 몸이 피곤하여 견디지를 못한다. 우리 인간은 충분한 휴식과 영양섭취가 따라야만 건강한 신체를 유지할 수 있다. 따라서 이러한 장시간의 레저 활동도 노동이 된다.

그리고 맞춤운동은 한마디로 이야기하면, "30분 정도 속보로 걸었더니, 3시간 잠을 잔 기분과 같다"라고 표현할 수 있다. 항상 상쾌한 상태를 의미한다. 운동은 너무 약해도 너무 강해도 효과가 떨어진다. 본인의 능력에 맞는 맞춤운동의 개념으로 운동을 해야 한다. 맞춤운동은 신체의 완전한 체계를 갖추고 생명을 튼튼하게 만드는 것이다.

다음은 영양이다.

감기가 걸려 병원에 가거나 건강검진을 받고 결과 상담을 할 때, 꼭 듣는 말이 있다. "골고루 음식을 섭취하시고 운동하세요"라는 말이다. 어떻게 골고루 섭취하라는 것인지 알 수가 없다. 자세한 설명을 들을 수 없다는 것이다. 영양 측면에서 볼 때, 골고루 섭취하라는 말은 5대 영양소를 골고루 섭취하라는 것이다. 탄수화물, 지방, 단백질, 비타민 그리고 미네랄을 비율에 맞추어 섭취해야 한다. 그 비율은 규칙적인 운동에 참여하고 있는 사람들이라면, 탄수화물 6, 지방 3, 단백질 1이다. 그리고 비타민과 미네랄은 소량 필요하기 때문에 매 끼니 섭취하여야 한다. 그렇지만 운동을 하지 않는 사람들은 지방을 1.5, 단백질을 2.5로 하여야만 한다.

또한 꼭꼭 씹어서 먹어야 하는데, 얼마나 씹어야 할까? 정답은 본인 나이만큼 씹어야만 한다. 50대라면, 한 숟가락을 입에 넣고 50번을 씹어야만 한다. 입안에서 50% 소화를 시키고 삼키게 되면, 식사 시 물을 마시지 않게 된다. 너무 빨리 먹기 때문에 뻑뻑하여 물을 마시게 되는데, 이는 소화액을 묽게 하여 소화흡수를 방해하게 된다. 식사 전 30분, 식사 후 30분에는 물을 마시지 않는 것이 좋다. 우리나라 사람들의 식사문화 중에서 가장 나쁜 사항은 빨리 먹는 것이다. 또한 우리나라 밥상에는 국과 찌개가 빠지지 않는다. 따라서 국물에 간을 맞추기 위해 소금을 넣어야 하고 이 짠 소금은 위암, 고혈압 등을 유발하는 원인이 되기도 한다. 그렇지만 평소에는 하루에 8컵 정도의 물을 마셔야 한다.

그리고 단 음식과 짠 음식은 면역기능을 떨어뜨리고 탄산음료는 다량의 칼슘을 빼앗아 간다. 콜라 한 잔을 마시면, 우유 14잔에 포함된 칼슘이 소실된다. 음료로는 가장 좋은 것이 생수이다. 그중에서도 육각수이다. 육각수는 정수기에서 물을 받아 냉장고에 넣어 차게 만들어야 육각수가 된다. 이 물을 천천히 씹어서 먹어야 한다.

다음은 스트레스이다.

스트레스는 머리의 생각과 몸의 상태가 일치되지 않을 때 발생한다. 머리의 생각은 성공의 길로 가려고 하는데, 몸이 따라오지 못한다. 그 사이에서 발생되는 것이 스트레스이다. 찢어 버리고 싶고 짜증이 나고 모든 일을 하기 싫어진다. 이렇게 스트레스를 받으면 코티졸 등 스트레스 호르몬이 분비되어 좋은 호르몬은 $\frac{1}{3}$로 확 줄어 버린다. 스트레스 호르몬은 심장에도 영향을 주기 때문에 심혈관계 질환의 원인이 되기도 한다. 다혈질인 A타입의 성격 보유자는 심장병을 조심하여야 한다. 이러한 스트레스 호르몬을 감소시키기 위해서는 상쾌한 기분이 들도록 운동을 하는 것이다.

멀리 갈 것도 없다. 여러분들의 자식들을 유심히 살펴보면, 해답이 나온다. "유석아! 다빈아!"라고 아이들을 불렀을 때 그 결과를 보자. 한 번 불렀을 때 부모님 앞에 와서 "엄마 왜요!"라고 하는 행동을 보이는 아이들은 싱싱한 몸을 가진 아이들이고 스트레스가 없다. 그러나 다섯 번, 열 번을 불러도 부모님 앞에 나타나지 않는 아이들은 이렇게 생각한다. 부모님이 몇 번 불러야 포기하는지를 생각하고 한 발짝도 움직이지를 않는다. 이런 아이들은 몸이 시들시들하기 때문에 움직이기를 싫어하고 짜증만 부리게 된다. 부모님이 찾으면 스트레스를 받는다는 것이다.

식사도 제때 하여야 하는데 못 하게 되면, 스트레스를 받는다. 어머님들은 저녁에 남편이 어떤 얼굴 상태로 들어오는지를 보면 식사를 제때 못 해 스트레스를 받았는지를 알 수 있다. 밝은 모습으로 "다녀왔소!" 하면, 점심을 제때에 한 것이고 그렇지 않고 인상이 찌그러지고 현관문을 들어서면서부터 짜증 섞인 말투로 "나 왔다!"라고 한다면, 바빠서 점심을 제시간에 못 한 것이다. 인간사 모든 것이 유효기간이 있다. 아침을 먹으면 4~5시간 후에는 점심을 먹어야 한다. 그리고 4~5시간 후에는 저녁을 먹어야 에너지원을 얻어 활기차게 생활할 수 있는 것이다. 한번 잠을 자면 그다음 날 또 자야 한다. 운동은 한 번 하면 48시간의 유효기간이 있기 때문에 2일에 한 번은 운동을 하여야 한다. 혈액은 120일, 뼈는 2년 후에 다시 재생된다.

다음은 수면이다.

잠을 잘 자야 하루 종일 활기찬 생활을 할 수 있다. 더 중요한 것은 한 시간을 자더라도 숙면을 취해야 한다. 그리고 본인이 몇 시간 자야 다음 날 아침 개운하게 일어나는지를 주인인 본인이 알아야 한다. 일부 사람들은 이렇게 말한다. "요즘 아침에 개운하게 일어나는 사람이 어디 있습니까?"라고들 하는데, 일찍 자면 개운하게 일어날 수 있다. 늦게 자기 때문에 개운하게 일어나지 못한다.

하루는 24시간이다. 밤 12시의 의미는 하루를 마무리하라는 것이다. 따라서 최소한 12시 이전에 잠자리에 들어야만 한다. 오후 10시~새벽 2시 정도에 좋은 호르몬이 다량 분비되기 때문에 이 시간에 잠자리에 들어 있어야 한다. 그런데 잉글랜드 프리미어 리그 축구경기를 새벽 2~3시까지 보고 있는 청소년도 많다. 박지성 선수가 TV에서 나와 먹을 것과 건강을 주지는 못한다. 자야 한다.

잠자는 모습은 대(大)자로 누워 자야 한다. 그렇지만 대자로 누워 자도 아침이 되면 추운 겨울이 아닌데도 새우잠을 자고 있다. 이는 유연성이 떨어져 있기 때문이다. 우리 몸은 근막으로 형성되어 있다. 근막이 쭉쭉 늘어나야 청소년들의 성장에 도움을 주고 숙면을 취해 그다음 날 개운하게 아침을 맞이하게 된다. 그렇지 않으면 하루 종일 피곤하게 된다.

이러한 생활습관을 개선해야 평생을 건강하게 살아갈 수 있다. 현재 인간은 생물학적 나이로 120세까지 살 수 있다고 한다. 120세까지 팔팔하게 살아가기 위해서는 언제 생활습관을 개선하느냐가 관건이다. 소아, 청소년기, 성인기, 노년기, 그 시기는 행복한 삶의 기준이 될 것이다. 또한 이 모든 사항들을 알고 있으면서 실천하지 않으면 아무런 가치가 없다. 곧, 생활습관 개선의 실천은 행복인 것이다.

아무리 강조해도 지나치지 않는 것이 건강일 것이다. 이런 말이 있지 않는가? 재물을 잃으면 조금 잃는 것이요, 명예를 잃으면 많이 잃는 것이요, 그러나 건강을 잃으면 전부를 잃는 것이다. 이처럼 건강은 그 무엇보다도 중요한 것이다.

아직 마음으로만 운동과 식이요법을 해야지 하는 분들이나 이미 생활습관 개선에 동참하신 모든 분들께 이 책이 올바른 교과서요, 지침서가 될 것을 확신한다. 끝으로 책의 자료를 모아 작업을 하는 동안 저의 건강을 체크해 주었던 사랑하는 아내 김지연, 그리고 옆에서 귀여움으로 힘을 주었던 아들 유석, 딸 다빈이에게 감사드린다. 또한 바쁘신 가운데 저의 미흡한 원고를 기꺼이 출판하게 해 주신 한국학술정보(주) 채종준 대표이사님께 진심으로 고마움을 전한다.

2010년 11월
청송 숲 체육관 314호에서
김남익 드림

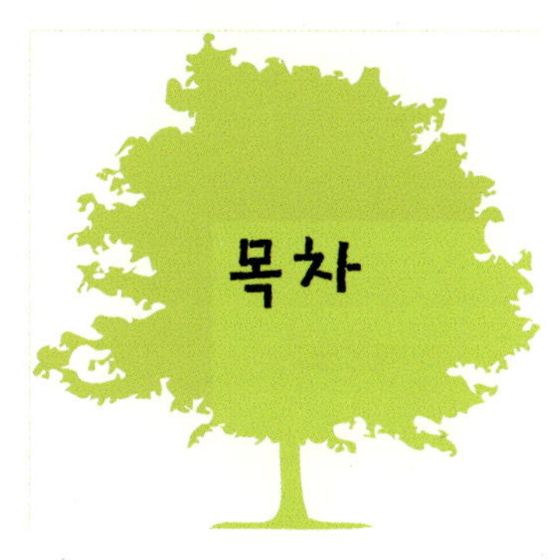

목차

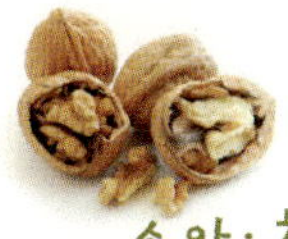

제1부

소아·청소년 성장기의 건강관리

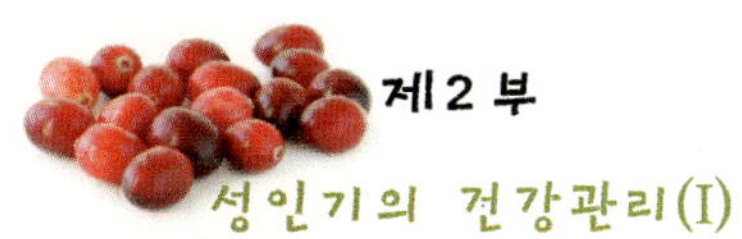

제2부

성인기의 건강관리(I)

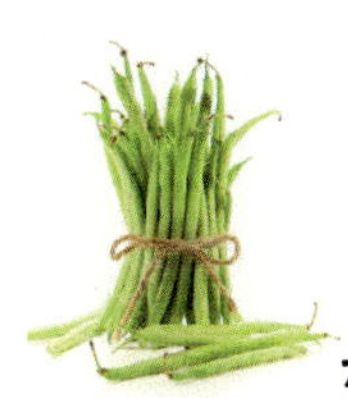

제 3 부

성인기의 건강관리(II)

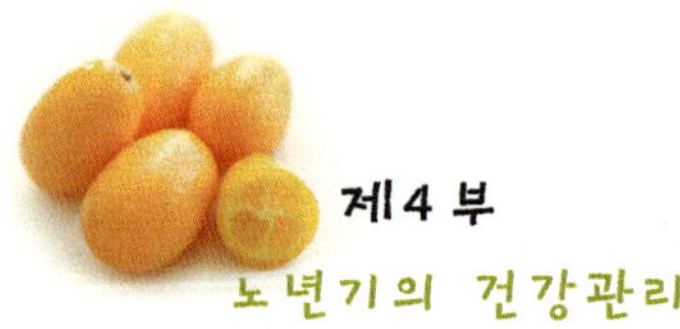

제4부
노년기의 건강관리

제 1 부

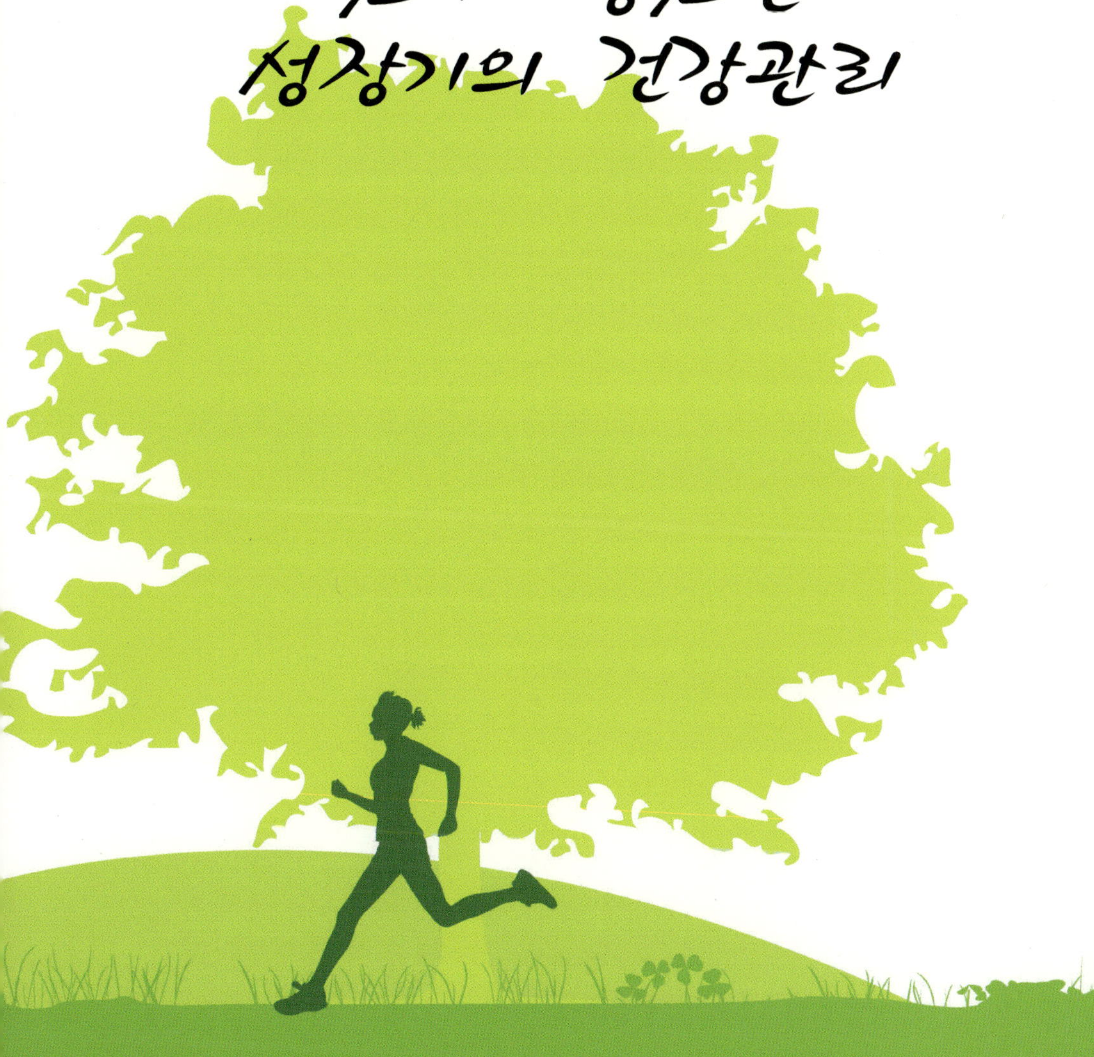

소아·청소년 성장기의 건강관리

1. 우리 아이들의 키, 운동으로 자연성장보다 더 클 수 있다

2005년도 교육인적자원부에 의하면, 초등학생의 키 변화가 남학생의 경우, 134.76㎝로 전년도에 비해 0.06㎝ 감소하였고, 여학생은 134.44㎝로 0.05㎝ 감소하였다고 한다. 이러한 가장 큰 원인은 초등학생들의 활기찬 신체활동이 부족한 상태인 것을 단적으로 나타내 주는 결과이다.

이러한 키는 성장기간이 최고 25세까지 자랄 수 있다고 하는데, 성장의 결정인자로 유전이 23%, 영양 31%, 운동 20%, 환경 16%, 그리고 기타 인자가 10%라고 한다. 그러므로 유전인자와 인체 성장호르몬, 그리고 적합한 성장 환경(운동, 영양, 수면, 스트레스)이 키 성장에 크게 좌우하는 것이다. 인체 성장호르몬은 척추 및 하체 뼈의 연골성 부분에 성장을 크게 하는데, 인체 성장호르몬이 부족한 어린이나 청소년은 골격 발육이 억제되어 성장이 위축된다. 따라서 우리 아이들이 1년에 5㎝ 이상 키가 크지 않으면, 전문가와 상담하여 원인을 찾아 관리하여야만 한다.

:: 운동은 강력한 성장호르몬 분비 촉진제이다.

운동과 성장호르몬의 관계에 있어서 운동을 하게 되면, 뇌하수체를 자극하고 성장호르몬을 고농도로 분비하게 되어 결과적으로 골량이 증가하게 된다. 운동에 대한 호르몬 분비의 기전은 유산소운동 시 지속적인 혈장 호르몬 분비를 증가시키고, 근력강화 운동은 싱장호르몬의 급속 분비 및 인슐린 양성 인자(IGF - I, II)를 자극하게 된다. 이러한 운동은 신경 내분비계를 자극하여 성장호르몬의 분비를 촉진시키기 때문에 소아, 청소년들의 개인에 맞는 맞춤운동은 강력한 성장호르몬 분비 촉진제가 되는 것이다.

또한 숙면은 성장호르몬 분비를 촉진시키는데, 오후 10~11시에 가장 많이 분비되므로 성장기에는 숙면을 취하면서 일찍 자고 일찍 일어나는 것이 도움이 된다.

연령에 따른 성장의 발육 목표를 보게 되면, 출생에서 1세까지는 연간 18~25㎝로 무한한 세포분열과 성장의 시기인데, 이때에는 수많은 호르몬과 성장인자(IGF - II)들이 복잡하고 단계적인 활성에 의해

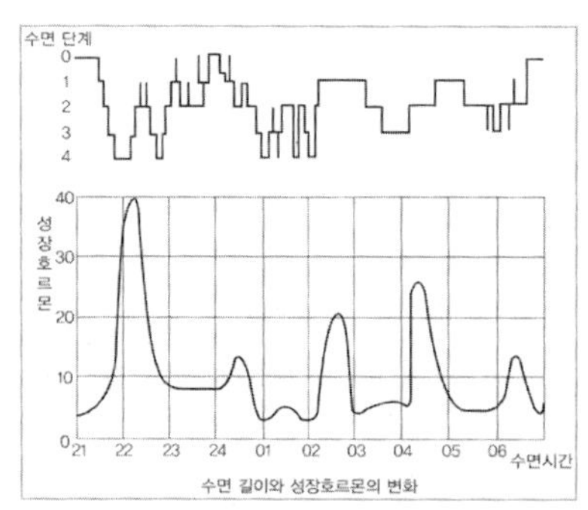

수면깊이와 성장호르몬의 변화.

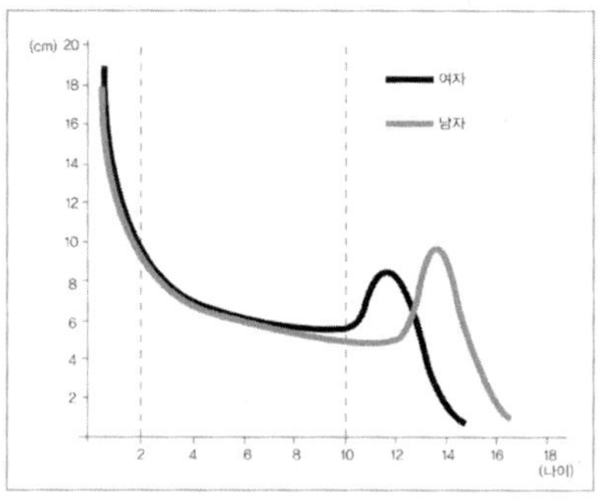

성별에 따른 성장의 단계별 변화.

이러한 현상을 만든다. 1세에서 2세까지는 연간 12~18㎝ 정도의 성장을 보이게 되는데, 2세 말이 되면, 신장은 약 90㎝ 전후가 되고, 인슐린양 성장인자 Ⅱ가 아닌 인슐린양 성장인자 Ⅰ이 주로 작용한다. 2세부터 사춘기 전까지 약 12~13년 정도로 연간 5~6㎝ 정도의 성장을 보인다. 마지막으로 신체 성장에서 가장 중요한 시기인 사춘기는 남자의 경우, 연간 7~12㎝, 여자는 연간 6~11㎝ 정도의 성장을 보이는데, 이때에는 성장호르몬과 IGF-Ⅰ이 동시에 활성화되어서 신체 성장을 일으킨다.

만약, 아버지가 170㎝이고 어머니가 160㎝이면, 아들인 경우에 [(엄마 키＋13㎝)＋아빠 키]÷2의 공식을 사용하여 [(160＋13)＋170]÷2 ＝ 171.5㎝가 된다. 딸인 경우에는 반대로 [(아빠 키－13㎝)＋엄마 키]÷2로 158.5㎝가 된다. 같은 부모라도 아들과 딸은 타고난 예상 키에서 13㎝의 차이가 있는 것이다. 하지만 이 예상키는 어디까지나 평균 예상 키이지 실제 키는 아니다. 실제로 이 키에＋10㎝ 또는－10㎝ 사이가 자기가 가질 수 있는 키의 범위가 된다. 즉 성장기에 잘 먹고 잘 자고 잘 뛰어놀면, ＋10㎝가 될 수 있다는 말이다.

:: 운동과 성장법은 프로그램에 따라 체계적으로 실시하여야 한다.

성장 환경 조건을 개선하여 최종 키를 예측 키보다 10㎝ 더 크게 만들려고 한다면, 다음의 4가지가 큰 영향을 미치게 되는데, 신체기능에 따른 맞춤운동, 균형 잡힌 영양섭취의 식사, 안정된 마음과 긍정적 사고로 스트레스를 줄이고, 숙면과 7~8시간 수면시간을 확보하여야만 한다.

특히, 소아나 청소년들의 운동 효과는 성장호르몬의 분비가 증가하고 운동 시 성장판을 자극하여 골밀도(장골), 굵기, 건, 인대의 증가를 가져오게 된다. 근육을 지배하는 신경이 발달하고 근 비대 및 근력이 증가하며 스트레스가 해소된다. 그리고 정서적인 안정과 올바른 자세로 움직이게 하여 신체교정에 도움을 주며 체지방량을 적정한 수준으로 유지하여 사춘기를 지연시킨다. 운동은 모든 사람에게 유익한 것이지만, 각 운동마다의 특성이 있다. 일반적으로 성장에 도움을 주는 운동과 이를 방해하는 운동이 있다는 것이다. 신체를 적당히 사용하면, 발육에 도움을 주어 성장할 수 있지만, 너무 지나치면 해롭고 또는 너무 약하게 하였을 때는 아무런 효과가 없다. 그러므로 운동과 휴식의 균형이 잘 이루어져야 발육과 성장에 도움을 준다. 따라서 대표적인 키를 크게 하는 운동으로는 농구, 배구, 스트레칭, 줄넘기, 단거리 달리기, 수영, 댄스, 체조 등이 있고, 키가 크는 데 도움을 주지 않는 운동은 중량들기, 씨름, 레슬링, 마라톤, 럭비 등이 있다.

같은 조건의 유전적인 조건을 가진 청소년을 대상으로 운동 형태에 따른 예상 키를 측정한 결과, 농구>달리기>비운동의 순서로 나타났는데, 농구는 평소 잘 쓰지 않던 신체 부위를 사용함으로써 신경발달에 도움을 주고, 근 비대로 성장판이 자극되어 성장에 도움이 되며 고강도 운동은 숙면, 성장호르몬 분비 증가에 도움을 주며 특성상 근육이 수축 이완을 반복함으로써 성장에 도움을 주는 것이다.

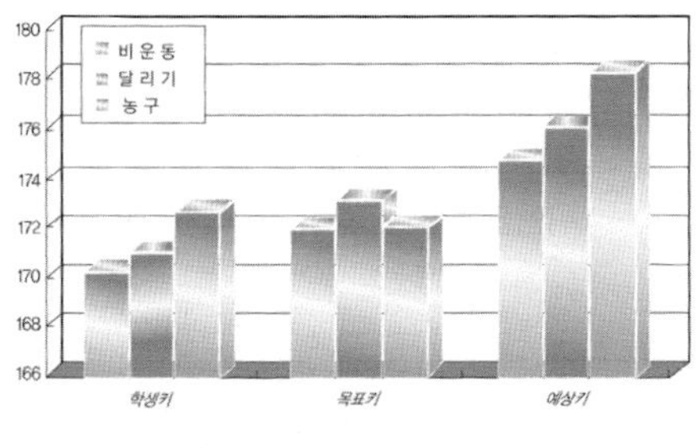

운동 형태에 따른 예상 키

따라서 성장운동 프로그램으로 얻는 것은 근 기능과 집중력 향상, 바른 자세의 유지와 성장점을 자극하여 성장호르몬 분비를 촉진시킨다. 근 기능을 치료하게 되면, 다리의 기능과 허리 기능이 회복되고 자세교정은 바른 자세와 측만증 및 휜 다리를 교정하게 된다. 맞춤운동은 유산소운동과 성장 체조, 그리고 롱맨 운동으로 심폐지구력 향상과 더불어 비만한 청소년들의 체지방 감소에 도움을 준다.

:: 우유를 많이 먹었는데, 왜 안 클까?

최근 성장클리닉을 찾는 아이나 엄마들을 보면 키 성장에 대한 잘못된 오해와 편견들을 갖고 있는 것 같아 안타깝다. 어떤 아이는 "전 매일 우유 1000cc 정도 꾸준히 먹는데 왜 키가 자라지 않죠?"라고 물어보기도 하고 심지어는 작은 키 때문에 성장호르몬 주사를 맞았는데도 키가 별로 크지 않는다고 걱정을 토로하기도 한다. 그럼 정말로 성장호르몬 주사는 키를 쭉쭉 키워 주는 마법의 주사이며 고단백 우유는 마시기만 하면 자라나는 기적의 식품일까? 대답은 그렇지 않다.

한때 성장호르몬 주사는 맞기만 하면 누구나 키가 쭉쭉 자라나는 '기적의 주사'로 큰 인기를 누렸다. 자녀의 키를 크게 키우고 싶어 하던 부모들은 아이들에게 성장호르몬 주사를 맞게 하였고 실제 단기간에 키가 자라나는 효과를 보고 기뻐하였다.

그렇다면 어렸을 때 성장호르몬 주사를 맞은 아이들은 성인이 되어서도 큰 키를 가지게 되었을까? 놀랍게도 한 조사기관의 결과에 따르면 아이일 때 성장호르몬 주사를 맞은 아이들 대부분이 그렇지 않은 아이들보다 키가 큰 것이 아니며 오히려 더 작은 경우도 있다고 한다. 분명 키는 성장호르몬의 영향을 가장 많이 받는다. 그런데 왜 성장호르몬 주사를 맞은 아이들의 최종 키가 그다지 크지 않은 것일까?

원인은 다음과 같다.

첫째, 성장호르몬 주사는 뼈의 성숙도 역시 촉진시킨다. 즉 뼈 나이가 실제 나이보다 더 빠른 속도로 증가하여 단기간에 키가 자랄 순 있지만 최종적으로 성장할 수 있는 기간을 줄여버린다는 뜻이다.

둘째, 성조숙증을 유발한다. 사춘기는 성장의 가장 획기적인 시기로 이 시기가 지나면 더 이상 성장이 이루어지지 않는다. 성장호르몬 주사는 이 사춘기를 빨리 시작되게 만드는 이른바 성조숙증을 유발하여 아이의 성장에 장애를 불러일으킨다.

셋째, 사춘기 기간을 단축시킨다. 사춘기는 타 성장기에 비해 2배 이상 빠른 속도로 아이들을 성장시키는데 이 기간이 단축되면 그만큼 성장에는 불리한 조건이 된다.

이처럼 성장호르몬 주사는 단기간에 성장을 바라거나 호르몬 결핍증이 있는 아이에게는 효과적이나 정상적인 아이에게는 성조숙증과 사춘기 기간의 단축 등 오히려 성장에 장애를 초래하는 결과를 낳기도 하는 결코 기적의 주사가 아닌 것이다.

전 국민 누구나 아는 일반적인 상식 "우유를 많이 먹으면 키가 큰다"라는 것은 사실은 잘못된 부분이 있다. 우유는 양질의 단백질과 흡수력이 좋은 다량의 칼슘을 함유한 단일 식품으로는 최고의 성장 촉진 음식이다. 그러나 과유불급이라는 말이 있듯 무엇이든지 그 정도가 지나치면 모자람만 못한 것이다. 돌이 지난 아이에게 우유는 하루 400cc 정도면 적당하다. 이 이상 먹이는 것은 우유에 없는 다른 영양소를 섭취하는 데 방해가 되며 결국 과다한 우유섭취가 타 영양의 불균형으로 이루어져 성장에 장애를 주게 된다. 또한 우유는 체질을 고려치 않은 식품이므로 열이 많은 체질의 아이는 우유보다는 열을 내려 주는 두유가 성장에 더욱 도움이 된다.

성장이란 말하자면 영양의 하모니가 완벽하게 이루어질 때 나타나는 신체의 오케스트라와 같다. 성장에 좋다고 하여 영양분의 조절 없이 단일 식품을 과도하게 섭취한다면 영양 섭취의 하모니는 결국 깨져서 오히려 성장에 악영향을 끼치게 마련이다.

우리 아이가 크게 자라나길 원한다면 부모님들은 무엇보다 영양의 고른 섭취와 조화가 될 수 있도록 음식의 종류나 양에서 더하지도 덜하지도 않은 중용의 미를 갖추는 것이 바람직하다.

2. 생활습관 개선으로 비만 예방과 키 성장을 할 수 있다

사람들은 누구나 자신의 멋있는 이미지를 만들기 위해 노력하는 것은 동서고금을 통하여 결코 시들지 않는 인간 내면의 공통분모이다. 특히 외모가 개인의 경쟁력으로 부상하면서 비만으로 고민하는 학부모가 늘고 있다. 특히 성장기의 비만은 외모 콤플렉스 때문에 자신감을 잃게 하여 인생에 있어 성공의 저해요인으로 작용하고, 나아가 질병으로까지 이어져 심각한 상황을 초래하기 때문에 큰 문제점으로 부각되고 있다. 또한 부모님들이 먹지 못하게 잔소리할 때, 친구들한테서 뚱보, 땅꼬마라고 놀림을 받을 때, 아이들은 마음에 큰 상처를 받게 된다.

:: 소아, 청소년 5명 중 1명은 비만

최근 조사에 따르면, 식생활의 서구화와 운동부족으로 인하여 6~13세 사이의 소아·청소년 중 24.6%가 비만인 것으로 나타났다. 다시 말해, 현재 어린이 5명 중 1명은 소아비만이며 이에 따른 사회적 비용 또한 연간 2조 원을 넘는 것으로 나타나 사회문제화되고 있다.

소아, 청소년 비만 해소가 어려운 이유는 점점 증가하고 있는 소아, 청소년 비만은 유전적인 요인보다는 환경적인 요인에 의한 것이다. 더 정확히는 과잉 영양 섭취, 운동부족, 늦은 수면 등 잘못된 습관에 의한 것으로 소아, 청소년 비만을 해소하기 위해서는 이러한 습관을 고쳐야 하는데, 소아, 청소년기의 특성상 자제력이 떨어지기 때문에 습관을 고치는 것이 어렵고 결과적으로 소아, 청소년의 비만 해소가 어렵게 된다. 특히 소아, 청소년의 비만 해소를 위해서는 부모님의 적극적인 관심과 노력이 중요한데, 요즘에는 맞벌이를 하는 가정이 많은 관계로 부모의 적극적인 보살핌이 부족하기 때문에 원인을 알고도 고치지 못하는 경우가 많아지고 있다. 즉 점점 증가하고 있는 소아, 청소년 비만은 유전적인 요인보다는 환경적인 요인에 의한 것이다.

따라서 소아, 청소년 비만을 빨리 해소시켜 줘야 하는 이유는 단순히 지방세포의 크기가 커지는 성인 비만과는 다르게 지방세포의 크기와 수가 모두 증가하는 소아, 청소년 비만은 이후 80% 이상이 성인 비만으로 이행되며 성인 비만은 고혈압, 고지혈증, 당뇨병, 뇌졸중 등 생활습관병의 주요 원인이 된다. 그런데 최근에는 성인에게 발생하는 생활습관병이 비만이 있는 소아, 청소년에게도 나타나 소아, 청소년 비만의 심각성을 일깨우고 있는 것이다.

:: 비만 자녀를 둔 부모의 괴로움 1순위 '자신감 결여'

비만인 청소년들은 스스로 외모에 대해 콤플렉스를 갖고 있으며 이로 인해 매우 소극적이다. 심지어 대인관계 장애, 우울, 불안 등 정서적 불안을 경험하는 것으로 나타나고 있다. 또한 체중 증가의 주범인 즐겨 먹는 패스트푸드의 유해성은 더 이상 언급을 하지 않겠다. 또한 과자, 케이크, 아이스크림, 탄산음료, 주스, 초콜릿 등에 다량으로 포함되어 있는 설탕 혹은 인공감미료는 백혈구의 활동을 저하시켜 면역력을 떨어뜨리고 혈당을 불안정하게 하여 주의력 결핍 과잉 행동장애(ADHD)를 일으키는 하나의 원인으로 주목받고 있다.

대전, 충남 지역 3개 초등학교 5~6학년 아동 506명과 부모를 내상으로 정상, 과체중, 비만 집단의 신체상 만족감, 자존감 및 우울의 차이를 조사한 결과, 비만 아동이 신체나 외모에 대한 불만족을 가질 가능성이 크고 자존감도 낮다고 하였다. 더 나아가서 소아, 청소년들의 체중관리가 아이들의 성격에까지 영향을 미칠 수도 있다. 하지만 우울이나 불안의 정도는 비만 여부와는 관계없다고 하였다. 따라서 비만 아동은 자존감과 신체 만족도가 다른 집단에 비해 떨어졌으나, 그 이하의 과체중 아동은 그렇지 않았으며 비만 아동과 과체중 아동을 구분해 관리할 필요가 있고 아이들의 정신적인 건강을 위해서라도 부모들의 관리가 필요한 것으로 볼 수 있다.

:: 성조숙증을 유발하는 소아, 청소년 비만

또한 체내에 지방이 일정 수준 축적되면 성호르몬의 분비가 자극되어 2차 성징이 나타나는 사춘기가 시작되는데, 일반적으로 여아의 경우 30kg 초반의 체중이 되었을 때 시작한다. 최근에는 소아, 청소년의 비만으로 인하여 여아의 경우 초등학교 2~3학년, 130㎝ 초반의 신장일 때 가슴발달이 시작되고 4~5학년 때 초경을 시작하여 최종 신장이 150㎝ 초반에 머무르게 되는 상황이 종종 발생한다. 남아 또한 비만일 경우, 정상 체중의 남아보다 사춘기의 시작이 약 1년 이상 빨라 5~6학년 때 성기에 체모가 나타나는 등, 조기 성숙을 유발한다. 이는 부모가 경험한 법칙에서 벗어나 있어 당황스럽게 만드는 가장 큰 요인이 되기도 한다.

따라서 맞춤운동으로 안전하게 체중을 줄여야 하는데, 일단 내 몸의 기능을 알아보는 검사를 면밀하게 실시하고 맞춤운동 프로그램을 통해 월 2~4kg씩 안전하게 감량을 실시한다. 또한 성장 전문가 지도를 통하여 식사 습관, 운동 습관, 수면 습관 및 스트레스를 개선하여 비만 해소는 물론 키 성장, 자세교정, 집중력 강화 등의 부수적인 효과도 얻을 수 있다.

:: 개인별 처방에 따른 체력관리 시스템으로 관리하자!

■ **영양교육 프로그램:** 체중감량을 위해 무엇을 먹고 또 무엇을 먹지 말아야 하는지 그리고 식사시간은 어떻게 해야 하는지 음식의 영양소부터 소아, 청소년들이 쉽고 정확하게 알고 실천할 수 있도록 지도하고 있다.

■ **근력강화 프로그램:** 비만인 사람의 대다수는 운동을 매우 싫어한다는 것이다. 이는 몸을 지탱해 주는 다리, 허리 근력이 약하기 때문에 그럴 수밖에 없다. 이를 해소하기 위해 상해가 발생하지 않는 특수 근 기능 기기를 사용하여 근력이 부족한 비만 아동의 근육을 유연하고 탄력 있게 만들어 준다.

■ **맞춤운동 프로그램:** 개인의 건강상태와 체력 수준에 따라 자신의 몸에 꼭 맞는 유산소운동, 유연체조 및 밴드체조를 통해 체지방을 분

해시키고 체형을 바르게 만들어 준다. 또한 워킹 트랙션(walking traction)을 이용하여 관절에 무리가 없이 편안하게 운동을 진행시킨다.

■ **생활교육 프로그램**: 체중감량을 위한 바른 생활습관, 즉 식사, 운동, 수면습관과 스트레스 관리를 지속적으로 교육받고 자신의 생활을 스스로 점검함으로써 빠른 기간 안에 바른 생활습관을 체득하게 힌다.

다음 항목을 점검하세요

1. 자신의 키에서 105를 뺀 수보다 체중이 더 많다.
2. 건강 검사에서 이미 비만으로 판정받았다.
3. 패스트푸드를 주 3회 이상 먹는다.
4. 고기반찬이 있으면, 고기만 먹는다.
5. 늦게 자고 아침을 조금만 먹거나 특히 저녁을 많이 먹는다.
6. 남들보다 음식 먹는 속도가 빠르다.
7. 컴퓨터 게임이나 TV 시청이 많다.
8. 조금만 운동을 하여도 피로하고 하루의 운동량이 1시간이 되지 않는다.

---

3. 청소년의 스트레스는 맞춤운동으로 해소하자

:: 스트레스는 어떻게 발생하고 증폭되는가?

우리 인간은 세상에 태어날 때 이미 생명체가 가지는 본질적인 자아의식을 가지고 태어났다. 생명체의 본질적 자아의식은 건강하고 행복하게 살려는 것으로 컴퓨터의 윈도우와 같은 역할을 하는 것이다. 그래서 현대인의 복잡하고 발달된 생활에서도 본질적 자아의식은 없어지지 않고 우리 몸을 지배하고 있지만, 이것만 가지고서 복잡한 세상에 적응하여 살아갈 수는 없다. 그래서 자라면서 부모를 비롯한 주변 사람들로부터 여러 가지 일에 대해서 보고, 듣고, 경험하면서 많은 것을 배우게 되면서 이것을 기반으로 살아가는데, 이것이 교육된 자아의식으로 형성되는 것이다.

이러한 본질적 자아의식과 교육된 자아의식과의 괴리감이 심해지면, 본질적 자아의식으로부터 자신의 삶을 부정하게 되는 부정의식이 나타나게 된다. 이것은 생명체의 자아의식과 뇌의 교육된 자아의식과의 차이에 의해서 유발되는 스트레스이다. 이것이 심해지면 내분비계의 기능장애를 일으켜서 성장기 어린이 중 정상인에서도 성장호르몬의 수치가 1/3까지 떨어지게 한다.

학생들의 경우 중간고사나 기말고사 같은 시험기간 때면 시험공부를 한다고 몸이 피곤하고 졸음이 쏟아지지만, 새벽 2~3시까지 잠을 잘 수가 없다. 그러고도 아침에는 7시까지 등교하여야 하는 처지라서 4~5시간 정도 잠을 자고 일어나야만 한다. 그렇다 보니 자명종 소리를 듣고 겨우 눈은 뜨고 일어나지만, 몸은 아직도 자고 있어서 아침을 먹을 수가 없다. 그래서 저녁에 늦게 잠을 자는 사람은 아침밥을 먹지 않고서 학교에 가는 경우가 대부분인데, 중학생만 되만 30% 이상이 벌써 아침을 먹지 않는다고 한다.

그럼 우리 몸에서는 이러한 경우를 당하게 될 때 어떻게 할까? 건강하게 살고자 하는 생명체의 본질적 자아의식은 교육된 자아의식이 지배하는 이러한 방식의 생활을 좋아하지 않지만, 어느 정도는 참으면서 살아가는 것이다. 이것이 스트레스가 발생하는 상황이다. 이렇게 스트레스가 발생하게 되면 생활 속에서는 증폭이 되는데 신체 리듬이 깨어진다거나, 자율성이 무너지는 경우, 또 지원체제가 붕괴되는 경우나, 정보가 차단되는 등에 의해서 이루어진다. 그래서 스트레스가 5 정도 발생하였을 때 몸이 정상 리듬을 유지하고 있으면 $5 \times 1 = 5$가 되어서 큰 문제가 되지 않지만, 시험을 앞두고 잠을 자지 못하고 심신이 피곤한 상태에 있으면 $5 \times 10 = 50$이 되어 몸으로 느껴지는 것은 10배가 될 수 있다. 또한 신체 리듬이 깨어져서 피곤한데 감기까지 들었다면, 같은 강도의 스트레스 5가 발생하였지만, 몸으로 느끼게 되는 스트레스는 $5 \times 100 = 500$이 되어 발생한 스트레스보다 100배로 증폭될 수가 있다.

심리적인 자극인 스트레스가 동기유발이 되어서 자기 발전의 기회를 제공하기도 하지만 지나치면 질병을 일으킬 수가 있다. 심한 압박감을 주는 스트레스가 지속될 때는 몸이 더 이상 견딜 수 없는 탈진상태가 되고, 뇌의 인지 능력에도 이상이 생긴다. 또 이러한 상황이 지속되는 생활이 계속되면, 내분비계 기능장애를 일으키게 되어 질환을 가지지 않은 청소년도 성장호르몬의 정상적인 분비가 방해를 받게 되어서 성장호르몬 결핍증에서와 같이 혈중 성장호르몬 수치가 1/3까지 떨어지게 되고 성인들의 경우에는 당뇨병, 고혈압 같은 만성질환을 일으킬 수가 있다.

짧은 기간이라고 하여도 강한 심리적 압박을 느끼는 스트레스를 받게 되면 위산이 많이 분비되어 속 쓰림이나, 먹은 음식물의 소화가 잘되지 않는 위장장애를 나타내고, 장에서의 흡수장애나, 변비 같은 이상 현상을 일으킨다. 근육이 뻣뻣하게 굳어져 어깨, 목이나 등이 자주 아플 수 있다. 또 심장에서는 맥박수가 증가되고 혈압이 올라가며, 신체 면역력도 떨어지게 된다. 심리적인 면에서는 우울, 분노, 신경질, 정서불안 등의 현상이 나타나고, 인지능력에서는 기억력과 판단력이 저하되며 집중력이 떨어지는 등의 증상이 나타나게 된다.

그러므로 본질적 자아의식과 교육된 자아의식의 괴리에서 유발되는 스트레스는 오랫동안 쌓아 놓지 않도록 관리를 잘하여야 한다. 그러자면 생활 속에서 계획을 세울 때, 욕심을 무리하게 내지 말아야 하고, 일을 할 때는 우선순위를 항상 따져 가면서 실천하여야 한다. 또 최선의 노력을 하였으나, 불가능한 것은 빠르게 포기하는 것도 스트레스를 줄이는 방법이다. 한편 스트레스의 발생을 최소화시키는 생활과 함께 규칙적인 맞춤운동으로 신체를 단련하여 신체 리듬을 일정하게 유지하는 것은 발생한 스트레스를 증폭시키지 않고 스트레스를 쉽게 이겨낼 수 있도록 스스로를 튼튼하게 만드는 것이 된다. 이 밖에도 취침 전에는 이완 요법을 실시하여 숙면을 취하도록 하는 것도 잊지 말아야 하겠다.

어른이 되어서 돌아보면, 아무것도 아닌 일도 청소년 시절에는 너무도 무거운 짐이 될 때가 많이 있다. 요즘 대부분의 청소년들이 느끼는 대표적인 스트레스로는 학교에서 성적문제, 친구나 이성문제, 가족 간의 문제, 그리고 최근 들어 사회문제로까지 대두되고 있는 학교 폭력 등이 있다. 청소년들은 이러한 문제들에 직면하였을 때는 속으로 끙끙대면서 혼자 해결하려고 하기보다는 부모님, 선생님, 가까운 친척, 선배, 친구, 그리고 청소년문제에 도움을 주는 사회기관 등 주변에서 자신의 문제에 대해 가장 잘 이해해 줄 수 있는 상대를 찾아서 도움을 요청하고 문제를 빨리 해결하는 것이 현명하다. 스스로 생각할 때는 너무도 힘들고 크게 느끼는 문제이지만, 사실은 별문제가 되지 않을 때가 더 많다. 또 혼자서는 해결하기 힘든 문제라도 주변의 도움을 받으면 빠른 시일에 문제들을 쉽게 해결할 수 있다. 때문에 스트레스가 발생하면 쌓아 놓지 말고 곧바로 해결하는 것이 바람직하다.

:: '나는 나다' 자신만의 매력을 찾자

도심을 벗어나 산이나 들로 나가면 항상 느끼는 것이지만, 자연은 꾸미지 않아도 정말 아름답다. 이름도 모르는 작은 꽃, 그리고 크고 작은 나무들까지 어느 것 하나 아름답지 않은 것이 없다. 자연에서 보면, 각각의 풀, 꽃, 나무들이 모두 제 나름의 모양을 가지고 있고 자신만의 독특한 아름다움이 있기 때문이다. 사람도 자연의 일부분이다. 어느 누구 하나 소중하지 않은 사람이 없다. 그렇지만 서로를 비교하고 시기하고 질투하는 마음 때문에 그 사람이 갖고 있는 독특한 아름다움을 서로 보지 못하고 있는 경우가 많다. 더욱 불행한 것은 자기 스스로가 자신의 아름다움을 알지 못하는 것이다.

키가 작거나 자신의 체격이 외소해도 혹은 다리가 휘어져서 붙지 않는 O형 다리거나, X형의 안짱다리거나 어떤 결함을 가지고 있다고 하여도 그것을 이유로 고민하는 것은 바보 같은 생각일 뿐이다. 이러한 고민은 청소년들의 성장을 오히려 방해하는 스트레스로 작용할 뿐, 아무런 도움이 되지 않는다. 누구든지 키도 크고 잘생기기를 바라겠지만, 이런 것들은 자기가 원한다고 무조건 되는 것이 아니다. 지금 당장에 키가 10㎝나 자라길 바란다거나, 장동건같이 잘생기고, 김태희같이 귀엽게 되기를 바라는 것은 단지 욕심일 뿐이다. 전혀 가능성도 없는 일로 고민하고 스트레스를 받는 것은 키를 자라게 하는 데 쓰이는 에너지를 헛되이 소비할 뿐인 것이다.

고민할 시간이 있고, 낭비할 에너지가 있다면 그 시간과 에너지를 현실적으로 1%라도 실현 가능한 건설적인 일에 투자해야 한다. 사람은 누구나 자신만이 가지고 있는, 어느 누구도 흉내를 낼 수 없는 자신만의 매력이 있으니까. 그러므로 키나 외모 때문에 고민하는 청소년들은 먼저 자신만이 가지고 있는 매력이 어떤 것인지 찾아내 보자. 그래서 자신을 가꾸고 스스로를 사랑하며 만족하는 것을 배워야 한다.

　그러면서 내 키가 왜 남들처럼 자라지 않는지, 체격이 무엇 때문에 왜소한지 그 원인을 파악하여 대책을 세우고, 고치려고 노력을 하여야 한다. 자신만의 매력을 찾자. 키 자람에 영향을 미치는 식사, 운동, 수면, 스트레스 등 환경적 요인들을 조절하는 데 노력을 기울여 보자. 가슴을 채우고 있던 먹구름은 어느새 사라지고 키도 다시 자라고 있을 것이다.

　항상 마음을 밝게 하고 긍정적인 자세로 자신을 사랑하며 최선의 노력을 기울인다면, 정신적으로나 육체적으로나 참으로 아름다운 사람이 되는 것은 당연한 일이다. 그러기 위해서는 '나는 나다'라고 외칠 수 있어야 한다. '나는 나다'라고 외치는 순간 스트레스는 깨끗이 사라지고 말 것이다. 외쳐 보자, 가슴이 후련하게 '나는 나다'라고.

4. 키 성장은 숙면이 필요하다

수면은 성장호르몬의 분비에 가장 큰 역할을 하는 환경요소이다. 하루 분비되는 성장호르몬의 70% 이상이 잠잘 때 분비되는데, 일반적으로 저녁 9시부터 새벽 3시 사이에 성장호르몬이 가장 많이 분비된다. 또한, 운동을 할 때와 깊은 숙면을 취할수록 성장호르몬이 잘 분비되기 때문에 성장기에는 최대한 움직임을 가지고 깊은 숙면을 취하는 것이 필요하다.

수면도 습관이다. 어렸을 때 일찍 자고 일찍 일어나는 습관을 들여야 한다. 아이들의 수면 습관은 부모의 생활 패턴의 영향을 가장 많이 받기 때문에 불은 켜져 있고 TV 소리가 들리는 분위기 속에서 아이가 자기를 바라는 것은 무리이다. 따라서 잠잘 수 있는 환경을 조성하고 부모도 일찍 자는 습관을 들이는 게 필요하다.

:: 주의해야 할 수면습관

너무 늦은 시간에 잠자리에 들지 않도록 한다. 잠을 늦게 자면, 첫째, 성장호르몬이 분비되는 시간을 빼앗겨 키가 잘 자라지 않게 된다. 둘째, 수면은 신체의 피로회복에 중대한 역할을 하는데, 늦게 자면 피로 회복이 잘되지 않는다. 셋째, 늦게 자면 늦게 일어나게 되고, 아침 식사를 제대로 하지 못하게 된다. 이 모든 것이 정상적인 키 성장을 방해하는 요소로 작용하게 된다. 따라서 반드시 규칙적으로 일찍 잠자리에 드는 습관을 들여야 한다.

30분 이상의 낮잠은 자지 않도록 해야 한다. 낮잠을 30분 이상 길게 자면, 밤에 정상적인 수면을 취하는 데 방해를 받게 된다. 따라서 낮잠은 학교에서 쉬는 시간 혹은 점심시간을 이용해서 10분 이내의 짧은 시간이어야 한다.

숙면과 성장을 위한 노하우

- **아침:** 생활 리듬이 일정하도록 계획을 세운다.
① 잠든 아이를 천천히 일으켜 본다.
② 아이가 좋아하는 노래 CD를 틀어 놓는다.
③ 불을 켜서 방을 밝히거나 커튼을 젖히며 "좋은 아침"이라고 큰 목소리로 말한다.
④ 성장체조와 밴드 운동을 하고 난 후, 체조 확인서에 예쁜 스티커를 붙여 준다.

- **점심:** 밖에 나가 1시간 정도 활기차게 놀게 한다.
① 밖으로 나가 몸을 움직이게 하고 밖에서 마주치는 것들을 꼭 만져 보게 한다.
② 산책을 나갈 때마다 새로운 것을 3개 이상 찾아내고 여러 사람과 만나게 한다.

- **저녁:** 오후 9시부터 잠잘 준비를 한다.
① 저녁 8시: 저녁을 적당히 먹은 후 과격하게 움직이기보다는 책을 읽도록 한다.
② 저녁 9시: 성장 체조와 밴드 운동을 한 후, 분위기를 조성하여 아이가 편안한 상태에서 잠자리에 들 수 있게 해 준다.

- **주말:** 대화는 아침에, 외식은 점심에 한다.
① 휴일이나 방학에도 평상시처럼 아침 7시에 일어나게 한다.
② 외식은 점심시간에 하고 오후 6시 이후에는 아이들을 밖에 데리고 나가지 않는다.

반드시 규칙적인 시간에 잠자리에 들어야 하는데, 초등학교 저학년은 9시 이전에 자야하고 초등학교 고학년은 10시 이전에 잠자리에 들어야 한다. 조금 바쁜 중학생은 11시 이전에 그리고 고등학생들은 11시 30분 이전에는 자야 한다. 이러한 이유는 하루를 종료하는 12시 이전에 잠자리에 들어야 된다는 것이고 새벽 1시, 2시에 잠자리에 든다면, 이는 다음 날의 시간을 끌어다 쓰게 되고 피로는 계속 가중된다. 하루 24시간을 꼭 지켜야 한다.

바르게 눕거나 옆으로 누워서 바른 취침자세를 취하고 자야 한다. 가장 좋은 수면방법은 대(大)자로 누워 편안하게 자야 아침을 상쾌하게 맞이할 수 있다. 새우잠을 자게 되면, 아침에 피곤하여 상쾌하게 일어날 수 없고 아침밥도 맛있게 먹을 수가 없다. 하루가 피곤하게 되는 것이다.

너무 높지 않은 베개를 사용하고, 몸이 차갑지 않게 이불을 잘 덥고 자야 한다. 기능성 베개를 사용하는 것도 좋은 방법이다.

저녁 간식은 취침 2~3시간 전에 섭취한다. 너무 늦게 먹는 야식은 수면을 방해하고 좋은 호르몬을 분비하는 데도 방해를 받게 된다. 성장호르몬은 혈당이 낮은 상태에서 분비가 많이 되기 때문에 금방 음식물을 섭취하고 잠자리에 들게 되면, 숙면을 취할 수 없게 된다.

30분 이상의 낮잠은 자지 말고, 낮 동안 몸의 피로를 유발하는 과활동을 하지 않는다. 낮잠을 30분 이상 오래 자게 되면, 밤 숙면에 방해가 된다. 따라서 낮에는 공부하고 일을 하는 시간이지 잠을 자는 시간이 아닌 것이다.

규칙적인 맞춤운동을 생활화하여 숙면을 취할 수 있도록 한다. 어떤 아이들은 12시가 되어도 잠이 오지 않아 잠을 잘 수가 없다고 한다. 이런 아이들은 하루 중에 에너지 소비가 전혀 없는 정적인 아이들이 이런 현상이 나타난다. 에너지를 소비하는 활동을 했을 때 잠을 잘 잘 수 있는 것이다. 반면에 너무 많은 활동은 수면에 방해요소가 되는데, 아이들이 캠핑을 갔다 온 날은 잠을 더 잘 잘 것 같지만 그렇지 않다. 너무 강하거나 장시간의 활동은 수면을 방해하게 된다.

:: 잠에도 유효기간이 있다

한 끼의 식사는 보통 5시간의 유효시간을 갖는다. 다시 말해, 식사 후 5시간이 지나면 우리는 배고픔을 느끼고 맛있게 다음 식사를 한다. 한편, 보통의 사람은 매일 6~8시간의 수면을 취한다. 즉, 사람들은 기상한 후 16~18시간이 지나면 잠의 유효시간이 다 되어 기쁜 마음으로 다시 잠자리에 들게 된다.

그렇다면 부모님들께서 청소년기의 자식들에게 하는 말씀은 그 유효시간이 얼마일까요? 재미나게도 부모님들은 당신들 말씀의 유효시간을 무한정으로 잡는 경우가 많다. '한두 번 말하면 알아들어야지! 너는 누굴 닮아서 그렇게 말을 안 듣니!' 부모님들에게나 학생들에게나 친숙한 문장이다. 작심삼일(作心三日)이라는 말이 있다. 단단히 먹은 마음이 사흘을 가지 못한다는 뜻이다. 말의 유효시간은 곧 작심삼일이다. 보통의 청소년들은 부모님의 말씀을 단단히 잘 들어도 3일을 넘기기 힘들다. 사람에 따라서는 1~2시간 만에 부모님 말씀의 유효시간이 다하는 경우도 많이 있다.

어느 조사에 의하면, 청소년들이 느끼는 스트레스의 1/3은 부모님의 잔소리라고 한다. 어렵겠지만, 길어야 3일인 말의 유효시간이 다하면, 부모님들께서는 마치 새로운 식사를 아무런 불평 없이 하듯이, 그렇게 다시 말씀을 전해야 한다.

따라서 잠도 1번 자면, 그다음 날 또 자야 한다. 본인이 몇 시간 자야 피곤이 풀리는지를 알아야 한다. 10시간 자야 그다음 날 피곤이 풀리면, 10시간을 자야 한다. 그러나 7시간 자도 피곤이 풀리면, 7시간만 자도 된다는 것이다. 또한 가장 좋은 수면법은 저녁식사를 하고 첫 번째 졸릴 때 자야 한다. 이것은 본인의 몸 상태를 반영하는 것이라 개인차가 있지만, 저녁 먹고 9시에 졸리면 자야 숙면을 취할 수 있고, 이 시기를 넘기면 잠이 오지 않게 된다.

5. 맞춤운동은 키 성장과 바른 자세, 집중력을 향상시킨다

운동을 '적당히' 하라고 하지만 그에 걸맞은 양이 어느 정도인지 아는 어린이들은 많지 않다. '땀을 뻘뻘 흘릴 정도의 놀이나 운동을 했을 때 운동을 했다'라고 생각하는 어린이들이 많은데, 오히려 이것은 노동이 될 수도 있다. 따라서 '운동을 시작하기 전에 내 몸이 운동과 같은 외부 충격에 얼마나 견딜 수 있는가' 하는 신체의 기능과 성능을 알아야만 한다.

:: 내 몸에 맞는 맞춤운동

맞춤운동을 알면, 키 성장에 필요한 성장호르몬 분비의 촉진과 신체기능 향상을 어떻게 시킬 것인지 이해할 수 있다. 성장기 환경조건의 개선으로 자연적인 성장보다 더 클 수가 있어서 작은 키의 고민을 해결할 수 있다.

식사요법과 맞춤운동의 조화로 에너지소비량을 늘려 주는 것이 점진적이면서 함께 이루어지도록 해서 몸이 싱싱하게 되도록 해야 한다. 즉 영양섭취의 불균형과 과잉 에너지 공급을 해소하고 자기 체력 수준에 알맞은 맞춤운동을 통해 다리나 허리의 근육기능을 정상으로 회복시키고 스트레스를 줄이면 비만에서 쉽게 벗어날 수 있다.

허리가 휘어지는 척추측만증과 휜 다리 등의 자세 문제를 호소하는 학생들이 많이 늘어나고 있다. 이는 신체적 변화 때문임을 알아야 하고 이러한 비정상적 체형은 바르지 못한 생활 자세보다 근력의 약화와 불균형이 원인임을 알고, 척추 및 다리를 지지하고 있는 근육의 불균형을 바로 잡는 맞춤운동을 생활화하는 것이 최선의 방법임을 알아야 한다.

기억력과 집중력 향상은 학습 능력의 극대화를 위한 필수적 요소이다. 맞춤운동은 뇌 혈류량 증가, 뇌 조직 신경세포의 발달, 뇌혈관으로의 산소와 영양분의 공급을 증가시켜 학생들의 기억력과 집중력을 향상시킨다.

:: 생활습관을 개선하자

키가 잘 안 자라는 어린이들은 영양, 스트레스, 숙면, 그리고 맞춤운동 등 4가지에 문제가 있기 때문이다.

- **식사법**: 규칙적인 식사를 해야 하고 골고루 섭취하여야 한다. 식사 시간을 지키지 않으면, 식욕이 떨어져서 한 숟가락 덜 먹게 되기 때문에 식사 시간은 중요하다. 그런데 1끼 식사를 한다고 해서 그 효과가 계속 가지는 않는다. 한 번 식사를 하면, 4~5시간 가기 때문에 제때 식사를 하여야 한다. 가급적이면 20번씩 씹어 먹고 식사 시에 물을 섭취하지 않는 것이 좋다. 이것은 소화액이 희석되어 소화불량이 오고, 체중이 적게 나가는 사람들은 배가 불러서 식사량이 줄

게 된다.

- **맞춤운동법**: 맞춤운동 30분은 3시간 수면을 취한 것과 같다. 운동을 하고 나서 피곤하고 근육에 통증이 있으면, 운동을 한 것이 아니고 노동을 한 것이다. 아침에 자고 나면, 상쾌하고 잘 잤다는 기분이 들 수 있도록 운동을 해야 한다. 그리고 운동의 효과는 한 번 하면, 그 효과가 2일 가기 때문에 매일 10~15분은 속보로 걸어야 한다. 운동은 크게 3가지로 분류할 수 있는데, 스포츠, 레저, 그리고 맞춤운동이다. 스포츠는 기술을 습득하여 상대편과 경쟁하는 것으로서 대략 80%가 해당된다. 그리고 레저의 의미는 '잘 놀았다'라는 것으로서 대략 20%에 해당된다. 그러나 맞춤운동은 우리 몸의 기능과 성능을 좋게 하는 것으로 '30분 맞춤운동은 3시간 수면과 같다'라는 의미이다.

  운동의 관련성의 차이는 '싱싱하냐? 시들시들 하냐?'라는 의미로서 매일 맞춤운동 30분을 실시하게 되면, 20년의 생애를 저축하게 된다는 것이다. 따라서 노후 생활을 보장하게 되고 건강한 삶과 의료비가 감소함으로써 인류국가 발전에 이바지하게 된다.

- **수면법**: 수면 역시 비축이 안 된다. 하룻밤만 안 자도 눈에 핏발이 벌겋게 선다. 수면이 잘 이루어지지 않으면, 다음 날 시작을 잘 못한다. 왜냐하면, 머리는 일어나야 한다고 하고 몸은 일어날 준비가 안 되어 있기 때문이다. 아침밥도 먹기 싫다. 식사를 안 하면, 우리 뇌는 포도당을 에너지로 쓰는데 들어오는 것이 없으니까 아침 내내 시들시들 공부도 못하고 집중력도 떨어진다. 그러다가 저녁이 되면, 다시 충전이 되어서 눈이 말똥말똥해지고 잠이 안 와서 못 잔다고 한다. 그러지 마라. 하루를 24시간 안에 끝내라. 10시 이전

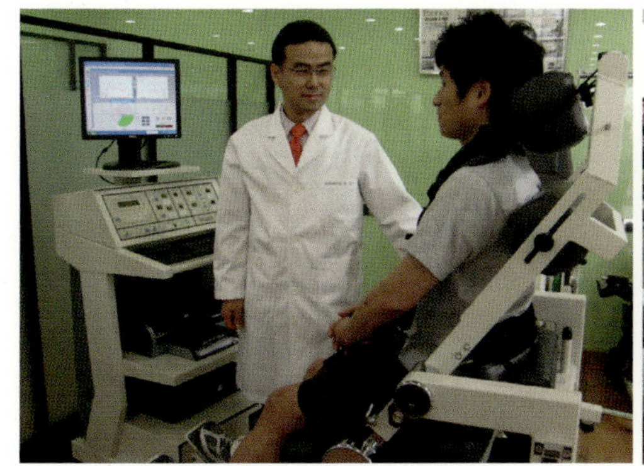
근력을 테스트하는 장면

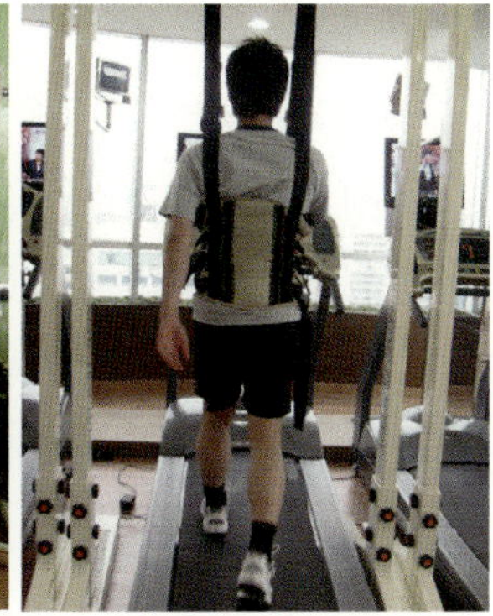
워킹트랙션에서 걷고 있는 어린이들

에 자라. 그래야 호르몬 분비가 잘된다.

- **스트레스 관리법:** 몸의 근력이나 유산소 능력이 떨어지면, 몸과 마음 사이에 대화가 되지 않는다. 머리는 하루 종일 학교나 학원을 가서 공부를 하려고 하고 회사에서 열심히 업무를 보려고 하는데 몸 상태(다리, 허리, 근육, 유산소 능력 등)는 그것을 버틸 준비가 덜 되어 있다. 그 틈새에서 생기는 것이 바로 스트레스다. 몸의 기능과 성능을 고쳐 주면, 그 틈새는 막히기 때문에 스트레스는 자연스럽게 해소된다.

:: 키를 키우는 방법

맞춤운동이 빛을 발하는 곳이 성장기에 있는 어린이들이다. 특히 키가 안 크는 어린이의 공통점은 근력이 약하기 때문이다. 허리 근육이 약하면, 기대고 싶어지고 다리 근육, 특히 뒷다리 근육이 약하면 걷기를 싫어한다. 근 기능이 약하면, 신체활동이 부족하고 성장점에

물리적 자극도 부족하다.

그렇다고 특별한 운동을 해야 키가 크는 것이 아니다. 자전거 타기, 스트레칭, 걷기 등 평범한 운동을 몸 상태에 따라 강약을 조절하는 맞춤 운동을 하면 된다. 근육이 바뀌는 데는 6개월 이상이 걸린다. 또 스트레스를 받으면, 성장호르몬 분비가 평소의 3분의 1까지 떨어진다. 운동의 강도, 시간, 방법에 따라 성장호르몬 분비는 최고 25배까지 차이가 난다.

정해진 시간에 식사를 하고 운동하고 자는 것을 원칙으로 해야 한다. 운동의 효과는 2일, 잠의 효과는 하루, 밥 한 끼 효과는 3~4시간 지속된다. 이 시간을 어기면, 효과가 줄어든다. 잠을 자기 전에 스트레칭을 하면 숙면을 취할 수 있다.

키가 유전이라는 말을 믿지 않는다. 환경적인 요인을 잘 개선하면, 충분히 평균치 이상으로 키를 키울 수 있기 때문이다. 급속 성장기 직전인 10세까지 140㎝를 넘지 못하면, 성장에 문제가 있는지 검사를 할 필요가 있다. 여자 아이는 4학년 초, 남자 아이는 4학년 말이 적기이다. 성장 장애를 제거하면, 자연성장보다 더 클 수 있다.

따라서 몸 상태가 상쾌하고 활력이 넘치는 가장 좋을 때, 최고의 컨디션을 유지하여 건강하게 살아갈 수 있다. 그러면 몸 상태가 좋아진다는 것은 바로, 맞춤운동, 영양 관리, 수면, 스트레스를 총체적으로 관리해야 된다는 것이다. 이러한 생활습관 개선을 단계적으로 확립해 나아가야 하는데, 먼저 심신의 불편함을 해소하고 신체조절 기능을 회복하며, 근골격계 기능을 향상시킨다. 그리고 건강한 삶으로의 복귀를 할 수 있게 함으로써 아름다움을 통한 행복지수를 향상시킬 수 있다.

6. 나빠지는 아이들 자세 바로잡기

최근 허리가 휘고 등이 굽는 아이들이 많이 나타나고 있다. "한쪽 어깨가 기울어지고, 등이 구부정해졌어요!"라고 말하는 부모님이 많이 있다. 자세가 비뚤어지면 보기에도 좋지 않지만 무엇보다 키 크는 것을 방해하고, 건강에 이상을 일으켜 더 큰 문제이다. 새해에는 우리 아이들의 자세를 균형 잡힌 체격으로 만들어 건강하게 해 주는 바른 자세와 나빠진 자세 바로잡기를 알아보자.

:: 잘못된 체형, 건강을 해친다

공부와 독서, 컴퓨터에 이르기까지 아이들이 일상생활에서 가장 많이 취하는 자세는 허리를 구부정하게 굽히고 앉고, 고개를 앞으로 숙이는 자세다. 늘 그런 자세로 있기 때문에 요즘 아이들의 체형은 고개는 앞으로 밀려 나가고 등은 뒤로 휘며 허리는 상대적으로 앞으로 많이 꺾인 모양이 되기가 쉽다.

이런 자세를 오랜 시간 하고 있으면, 상체의 체중이 허리에 몰려 척추에 이상을 일으키기 쉽다. 체중이 분산되지 못하고 허리에 집중되므로 척추 간의 디스크가 좁아지고, 근육과 인대에 부담이 가중되기 때문이다. 또 이런 자세는 머리의 무게를 앞으로 치우치게 해 정상적인 목의 곡선을 변형시키고, 뒷목과 어깨의 근육을 긴장시킨다. 그 결과 집중력이 저하되면서 만성피로와 두통, 편두통, 목 디스크, 팔과 어깨의 결림, 혈액순환 장애, 흉통, 이명증(귀울림), 불면증 등의 각종 고질병들의 발생이 쉽게 된다. 그뿐만 아니라, 잘못된 자세는 인체의 각 영역을 담당하는 신경계의 흐름을 방해하여 가중 내부 질환을 유발한다. 결국 자녀의 나쁜 자세를 계속 방치해 두면 결과적으로 건강에 큰 이상을 초래하게 될 수도 있다. 따라서 지금이라도 자녀의 잘못된 자세를 파악하고 교정해 주는 일이 필요하다.

:: 대표적으로 꼽히는 '잘못된 자세' 8가지

- **척추 앞, 뒤 불균형(척추 후만증)**: 옆에서 볼 때 수직선이 앞쪽으로 이동한 경우이다. 꼬부랑 할머니의 모습이 대표적인데, 이런 상태를 그냥 두면 오래 걷지를 못하는 등 보행에도 장애가 온다. 평소 척추 근육을 튼튼하게 만드는 운동을 열심히 하는 것이 예방법이다.
- **어깨 불균형**: 뒤에서 볼 때 한쪽 견갑골(어깨뼈)이 튀어나와 있는 경우이다. 대개는 오른쪽 어깨가 튀어나오며 사춘기 여학생에게서 종종 발견된다.
- **척추 좌우 불균형(척추측만증)**: 척추측만증의 90%는 원인을 알 수 없는 특발성 측만증이라고 한다. 그러나 이런 사람들은 허리 근 기능 검사를 실시하면 근 기능이 많이 약화되어 있거나 불균형을 이루고 있다. 또 10%는 뇌성마비나 소아마비 같은 신경 근육성 질환이거나 선천적으로 이상증세를 타고나는 경우이다.

- **허리 불균형**: 뒤에서 볼 때 대부분 왼쪽이 튀어나온다. 허리를 앞으로 굽히는 자세를 해 보면 명확히 알 수 있다. X선 사진을 찍어 보았을 때 굽은 각도가 30도 이상이면 보조기를 차고 교정해 주어야 하며 50도 이상은 수술을 해야만 교정이 가능하다.

- **다리 불균형**: 골반이 삐뚤어진 경우 양쪽 다리의 길이에 차이가 난다. 골반 아래 다리 길이 자체가 선천적으로 다른 경우도 있지만, 대부분이 다리 근기능에 차이가 나면서 나타난다. 디스크가 심할 경우에도 이런 증상이 나타난다. 신경이 눌리면서 무의식적으로 한쪽으로 다리가 기울어지기 때문이며, 디스크 수술을 하면 대부분 치료된다.

- **팔 불균형**: 출생 시 머리가 자궁에서 나오면서 목에서 팔로 이어지는 신경을 다친 경우에 나타난다.

- **엉덩이 불균형**: 기저귀를 갈아 줄 때 엉덩이 밑에 허벅지와 연결되는 '엉덩이 주름'이 비대칭이라면 엉덩이뼈(고관절) 탈구이다. 조기 발견하면 쉽게 교정할 수 있지만 늦으면 평생 불구가 된다.

- **골반이나 관절의 변형**: 발을 모은 자세를 취했을 때 무릎이 붙지 않는 소위 O자형 휜 다리이거나 어깨 한쪽이 처지면 골반 변형을 의심해 볼 수 있다. 골반 변형은 쉽게 알아볼 수 있는데, 평소 팔자걸음 또는 안짱걸음을 걷거나, 신발 굽이 한쪽으로만 닳는 것이 그 증세이다. 벨트나 바지가 자꾸 한쪽으로 몰려도 마찬가지다. 골반과 고관절은 방치할 경우, 하체 발달에 나쁜 영향을 미치고, 키 성장에도 나쁜 영향을 미치게 되기 때문에 이것은 빠른 시기에 교정해 주어야 한다.

- **서 있을 때의 올바른 자세:** 어깨와 허리에서 힘을 빼고 가슴을 들어 올리면서 몸을 펴 주고 골반은 뒤로 빼 준다. 고개는 뒤로 젖힌 듯한 기분으로 세우고 턱을 약간 들어 주는 자세를 취한다. 오랫동안 서 있을 때는 한쪽 발을 블록이나 지형물에 교대로 올려놓는다.

- **앉아 있을 때의 올바른 자세:** 몸을 구부정하게 하지 말고, 항상 상체를 바로 세우도록 노력해야 한다. 공부할 때는 고개를 숙이는 자세를 취하게 되는데, 책상 위에 책을 쌓거나 혹은 독서대를 이용하여 눈높이를 편안하게 맞춰 준다. 의자에 앉을 경우는 틈틈이 고개를 뒤로 젖히는 운동을 해 준다. 또 의자를 선택할 때도 등받이에 탄력성이 있는 것을 고르고, 엉덩이 부분이 움푹 파인 것을 선택한다. 허리의 파인 부분을 항상 받쳐 줄 수 있도록 쿠션이나 수건으로 허리 받침대를 대 주고 방바닥에 책상다리를 하고 앉거나 모로 앉는 자세, 그리고 의자에 앉아서 습관적으로 한쪽 다리만 꼬는 자세는 골반을 틀어지게 하므로 피해야 한다.

- **잠잘 때의 올바른 자세:** 반듯이 누워서 자는 것이 척추에 부담을 적게 준다. 베개는 어깨선에 닿을 때까지 당겨 베고, 누웠을 때 턱은 약간 들린 상태를 유지하게 한다. 높은 베개는 목덜미와 어깨, 등 쪽의 근육과 인대를 자극하여 숙면을 취할 수 없다. 너무 푹신한 베개도 목의 근육을 지탱해 주지 못한다.
가장 좋은 방법은 목 베개를 활용하는 것이다. 목 베개란 팔뚝 굵기의 베개를 말하는데, 없을 경우에는 수건을 적당한 높이로 말아서 목의 맨 아랫부분에 대고 되도록 어깨 쪽으로 당겨서 목의 자연적인 곡선을 만들어 주면 된다. 이때 머리 뒷부분은 바닥에 닿게 하고 턱을 약간 들어 뒤로 젖혀 주고 목과 어깨에서 힘을 뺀다.

■ **그 외에 주의해야 할 자세:** 머리를 감을 때 고개를 숙이지 말고 샤워기를 이용하고 고개를 뒤로 젖혀 머리를 감으면 목에 무리가 가지 않는다. 그 외에 야구, 골프와 같이 한쪽으로만 자세를 비틀어 주는 운동을 좋아한다면, 자세가 한쪽으로 굳어지기가 쉬우므로 반드시 스트레칭을 자주 하여 몸의 균형을 잡아 준다.

:: 바른 자세 유지에도 맞춤운동이 필요하다

"척추가 반듯해야 키가 잘 자란다"는 말을 많이들 한다. 왜 그럴까? 척추는 우리 몸의 중심축이면서 추간공을 통해 혈관, 신경, 근육 등 많은 조직들이 연결되어 있어서 모든 움직임이 시작되는 핵심 부위이다. 따라서 척추가 휘게 되면 이러한 조직 및 몸 내부의 장기들이 압박을 받게 되고, 이를 장기간 방치하게 되면 건강에 많은 문제를 일으키게 된다. 나쁜 자세는 척추측만증 이외에도 휜 다리, 골반 변형, 어깨 변형, 발 변형, 일자 목, 거북목 증후군 등을 유발시킨다.

그러므로 자세가 나쁜 경우에는 근육의 뭉침으로 인한 통증, 척추측만, 골반 변형, 어깨 변형, 발 변형, 휜 다리 등의 정도를 파악해서 자세 이완, 근막 이완, 근 에너지, 두개천골 등을 이용한 자세교정과 근육의 탄성을 높여 주는 것이 필요하다. 이러한 자세교정은 통증 해소 및 집중력 향상에도 도움을 주고, 반듯하게 키가 잘 자랄 수 있도록 도와주는 역할을 한다.

청소년들은 하루 중 대부분의 시간을 책상에서 생활하게 되어 생활 자세와 밀접한 관계가 있다. 생활 자세가 나빠지면 자세 유지를 하는 근육들의 불균형 및 뭉침이 나타나고, 이로 인해 어깨나 목의 결림이나 요통을 호소하는 경우도 있다. 근육이 항상 긴장된 상태가 지속되므로 스트레스를 받는다. 그러면 피로에 대한 저항력이 점점 약해지고, 활동량이 줄어들게 되어 체력이 약해지게 된다. 그러므로 바른 자세를 유지하는 데도 맞춤운동이 필요하다.

7. 척추 및 골반 교정 운동

:: 틀어진 골반, 꼭 바로잡아야 하는 이유

■ 목뼈가 비뚤어져 항상 삐딱한 자세가 된다.
  - 골반과 목뼈는 연결되어 있어 골반이 비뚤어지면 목뼈 또한 비뚤어진다.
  - 목뼈가 비뚤어지면 정면을 보고 있어도 머리가 한쪽으로 치우치게 된다.
  - 심한 경우 두통과 어깨 결림까지 생길 수 있다.
■ 팔다리 길이가 달라지고 가슴까지 처진다.
  - 골반이 비뚤어지면 골반과 연결되어 있는 다른 뼈들에도 문제가 생긴다.
  - 다리 길이가 달라지는 것은 물론 어깨 높이, 팔 길이, 얼굴까지 비뚤어진다.
  - 다리 길이가 달라지면 한쪽 무릎관절에 무리가 가게 되어 무릎관절염이나 퇴행성관절염이 생기게 된다. 한쪽 가슴의 근력도 떨어지게 되어 가슴도 짝짝이가 되기 쉽다.

- **O나 X 자로 다리가 휜다.**
  - 골반이 비뚤어지면 이를 수정하려고 다리가 부자연스러운 모습이 되어 O 자나 X 자 형이 된다.
  - 보기에 좋지 않은 것은 물론 다리를 쉽게 삐거나 금세 피로감을 느껴 오랫동안 걷는 것이 힘들어진다.
- **쑤시고 결린 어깨 결림, 요통**
  - 골반이 비뚤어지면 척추까지 휘어지거나 휘어진 척추는 신경을 압박해 요통이나 견비통, 관절염 등 각종 질환을 유발한다.
- **생리불순, 생리통, 냉대하, 불임 등 여성 질환**
  - 골반은 자궁을 보호하는 역할도 한다. 골반이 비뚤어지면 골반 안에 위치한 자궁과 난소도 제 위치에서 벗어나게 되어 생리통과 냉대하 등 여성 질환이 생기게 된다.
  - 골반 뼈가 어긋났다면 바로 치료를 해 주어야 하고, 출산 후에는 더욱 주의가 필요하다.
- **다이어트해도 효과 없는 하반신 비만**
  - 골반이 뒤틀려 벌어지면 내장이 아래로 처져 아랫배가 나오거나 힙이 옆으로 퍼지는 등 몸매가 흐트러진다. 또한 림프나 혈액의 흐름이 막히고, 지방도 축적되어 살이 잘 찌는 체질로 바뀔 수 있다.

:: 골반을 망가뜨리는 잘못된 생활습관

- **걷는 것을 싫어하고 틈만 나면 눕는다.**
  - 골반이 비뚤어지는 가장 중요한 요인은 평소 운동량이 부족해 골반 주변의 근육이 퇴화되기 때문이다.

- 일부러 돈을 들여 헬스나 요가를 할 필요는 없고 조금씩 몸을 움직여 주는 정도면 족하다.
- 가장 좋은 것은 등을 쭉 펴고 허리를 세워 큰 보폭으로 걷는다.
- 엘리베이터 대신 계단을, 버스보다는 지하철을 이용하여 걷는 시간을 늘린다.

■ 늘 같은 자세로 앉아 오랫동안 일한다.

- 오랫동안 책상에 앉아 일하는 직업은 같은 자세로 오래 앉아 있어야 하므로 어쩔 수 없이 골반에 무리를 준다. 특히 컴퓨터 사용자는 등이 굽어지기 쉬우므로 더욱 주의해야 한다. 등을 쭉 펴거나 기지개를 켜는 등 앉아서도 할 수 있는 스트레칭을 30분~1시간에 한 번씩 해 주는 것만으로도 골반 비뚤어짐을 막을 수 있다. 앉은 채로 다리를 쭉 뻗어 준다든지, 팔을 쭉 뻗는 것은 몸의 피로도 풀고 자세도 교정한다.

■ 앉을 때는 항상 다리를 꼬아야 안정감이 생긴다.

- 평소 꼬고 앉는 다리 대신 반대쪽 다리를 꼬고 앉았을 때, 불편함이 느껴진다면 이미 골반이 틀어져 있다는 증거이다. 앉을 때 한쪽 엉덩이에 무게중심을 두는 것도 골반에 무리를 주므로 바른 자세로 앉았는지 수시로 신경 써야 한다. 의자에 앉을 때는 되도록 다리를 꼬지 말고 붙이고 앉는다. 처음에는 힘들지만, 다리를 붙여 앉으면 온몸이 긴장되어 다이어트 효과도 있다.

■ 서 있을 때, 한쪽 다리에 힘을 주어 중심을 잡는다.

- 버스나 지하철을 타거나 서서 일할 때, 편하게 서 있기 위해서 한쪽 다리에만 힘을 주고 있는 것도 골반을 비뚤어지게 한다. 버스나 지하철 안에서는 허리를 펴고 양다리에 고루 힘을 주고 서 있

도록 한다. 집이나 회사에서 서서 일할 때는 작은 의자나 받침을
발밑에 두고 한 발씩 번갈아 올려놓으며 체중을 싣는 것도 좋다.
■ 웅크리거나 몸을 비틀어 자거나, 자는 공간이 좁다.
  － 잔뜩 웅크리거나 몸을 비틀어 자는 습관이 있다면 잠자는 공간
  을 확인한다. 잠버릇 나쁜 남편 때문에 자는 공간이 좁지 않은지,
  침대 사이즈는 너무 작지 않은지, 잠자는 공간부터 확인한다. 잠
  자는 장소가 불편하면 자세가 나빠질 수도 있기 때문이다. 또한
  너무 푹신한 침구와 매트리스는 몸이 파묻혀 뒤척이기 힘들므로
  약간 딱딱한 정도가 적당하다. 가능한 한 천장을 보고 바르게 누
  워 자야 한다.

:: 그 밖에 골반을 망치는 생활습관들

■ 굽이 높은 구두를 신으면 골반 전체가 앞쪽으로 쏠려 골반이 비뚤
  어지고 요통까지 생기게 된다. 걸을 때 자세에 부담이 가지 않는
  2~3㎝ 정도의 굽이 무난하다.
■ 한쪽으로 가방이나 핸드백을 메면 한쪽 어깨에만 힘이 들어가기
  때문에 골반 또한 틀어진다. 가방은 양쪽으로 메는 것이 좋지만,
  한쪽으로 메는 가방을 사용해야 한다면 양쪽 어깨에 번갈아 가면
  서 메거나 낮은 쪽 어깨에만 멘다.
■ TV 볼 때, 한쪽 손에 무게를 실어 비딱하게 앉으면 한쪽으로 체중
  이 쏠려 골반이 비뚤어지게 된다. 똑바로 앉기가 힘들다면 차라리
  벽에 기대앉는 것이 낫다.
■ 스커트를 입고 방바닥에 두 다리를 모로 하고 앉게 되면 골반이

틀어지게 된다. 스커트를 입었을 때에는 소파나 의자에 앉아 자세가 흐트러지지 않도록 한다.

■ 뒷주머니에 핸드폰이나 지갑 등을 넣고 다니면 한쪽 골반이 뒤로 밀려 골반이 비뚤어지기 쉽다. 뒷주머니는 가급적 비워 둔다.

비뚤어진 골반과 휜 다리를 집에서 교정해 보자

■ 일단 편안하게 누워서 양팔을 위로 뻗어 손깍지를 끼고 좌우로 길게 기지개 켜기를 한다. 이때 왼쪽의 팔과 골반을 포함한 다리 전체가 왼쪽 위를 향해 힘껏 당겨 올라가고 오른쪽 골반 줄기는 최대한 오른쪽 발끝을 향해 길게 뻗어 내려야 한다. 동작은 골반의 긴장을 풀어 주는 행법이므로 12회 정도 해야 한다.

다음은 두 손을 뒷머리에 깍지 베개를 만들어 받힌 후 상체 전체를 좌우로 밀듯이 움직여 가면서 붕어 운동을 12회씩 행한다.

■ 양다리를 번쩍 높이 들었다가 다리의 힘을 빼면서 바닥에 '탁' 소리가 나게 떨어뜨린 다음 고개를 들어서 좌우 어느 쪽의 발이 발 바깥쪽을 향해 많이 누웠는지를 확인한다.

■ 양 무릎을 세우고 바깥쪽으로 많이 기울어진 다리 위에 그렇지 않은 다리를 얹어서 다리 꼬기를 한다. 얹힌 다리 쪽 바닥을 향해 서서히 몸을 비틀어 무릎이 바닥에 닿게 하여 하나~둘~셋을 세고 제자리로 돌아오는 동작을 36회 반복한 다음 다리를 바꿔서 실시한다.

정상적인 다리는 18회면 족하다. 이 운동법은 하루의 일과가 끝난 밤에 하는 것이 가장 효과적이다. 또 좌우의 무릎이 땅에 닿을 때 많이 당기고 아픈 골반을 더 많이 해 주어야 한다.

:: 척추 및 골반 교정 운동

■ 복근강화 운동

- 양 무릎을 세우고 눕는다.
- 양팔을 무릎을 향해 뻗는 자세에서 상체를 일으켜 5초간 멈추어
  유지한다.
- 한 번 실시할 때 5~6회 반복, 총 2번 실시한다.
- *척추 기립근, 외 내복사근 상체 전반적인 근육을 늘려 준다.*

■ 골반 올리기

- 누운 자세에서 양쪽 다리를 무릎 세운다.
- 천천히 엉덩이에 힘을 주며 힘을 위로 올린다.
- 한 번 실시할 때 5~6회 반복, 총 2번 실시한다.
- *척추 기립근을 강화시킨다.*

■ 둔근 신전 운동

- 양쪽 무릎을 접어 가슴까지 끌어당겨 안는다.
- 그대로 고정한다.
- 그대로 20~30초간 고정, 3번 반복한다.
- *척추 기립근을 강화시킨다.*

■ 다리 근육 신전 운동

- 왼쪽 다리를 오른쪽 다리 위에 교차시켜 포개 얹는다.
- 왼쪽 엉덩이를 축으로 양 무릎을 천천히 왼쪽 바닥 아래로 내린다.
- 그대로 20~30초간 고정, 3번 반복한다.
- *좌골신경통의 긴장으로 인한 압박을 완화시켜 준다.*

- 메켄지 요법
  - 엎드린 자세에서 양손을 지지하여 천천히 상체를 일으킨다.
  - 팔꿈치를 접고 허리를 일으켜 세운 채 10초간 고정, 3회 반복한다.
  - *허리뼈 가운데에 수직으로 통증이 왔을 때 완화되는 동작이다.*

- 요방형근 운동
  - 허리를 펴고 앉은 자세에서 왼팔은 팔꿈치를 편 채 바닥을 짚고 상체를 지지한다.
  - 오른팔은 위로 기지개를 쭉 편 후 천천히 왼쪽으로 옆구리를 늘린다.
  - 그대로 고정 반대쪽도 실시, 10초간 고정, 3회 실시한다.
  - *굳은 근육의 긴장을 풀어 근육의 유연화를 돕는다.*

- 복근강화 운동
  - 누운 자세로 머리 뒤로 깍지 끼고 천천히 상체를 들어 올리고 내리고를 반복한다.
  - 3세트씩 실시한다.
  - *척추 기립근, 외 내복사근 상체 전반적인 근육을 늘려 준다.*

- 옆구리 회전운동
  - 한쪽 다리를 무릎 접어 천천히 반대쪽 다리 너머로 넘긴다. 이때 양쪽 어깨는 바닥에서 떨어지지 않도록 주의한다. 같은 방법으로 반대쪽도 실시한다.
  - 12~15초간, 고정 3번 실시한다.
  - *좌우의 균형을 잡아 주는 요추 강화 운동이다.*

- 요방형근 운동
  - 옆으로 누운 뒤 밑에 있는 다리는 무릎을 구부려 중심을 잡는다. 위에 있는 다리를 위로 들고 내리고를 반복한다.

- 좌우 12~15회, 반복 2세트.

　　통증을 완화시키며 요방형근을 강화한다.

■ 둔근강화 운동

- 엎드려 누운 자세에서 한쪽 다리를 위로 든다. 이때 무릎은 구부러
  지지 않도록 주의하고, 5초간 좌우 번갈아가면서 16~20번 반복한다.

　　대둔근을 강화한다.

■ 메켄지 요법

- 엎드린 자세에서 양손을 지지하여 천천히 상체를 일으킨다. 이
  때 천천히 근육을 늘려야 무리가 없다.

- 팔꿈치를 펴고 허리를 세워서 지지한다. 5번 반복한다.

　　척추 기립근이 지나치게 늘어났을 때 수축해 주는 운동이다.

■ 고양이 기지개

- 양 손바닥을 바닥에 고정, 무릎 세워 꿇고 허리는 바닥과 수평을
  이룬 자세에서 천천히 뒤로 앉는다. 이때 양쪽 어깨를 바닥에 닿
  도록 노력한다.

- 12~15초간 3번 반복한다.

　　디스크의 간격을 넓혀 주고 둔근을 신전시켜 준다.

■ 고양이 자세

- 무릎을 꿇고 상체를 숙인 후 바닥과 수평이 되게 허리를 일직선
  으로 만든다.

- 골반을 위로 올리며 허리를 아래로 내리면서 머리를 뒤로 젖힌다.

- 반대로 시선은 배꼽을 보면서 허리를 위로 들어 등 근육을 늘린다.

- 8초간 고정, 3회 실시한다.

　　무리 없이 근육을 신전시키는 운동법이다.

제2부

성인기의 건강관리(I)

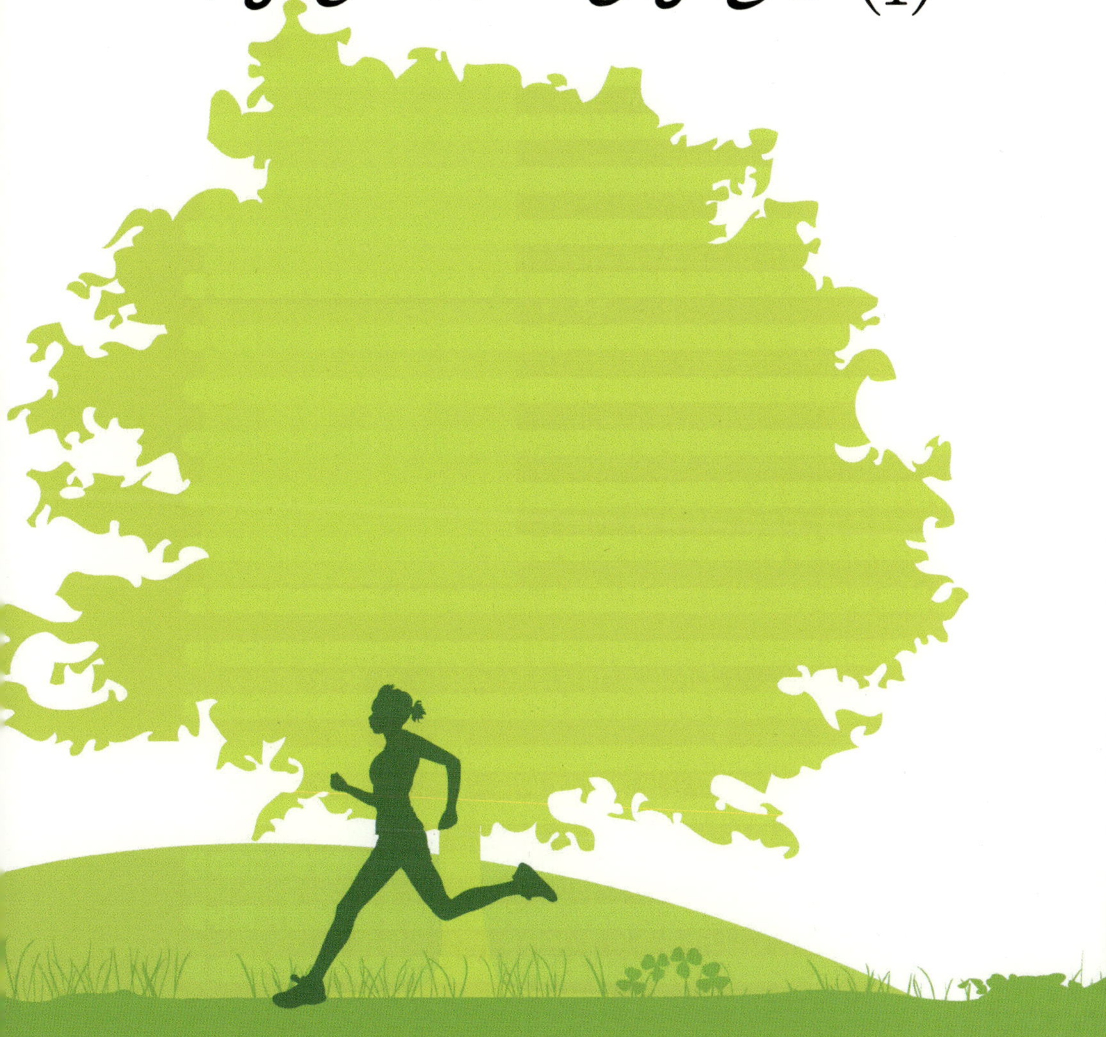

1. 운동과 생활습관병 유병률

:: 운동을 통한 체력증진은 건강의 지름길이다

최근 주요 사망 원인으로 간주되고 있는 심혈관계 질환과 암은 대부분 생활습관과 관련되어 있으며, 이 가운데 또한 대부분은 건강한 생활습관 프로그램을 통해서 예방할 수 있다. 적절하고 규칙적인 운동을 통한 체력증진은 금연과 함께 생활습관병 유병률 및 사망률 감소를 위해서 인간 스스로가 노력할 수 있는 가장 대표적인 방법으로 간주되고 있다. 최근 주요 사망 원인으로 심혈관계 질환, 암, 만성호흡기계 질환 등이 간주되고 있는데, 이의 방지를 위해서는 규칙적인 운동을 통한 체력 향상 및 비만 방지, 금연, 적절한 영양섭취 등을 강조하고 있다. 체력증진과 건강과의 관련성을 가장 쉽게 제시해 주는 것은 체력의 기본 구성 요소인 근력 및 근지구력, 심폐지구력, 유연성 및 신체구성 등이 건강 관련 체력에 포함되는 것을 들 수 있다.

이러한 체력 유지 및 향상을 위해서 가장 일반적으로 요구되는 것으로는 규칙적인 중강도의 신체적 활동과 운동을 들 수 있는데, 이러한 신체적 활동과 운동은 조기사망과 질병을 예방하며, 골다공증과 관련된 골절, 뇌졸중, 2형 당뇨병, 결장 및 유방암, 고혈압, 심장질환 등의 생활습관병 유병률과 이에 따른 사망 위험을 낮추어 준다. 또한 기분이 좋아지고 우울함과 걱정을 줄여 주며 일상적인 일의 수행능력도 향상시켜 줌으로써 더욱 활기찬 인생을 즐기도록 해 준다.

:: 운동을 통한 체력증진은 생활습관병 유병률을 감소시킨다

체력증진을 위한 규칙적인 운동이 생활습관병의 유병률 감소를 위한 효과적인 방법임을 제시해 주는 대표적인 예를 살펴보면, 중년 이상 성인들의 경우, 규칙적인 운동을 통해서 심폐 기능 및 근육기능을 중심으로 한 체력이 증진될 경우, 비만 방지는 물론 혈관 염증 지표의 변화를 통해서 당뇨병 및 순환계질환 방지에 효과적인 영향을 미친다. 현대사회에서 많은 사람들의 건강을 위협하는 대사성 질환의 주된 위험 요인은 복부비만, 혈중 콜레스테롤 및 중성지방 농도 증가, 인슐린 감수성 저하, 혈압 증가 등이 포함되는데, 이러한 위험 요인의 가장 저변에는 신체적 활동기회의 부족과 부적절한 식사가 가장 핵심적인 요인으로 간주되고 있다.

최근 유럽 청소년을 대상으로 한 생활 유형의 특성을 분석한 결과, 15세부터 적절한 강도의 신체적 활동은 더욱 현저하게 감소하는데, 이러한 현상은 여자가 더욱 뚜렷하게 나타나고, 비만 아동 및 청소년은 체력이 현저하게 저하되기 때문에 비만 방지 및 체력증진을 위해서 규칙적인 운동 프로그램의 중요성을 강조하고 있다. 특히 부모가 비만에 해당하는 경우에는 어린 시절부터 운동습관에 대한 높은 관심이 요구된다. 건강유지를 위한 가장 대표적인 처치방법에 해당하는 의학적 접근의 경우에도 주된 초점이 질환 치료의 개념에서 질병 예방의 개념으로 변화를 모색하고 있으며, 이와 관련된 주된 접근에서 신체적, 사회적, 정신적 건강의 예방 및 유지가 근간을 이루고 신체적 활동의 중요성을 강조하고 있다는 관점에서 규칙적인 운동수행을 통한 체력 향상의 가치성은 더욱 증가되고 있다.

이러한 관점에서 과도한 비만은 고혈압, 당뇨병, 담낭 질환, 골관절염, 고지혈증, 관상동맥 질환, 불면증, 호흡기계 질환, 각종 암 등의 생활습관병 발병률을 증가시키는 위험 요인에 해당한다. 비만의 가장 핵심적인 요인은 에너지소비량 부족에 기인한 체내 지방량의 축적현상을 의미하는데, 그 주된 발생 원인으로 간주되고 있는 유전적, 생화학적, 심리적, 생리적 요인 등과 관련하여 체내 지방축적의 세부적인 요인 분석이 진행되고 있다.

신체적 활동부족과 관련된 지방대사 기능의 저하 현상은 비만의 주된 원인과 동시에 증상으로 간주되고 있으며, 축적된 지방으로부터의 과도한 유리지방산 분비는 인슐린 저항 유도, 고지혈증 및 순환계 질환 등의 중요한 원인으로 작용함으로써 대사성 질환의 주된 위험 요인에 해당한다. 비만 처치를 위한 운동 프로그램의 중요성은 널리 인식되어 왔고, 운동을 포함한 신체적 활동은 중성지방 분해, 지방조직의 혈류, 지방산화 등의 관점에서 지방대사의 활성화를 유도함으로써 비만 개선을 위한 핵심적인 역할을 담당하며, 운동 유형, 운동 강도 및 시간, 운동 환경의 적절성 등에 의해서 지방대사 활성화가 차이를 나타내게 된다.

∷ 운동을 통한 다양한 생활습관병 유병률 감소기전들

　　체력증진과 대사성 질환을 비롯한 각종 질환 방지효과의 세부적인
요인들을 살펴보면, 높은 수준의 근력은 대사성 증후군의 낮은 유병
률과 관련성을 가지고 있으며 근질량 유지는 인슐린 저항성과 2형 당
뇨병을 예방하고 복부 내장지방과 심폐체력의 역상관관계를 나타낸
다는 관점에서 뒷받침될 수 있다. 또한 근육기능과 심폐체력은 서로
독립적으로 대사성증후군의 유병률과 역상관을 가지고 있다는 관점
에서 인슐린 작용의 개선, 골격근에서의 글루코스 저장 및 산화능력
의 향상 등이 각각의 체력요인과 중요한 관련성을 가진다. 지방산은
중성지방 형태로 저장되어 과도하게 지방이 축적되면, 결국 지방분해
가 촉진되어 유리 지방산이 혈중으로 분비되게 된다. 또한 과도한 지
방산 분비는 지방 독성을 일으켜 미토콘드리아에 산화스트레스를 발
생시켜 각종 기관의 질환을 일으키게 된다. 지방세포에서 분비되는
사이토카인과 순환하는 유리지방산의 증가와 간의 중성지방 축적은
고인슐린 혈증을 유발하여 인슐린 저항성을 유발하고 염증반응을 촉
진시켜 2형 당뇨병을 비롯한 대사성 질환을 유발한다. 또한 인슐린
저항성과 심폐체력과의 관련성은 대부분의 결과에서 음의 상관을 나
타내어 비만과 신체활동 감소에 의한 체력저하가 인슐린 수준과 인
슐린 저항성에 부정적인 영향을 미치고 있다. 그러므로 규칙적인 운
동과 신체활동은 심폐체력의 증가와 혈관염증 수준의 감소와 함께
인슐린 저항성을 예방하고 개선시킬 수 있는 최선의 방법이다.

　　최근 성인의 비활동과 심폐 기능의 저하는 대사성 질환의 유병률
과 높은 관련성이 있으며, 신체적 비활동과 낮은 심폐 기능은 대사성

질환 관련 지표에 부정적인 영향을 미쳐 뇌혈관계 질환 및 심혈관계 질환의 위험을 증가시키는 것으로 간주되어 왔다. 즉 높은 심폐 기능과 적극적 신체활동의 습관을 가진 대상자일수록 순환계 질환의 발병률이 낮으며, 특히 비만하지만 활동적인 습관으로 체력 수준이 우수한 대상자일수록 순환계 질환 발병률의 위험 정도가 낮다고 하였다. 특히 신체질량 지수가 동일하여도 신체 활동량이 많은 사람은 체력증진을 나타냄과 동시에 피브리노겐 등 혈관염증 지표의 농도가 낮게 나타난다. 또한 근육량의 증가는 혈관 염증의 억제작용을 한다는 관점에서 유산소 및 저항성의 복합 운동이 비만 처치 및 혈관염증 지표의 개선에 도움이 된다.

운동을 통한 체력증진을 나타낼 경우, 동맥경화증 및 인슐린 감수성 저하를 중심으로 한 심혈관계 질환 및 당뇨병의 대표적인 기전으로 간주되고 있는 혈관염증 지표를 감소시키게 되는데, 신체적으로 활동적인 사람은 비만 지표를 중심으로 한 신체구성상 특성의 변화를 보정한 경우에도 역시 낮은 혈중 염증 농도를 나타냈다고 하였다. 또한 심혈관계 질환 및 당뇨병과 같은 대사성 질환자들의 혈관염증 지표는 일반적으로 건강한 젊은 성인에 비해 높게 나타났으나 대사성 질환의 환자 중 체력이 우수한 환자는 건강한 사람보다 혈관염증 지표가 낮기 때문에 체력은 혈관염증 지표와 의미 있는 관련성을 가지고 있다.

한편 과체중 성인, 여성 흡연자, 노인 등의 집단이 유산소성 운동을 수행하였을 때 심폐지구력이 유의하게 증진되었음에도 불구하고 2~6개월 후의 모든 시기에서 혈관염증 지표에는 현저한 변화가 없는 것으로 나타남으로써 운동을 통한 체력 향상은 보다 포괄적인 체력

요인들이 향상될 수 있도록 하는 보다 체계적이고 과학적인 관점의 개별화된 운동 프로그램의 수행이 요구된다. 그러나 신체활동 및 운동 후 체력증진 정도와 대사성 질환의 위험 지표 및 혈관염증 지표 변화의 관련성에 대한 연구결과들은 적용된 운동 프로그램의 내용에서 운동 강도, 지속시간, 운동 형태 및 운동량 등의 차이를 가지며 사회 경제적 여건, 흡연 및 성별 등 여러 가지 요인이 복합적인 영향을 미칠 것으로 생각되기 때문에 기본적인 생활습관 변화가 중요한 영향을 미친다.

결론적으로 전반적인 체력 수준의 변화에 의해서 운동에 의한 항염증 효과의 부분적인 조절이 이루어진다는 것은 널리 확인되었으며, 체력 수준과 대사성 질환의 유병률 감소현상은 현저한 관련성을 가진다는 것이 분명하게 확인되어 왔다. 아울러 면역기능 향상, 정신적 향상을 통해서 건강수명의 증가에 긍정적인 영향을 미친다고 할 수 있다.

2. 생활습관 개선과 신체기능의 발달

인간은 부모로부터 물려받은 유전자가 본인의 생명과 삶의 질에 영향을 미쳐 얼마나 오래 살 것인지를 결정하는 주요한 요인이라고 믿고 살아가는 사람들도 있다. 그렇지만 실제적으로 성인의 발육발달에 무엇보다도 중요한 다음 두 가지 요인에 의존한다. 첫째, "우리가 우리의 몸속에 무엇을 집어넣는가?", 둘째, "우리가 우리의 몸으로 무엇을 하는가?"이다. 이 2가지의 개념을 포함하는 것이 생활습관(lifestyle)인데, 그중에서도 운동과 영양이 중요한 요소이다. 우리의 고유 유전자를 바꿀 수는 없어도 생활습관은 바꿀 수 있다는 것이다.

장수하는 생활습관과 발육발달에 관한 연구는 7가지 생활습관 요인을 발견하였다. 이러한 7가지 요인은 '7~8시간씩 잔다', '간식을 하지 않는다', '규칙적으로 아침식사를 한다', '적절한 체중을 유지한다', '규칙적인 운동을 한다', '술을 절제하거나 마시지 않는다', '담배를 피우지 않는다'로 성인들의 발육발달 나이 정도를 알아볼 수 있다. 이러한 여러 가지 생활습관 위험 요소들 중에서 대표적으로 성인의 신체기능에 영향을 미치는 맞춤운동, 영양, 스트레스, 수면에 대해 발육발달적인 측면에서 검토하고자 한다.

모든 세대에 있어서 신체의 기능을 향상시키고 발육발달을 좋게 하기 위해서는 맞춤운동이 필요하다. 이런 맞춤운동은 우리가 흔히 사용하는 운동이란 말에서 다양한 스포츠 기술과 다이내믹한 파워가 발휘되는 경쟁심을 빼고 재미있게 시간을 보내는 것을 추구하는 레저 활동을 제외하였지만, 겉으로 보면 맞춤운동도 신체활동을 기반으로 하고 있어 운동이란 말로써 표현된다.

그렇지만 맞춤운동은 건강을 저축하여 신체의 발육발달에 이바지한다는 의미를 기본으로 하여 상대방과 경쟁에서 이기는 스포츠(sports)나 재미를 추구하는 레저(leisure) 활동과는 그 목적 면에서뿐만 아니라, 방법에서도 큰 차이를 가지고 있다. 그러므로 맞춤운동(exercise)이란 말의 개념과 적용방법을 알아야 건강을 저축하는 방법을 성공적으로 실시할 수 있다.

맞춤운동의 신체기능 향상 효과는 30분 정도의 짧은 시간으로도 2~3시간 잠을 잔 것처럼 피로를 회복시킬 수 있어 시간을 절약할 수 있다. 그 효과는 2일 정도 유지되어 어떤 좋은 약과 비교하여도 뛰어난 지속 효과를 나타낸다.

맞춤운동을 위한 신체기능과 성능 검사가 필요한데, 질병 유무를 알아보는 의학적인 검사와 달리 자신의 체형과 신체기능, 특정한 신체부위의 기능을 알 수 있는 검사들과 영양, 맞춤운동, 스트레스, 수면의 생활습관을 조사하여야 한다.

신체기능은 기초체력, 허리와 다리의 근 기능, 관절의 유연성, 유산소운동능력, 척추의 안정성, 자세 불균형, 보행자세, 균형감각, 통각유발 검사 등으로 구성하여 병적인 원인의 문제점보다는 몸의 발육발달에 따른 신체기능을 객관적으로 분석하여야 한다. 따라서 성인에 있어서 건강 관련 체력은 단순하게 존재하는 것이 아니고 여러 가지 측정 가능한 요소들의 총합에 의해 이루어지는데, 그 요소들은 심폐 체력, 신체조성, 근력, 근지구력, 그리고 유연성 등을 들 수 있다.

:: 영양

태초의 우리 조상들은 다양한 과일, 채소, 곡류와 견과류를 포함한 순수한 채식을 섭취했다. 창세기 9장에 가서는 이 식사가 극적으로 바뀌어 육류와 동물성 식품이 추가되었다. 다행히도 성경은 육식하기 전에 10세대를 대표하는 사람들의 수명을 기록했다. 채식으로 살았던 처음 10세대는 평균 수명이 900살이 넘었다. 육류와 동물성 식품이 식사에 들어온 다음에는 수명이 600살로 기록되었고 그다음에는 450살 정도이다. 시편에 언급된 70세까지 계속되었다. 이 성경 기록은 약 100년 전 육식을 함으로써 질병이 10배 증가하는 경향에 대해 기록하였다. 1800년대에는 채식주의자가 지금처럼 인기를 얻지 못했다. 따라서 현대를 살아가는 사람들에 있어서 많은 퇴행성 질환의 위험은 육식이 높인다고 하였다.

:: 스트레스

우리 몸은 뇌를 비롯한 각 기관과 서로 생각하고 협력하여 같은 보조를 이룰 수 있도록 되어 있다. 각각의 기관들이 서로 연합하기 위해서는 같은 생각의 지배를 받아야 하고 그것을 중앙에서 통제하는 시스템이 유전자들이며, 이 시스템은 서로 긴밀하게 연락하면서 생명활동을 하게 된다.

이러한 맥락에서 생각이 서로 다르면, 몸의 균형이 깨지고 그것이 계속되면, 중앙통제 시스템인 유전자 구조에 이상이 생기게 된다. 머리는 하루 종일 성공의 길, 행복하게 사는 길을 찾으려고 하는데, 다리, 허리, 근육, 유산소 능력 등 우리의 몸은 그것을 찾을 준비가 되어 있지 않다. 그 사이에서 생기는 것이 바로 스트레스인데, 이러한 스트레스를 해소하여 우리 신체기능과 성능을 고쳐 주면, 우리 몸과 머리의 생각이 같아질 수 있다.

모든 세대에 있어서 신체기능의 발육발달에 영향을 미치는 것은 다양하게 나타날 수 있다. 성인에 있어서 신생과 재생의 개념을 이해하여야 하는데, 우리 몸에서 좋은 성분들의 분비가 우리 몸을 건강하게 만들어 주는 신생의 개념으로 갈 수 있으나, 스트레스, 피로, 부상, 질병이 증폭되면 우리 몸에서 좋은 성분이 분비되어도 재생을 위해 사용되기 때문에 우리 몸은 항상 허약한 상태로 갈 수밖에 없다. 그리고 자세의 균형적인 유지가 되어야 신생의 개념으로 갈 수 있지만, 틀어지거나 불균형적인 자세는 우리 몸을 바로잡기 위한 재생에 많이 사용함으로써 발육발달에 악영향을 미칠 수밖에 없다.

이러한 스트레스로 인한 자살 현상에 관한 복합적인 요인들을 설명하기 위해 스트레스 취약성 모델이 소개되고 있다. 취약성을 많이 가지고 있는 개인은 어떠한 사건이나 스트레스에 대하여 견디는 힘이 적어서 쉽게 심리적 장애를 갖거나 자살할 가능성이 높다고 볼 수 있다. 따라서 스트레스 취약성 모델에 의하면, 자살 현상에 대한 연구는 자살의 배경이 되는 취약성 요인과 자살을 일으킬 만한 환경적 스트레스인 촉발사건과 상호작용을 이해하는 것이 중요하다.

:: 수면

수면은 성장호르몬의 분비에 가장 큰 역할을 하는 환경요소이다. 하루 분비되는 성장호르몬의 70% 이상이 잠잘 때 분비되는데, 일반적으로 저녁 10시부터 새벽 2시 사이에 성장호르몬이 가장 많이 분비된다. 또한, 운동을 할 때와 깊은 숙면을 취할수록 성장호르몬이 잘 분비되기 때문에 성인의 신체 발육발달을 위해서는 신체활동을 실천하고 깊은 숙면을 취하여야 한다. 인체는 정상 수면 동안 많은 생리적 변화를 통하여 신체의 통합적 회복이 가능하다. 수면의 질은 다음 날의 기능에 영향을 주고 낮 동안의 행동들은 수면에 영향을 준다. 수면의 질은 건강과 신체기능의 발육발달에 중요한 요소이다.

성인을 대상으로 한 수면다원검사로 측정한 결과, 총 수면시간은 443.60분(7시간 23분 6초), 수면 잠재기는 13.8분이었고 수면 효율은 92.2%로 보고되었다. 그리고 수면에 영향을 주는 요인으로는 알코올, 카페인 등이 보고되고 있다.

병원에서 생활습관 개선이 필요한 사람들에게 운동을 권하는 의사들도 운동종목의 선택만으로 운동의 효과를 말하는 경우가 많다. 수영은 어디에 좋고 자전거 타기는 어디에 좋고 등산은 어디에 좋고 하는 식으로 말한다. 이는 스포츠, 레저, 맞춤운동의 개념과 효과적인 측면에서 차이점을 알지 못하여 나타나는 현상이다. 아직 운동을 자기 몸에 맞게 해야 한다는 맞춤운동의 초보적 개념 정도를 알고 있을 뿐이다. 많은 사람들이 맞춤운동의 개념을 더 잘 이해하여 건강을 저축하는 체테크를 통하여 10년 더 젊고 건강한 신체기능의 향상을 준비하는 수단으로 맞춤운동이 기여할 수 있을 것이다.

3. 왜 맞춤운동을 해야 하는가?

:: 맞춤운동을 해야 하는 이유

우리 몸은 규칙적으로 운동(사용)을 할 때 비로소 모든 기능이 정상으로 작용하게 되어 있다. 그래서 나이가 많이 들어도 운동하지 않고 그냥 있으면 안 된다. 운동(움직임) 자체가 바로 살아 있는 생명체로서의 가장 큰 특징 중에 하나이기 때문이다. 따라서 운동(신체활동)을 제한하면 신체적 기능뿐만 아니라, 정신작용까지도 쇠약하게 되며 건강에 적신호가 켜지는 등 삶의 질에 많은 문제점이 발생하게 된다.

불의의 사고를 당해서 어쩔 수 없이 몸의 일부를 고정하고 있는 경우를 보면 비교적 짧은 시간에도 신체활동이 제한된 부분은 근육이 위축되고 관절이 굳어서 고유기능을 제대로 발휘하지 못하게 된다. 미국의 우주센터인 NASA(나사)에서 실험한 자료를 보면 정상인을 대상으로 7일 동안 가만히 누워서 생활하도록 하였는데도 7일 후에는 실험에 참가한 모든 사람들이 제대로 걷지를 못하고 비틀거리다 주저앉는 모습을 보여서 이것을 지켜보는 사람들에게 큰 충격을 안겨주었다. 대중교통이 발달하고 일상생활도 기계화되면서 우리들의 생활은 스스로 시간을 내서 규칙적으로 운동하지 않으면 운동부족을 피할 수가 없게 되어 버렸다.

여태껏 편하게만 살았다면, 오늘을 바로 당신이 건강을 위해서 운동하는 그 첫째 날로 삼아 맞춤운동을 시작해 보세요. 맞춤운동을 생활화하면 건강한 삶을 지키는 것이 얼마나 쉽고 또 운동하는 것만으로도 얼마나 인생을 행복하게 만드는지를 곧 알게 될 것입니다.

:: 우리 몸에서 맞춤운동의 역할은?

남녀노소를 불문하고 운동을 실천하는 사람과 그렇지 못한 사람 사이에는 삶의 질이나 질병에서 큰 차이가 있다. 운동하지 않는 사람은 심장질환, 당뇨병, 관절염, 암 등의 질환에 의한 사망률이 높아지고, 노화도 빨리 시작되어 평균수명도 크게 단축된다. 비록 이러한 질병에는 걸리지 않았다고 해도 심장과 폐의 기능이나 관절, 근육기능의 저하로 삶의 질이 낮은 생활을 하게 되고 면역력도 떨어져서 노후생활에서는 더욱 많은 어려움을 겪게 된다.

반면 운동을 규칙적으로 하고 있는 사람들은 스트레스가 해소되어 노후생활을 어렵게 하는 우울증, 성인병, 치매 등의 질병에 걸리는 경우도 적으며 생각도 긍정적이다. 노후에도 활기찬 생활을 하게 된다. 그러므로 현대인에게는 운동이 곧 생명이라는 의미를 바로 알고 나이가 들수록 운동을 해야만 한다. 또 운동을 할 것 같으면 자신의 몸 상태에 맞게 맞춤운동을 하여야 한다. 그렇지 않으면 힘들여 한 운동이 노동이 되기가 쉽고 또 건강증진을 위해서 운동을 하면서도 운동하는 방법이 잘못되어 오히려 병이 되는 운동을 할 수가 있기 때문이다.

:: 건강증진은 맞춤운동을 해야

　운동을 권하면 스포츠센터나 헬스클럽에 가서 땀을 많이 흘리며 무거운 중량을 들고 트레드밀 위에서 달리는 것만을 생각하거나 골프, 테니스, 농구, 야구 같은 특정 스포츠 종목의 운동만을 생각하는 사람들이 많이 있다. 그렇지만 건강을 증진하는 운동은 이렇게 하는 특정한 종목의 운동을 말하는 것이 아니다. 운동을 통해서 건강을 증진하는 것의 기본은 자신의 체력 수준에 맞추어서 규칙적으로 하는 맞춤운동이다. 자신의 신체적 기능을 완전하게 만들고 이것을 규칙적으로 사용하는 맞춤운동의 생활화가 필요한 것이다. 생명현상의 중요한 특성 가운데 하나가 바로 운동이고 인간은 오랜 세월 동안 신체적 활동을 영위하면서 살아왔다. 때문에 우리 몸은 운동을 어떻게 하느냐에 의해서 건강상태가 크게 영향을 받고 있다. 그런데 최근에 대중교통이 발달함에 따라서 생활 속에서 이루어지는 신체적 활동량이 과거와는 비교가 안 될 만큼 급속하게 줄어들었다.

　우리나라도 80년대부터 자가용 시대에 접어들면서 걷지 않게 되면서 성인병 환자가 폭발적으로 늘어나고 있고 한국인의 40대 사망자가 세계 1위를 차지하는 등 건강한 삶을 유지하기가 대단히 어려워지고 있다. 옛날에는 임금을 비롯한 소수만이 걷지 않고 좌식생활을 하였는데, 이제는 모두가 임금처럼 걷지 않는 생활을 하고 있다.

　그렇다고 건강증진을 위해서 엄청나게 많은 운동을 해야 하는 것이 아니다. 자신의 체력 수준을 과학적으로 진단하여 자신의 몸 상태에 따라서 맞춤운동을 하면 쉽게 건강증진이 된다. 그래서 바쁜 생활로 시간적 여유가 없는 현대인에게 맞춤운동은 많은 시간과 노력을 필요로 하지 않으면서도 건강을 유지할 수 있는 최고의 방법이다. 건강을 증진하는 데 필요한 운동 시간은 1시간이면 충분하고 규칙적으로 맞춤운동을 하면 30분의 시간이면 충분하다. 욕심을 내서 한꺼번에 많은 시간을 운동하면 과운동으로 몸에는 노동이 되어서 건강증진의 효과도 없을 뿐만 아니라, 시간을 낭비하게 되고 몸에는 운동량이 지나쳐서 심신이 피로해지는 등 역효과를 낳게 된다. 그러므로 건강을 위해서 운동을 할 때는 자신의 현재 몸 상태를 과학적으로 진단하여 이것을 기준으로 맞춤운동을 해야 한다. 그리고 가장 좋은 운동형태는 누구나 쉽게 할 수 있는 걷기, 자전거 타기와 같은 단순한 반복동작 형태로 된 운동이다.

:: 맞춤운동은 생명이다

운동을 실시하게 되면 심장, 폐, 골격, 근육에 필요한 영양분과 산소의 공급을 원활히 하여서 피로를 풀어 주고 건강하게 만드는 효과를 갖는다. 그러나 운동량이 조직이나 장기에서 필요한 것보다 작으면 효과가 없고 너무 많으면 오히려 피로를 가중시켜 노동이 된다. 그러므로 필요한 만큼의 운동량으로 혈액순환과 신경자극으로 신체 항상성을 유지하고 활기찬 생활을 할 수 있도록 만드는 것은 자신의 체력 수준에 알맞게 하는 맞춤운동을 할 때이다.

테니스, 축구, 농구 같은 스포츠 종목은 경쟁적인 요소를 가지고 있어서 재미는 있지만 몸을 지치게 만들고 건강을 해칠 수가 있다. 또 재미를 좇는 레저는 즐겁기는 하지만 노동이 되지 않도록 스스로 운동을 자제하는 마음을 가지고 조절해야 한다. 한편 가정이나 직장에서 하는 육체적인 활동인 일은 재미도 없고 건강증진을 위하는 것도 아니지만 하고 나면 돈으로 보상을 받게 된다.

이렇게 일반인이 운동이라고 생각할 수 있는 신체적 활동들의 특성을 조금만 깊이 생각해 보면, 하는 목적이 서로 다르고, 이것이 우리 몸에 미치는 영향도 완전히 다른 것임을 알 수 있다. 그렇지만 아직도 많은 사람들은 노동을 기반으로 한 스포츠나 레저를 하고 있으면서 건강을 생각한다. 건강증진을 목적으로 하는 맞춤운동은 노동을 기반으로 하는 스포츠나 레저와는 근본이 다른 것인데 이를 구별하지 않아서 혼란을 초래하고 운동을 하기만 하면 모두 건강에 좋은 것으로 오해하거나, 건강증진을 위해 운동을 하면서 동시에 재미도 흠뻑 느낄 수 있는 것을 찾다 보니 병이 되는 운동을 하게 된다. 그러면서도 자기에게만은 이것이 약이 되길 바란다. 그러나 우리 몸은 정직하여 자신이 행한 그대로의 결과를 돌려줄 뿐이다. 그래서 운동을 직업으로 하는 운동선수들은 대단히 건강할 것이라고 생각하지만 사실은 그와 정반대인 경우가 많다.

좌식생활로 운동량이 부족해지자 운동의 필요성이 강조되면서 많은 사람들이 건강증진을 위해서 운동을 하고 있는데 단지 운동을 많이 하면 건강에 좋다고 생각하는 사람들이 많이 있다. 그러나 운동은 과하게 하면 우리 몸을 구성하고 있는 세포에서 많은 양의 열량(에너지)을 생산하는 부담을 갖게 되고, 에너지를 생산하는 과정에서 많은 양의 활성산소(유해산소)가 생성되어 노화를 촉진시킨다. 그래서 각종 퇴행성 질환들이 조기에 발생하기도 하고 수명이 오히려 짧아지게 된다. 옛날엔 먹고살기 위해서 육체적 노동을 많이 하여야 해서 노화가 촉진되고 수명이 길지 못했다. 오늘날 운동선수들이 장수하지 못하는 것도 이러한 이유로 설명할 수 있다.

그러므로 운동부족 시대를 살아가는 현대인들이 건강하게 살고, 장수하기 위해서는 자신의 몸 상태를 과학적인 방법으로 진단하여서 처방되는 맞춤운동을 해야 한다. 건강을 증진하고 생명력을 왕성하게 하는 유일한 방법이 맞춤운동이다. 현대인에게는 맞춤운동이 곧 생명인 것이다.

4. 세대별 운동은 연령과 체력에 따라 다르게 적용 되어야 한다

　운동이 우리 몸을 건강하고 튼튼하게 유지시켜 준다는 것은 모든 사람들이 잘 아는 사실인데, 대사기능을 좋게 하는 효과가 있으므로 당뇨병과 비만 등 대사 질환 등 질병 예방과 치료에도 이용되고 있다. 운동은 심장병 환자나 심장이 약한 사람들의 심폐 기능을 향상시키고 혈액의 흐름을 원활하게 한다. 또한 고혈압 환자의 혈압을 감소시키고 혈관의 탄력성을 증가시킨다. 운동을 하게 되면, 체온 조절의 기능이 강화되어 더위나 추위에 잘 견딜 수 있으며 감기에 잘 걸리지 않게 된다. 근육이 비대해지고 근육의 에너지 능력이 향상되어 피로를 느끼지 않게 하고 활력을 주는 동시에 지방 이용을 증가시켜 체중 증가를 억제, 비만을 예방하는 것도 운동이 주는 효과 중 하나이다. 또한, 긍정적인 효과 중 물리적인 형태로 나타나는 것뿐만 아니라, 정신적 스트레스를 감소시켜 심리적인 안정감을 주는 것 역시 운동의 효과 중 하나이다.

　그러나 이러한 신체활동이 건강에 좋다고 하여 무작정 실시하는 사람들이 많은 수를 차지하고 있다. 같은 연령이라도 각각의 운동능력은 똑같을 수가 없고, 만성질환을 보유하고 있는지, 생활습관은 어떤지에 따라 차등화된 신체활동에 참여해야 한다는 것이다. 그리고 연령이 증가하면서 체력은 감소하게 마련인데, 젊었을 때의 운동 참여를 근거로 연령이 증가하여도 똑같이 실시하였다가는 큰 문제를 일으킬 수 있다는 것이다.

이제 무더위가 꼬리를 감추면서 건강 마라톤 등 스포츠 이벤트가 다시 활기를 찾고 있다. 규칙적인 운동을 실시하고 있거나, 운동을 시작하려고 하는 사람들은 연령에 맞는 운동을 실시하여야 한다. 특히 마라톤이나 건강 달리기를 준비한다면, 운동부하 검사를 실시한 후에 이벤트에 참여하여야만 한다.

:: 연령별 운동 알고 시작하자

운동 프로그램은 연령별, 성별, 체력 등의 세부적인 사항들이 고려된 운동이 안전하고 건강을 증진시킬 수 있다. 청소년기는 성장에 중점을 두고, 청·장년기는 건강관리에 가장 중요한 시기이므로 근력 및 저항성 운동, 그리고 유산소운동을 1주일에 최소한 3일은 적극적으로 참여하여야 한다. 장년기와 노년기는 안전을 중요시하여야 한다. 젊은 시절의 체력을 과신하지 말고 본인의 체력과 질환을 정확하게 측정한 후에 강하지 않고 시간을 조금 길게 가지는 운동이 필요하다.

10대의 성장기에는 적극적으로 신체활동에 참여하게 하여 성장에 도움을 줄 수 있어야 한다. 실내에서의 컴퓨터 게임 등 정적인 시간을 제한하고 활기차게 뛰어놀게 하는 것이 좋은데, 철봉 매달리기, 줄넘기, 자전거, 구기운동 등을 실시한다.

20대는 순발력 평형성 등 몸의 기능이 아직 좋기 때문에 체력이 중, 상인 경우에는 운동에 제한이 없으며, 다양한 운동을 선택할 수 있으나, 활동적인 전신 운동을 하는 것이 좋다. 가장 손쉬운 운동은 조깅인데, 처음엔 하루 20~30분 정도 일주일에 3일 정도 가볍게 달린다. 그 외 수영, 등산, 구기 종목과 검도나 태권도 등의 운동이 권장되며, 비만일 경우는 체중에 따른 관절(무릎, 발목)에 무리를 피하기 위해 조깅에 앞서 빨리 걷기(속보)나 자전거 운동 등으로 체중을 줄인 후 실시한다.

30대는 평생 건강을 위해 반드시 운동을 해야 하는 시기인데, 빨리 걷기(속보)와 조깅으로 시작한다. 속보, 등산, 수영, 계단 오르기, 테니스, 그리고 기구를 이용한 근력운동이 좋다. 그러나 체력이 중, 하 수준이라면, 스트레칭과 함께 고정식 자전거, 속보, 수영, 그리고 아령이나 덤벨을 이용한 근력운동이 권장된다. 운동 빈도는 일주일에 3~5일, 운동 시간은 30~60분이 권장된다. 2개월 간 하루 20분 정도씩 걷다가 40분 정도의 조깅으로 운동 시간을 차츰 늘려 간다. 계단 오르기나 에어로빅도 좋다. 호신술을 겸한 합기도, 검도, 태껸 등의 무술도 좋다. 몸이 굳어지기 시작하는 시기이므로 체력이 중, 상 수준이라 하더라도 충분한 스트레칭 등 유연성을 높이는 운동을 함께 해야 효과적이다. 계단 오르기 등 관절에 무리가 따르는 운동은 무릎이나 허리에 통증이 있을 때에는 피해야 한다.

세대별 운동 방법

세대	근력운동	심폐지구력	유연성
10대	팔굽혀펴기, 윗몸일으키기, 철봉 매달리기 등 체중 이용(운동량에 제한을 두지 않음)	달리기, 줄넘기, 수영	스트레칭, 체조
20~40대	중량을 이용한 근력운동 (매주 2일, 15~20분).	조깅, 자전거, 수영 등 (매주 3~5일, 30~60분)	스트레칭 (매주 3~5일, 10분)

세대	근력운동	심폐지구력	유연성
50~60대	중량을 이용한 근력(아령) 체중을 이용한 근력(팔굽혀펴기, 앉았다 일어서기) (매주 2일, 20분).	속보, 자전거, 등산 (매주 3~5일, 30~40분).	스트레칭 (매주 3~5일, 20분)
70대 이상	가벼운 아령이나 신체 일부를 이용할 수 있는 근력(한쪽 다리 올리고 오래 버티기) (매주 2일, 10~15분)	걷기, 속보, 수중 걷기 (평상시: 산책) (매주 3~5일)	스트레칭, 체조 (매주 3~5일, 20분)

40대는 몸이 이곳저곳 삐걱거리기 시작하는 시기인데, 이 시기에는 즐기기 위한 운동보다는 질환 예방과 치료를 위한 운동이 필요한 시기이다. 고혈압이나 당뇨, 심장병 등이 있을 때나 담배를 피우거나 비만일 경우에도 운동을 하기 전에 운동부하 검사를 받아야 불의의 사고를 막을 수 있다. 골프는 주당 1~2회 필드에 나가고 2, 3회 정도 연습장을 찾는 것을 병행한다. 40대가 넘은 여성들은 두 발이 동시에 떨어지는 운동이나 과격한 운동은 피해야 한다. 골다공증 때문에 골절의 위험이 있으므로 골프나 계단 오르기 등이 좋다. 합기도, 검도, 태껸 등의 무술이나 단전호흡 등도 권할 만하다.

50대는 경쟁심을 유발하는 운동은 무리를 할 수 있기 때문에 절대 피해야 하는 시기이다. 러닝머신이나 자전거 타기, 수영, 단전호흡 등 강도가 일정한 운동이 좋다. 골프나 하이킹처럼 야외를 걷는 것도 좋다. 만성 요통이 있으면 수영이나 자전거 타기가 효과적이며, 러닝머신은 시속 5㎞ 정도, 고정식 자전거는 50~60rpm 정도의 느린 속도로 하루 30분 정도를 이용하는데, 2주 단위로 조금씩 증가시켜 나가야 한다.

60대 이상은 이미 몸에 만성 질환을 하나둘쯤은 보유하고 있는 시기이다. 운동을 시작하기 전에 전문의와 운동전문가 등과 상의하여 몸 상태를 점검한다. 또한 복용하는 약물이 있으면, 약물이 운동에 미치는 영향 등도 고려해야 한다. 하루 30~40분 정도 편안한 차림으로 산책이나 맨손체조, 단전호흡 등을 하는 것이 좋다. 걷기가 편할 경우는 고정식 실내 자전거를 이용해 느린 속도로 하루 20~60분 정도 운동한다.

효과적인 운동을 준비한다면, 준비운동, 본운동, 유연성운동, 정리운동 등의 체계적인 운동이 무작정 실시하는 운동에 비해 매우 효과적인데, 준비운동은 모든 관절을 충분히 풀어 주고, 맨손체조로 약 5~10분간 실시하며, 본운동은 유산소운동을 기준으로 하여 반드시 근력운동을 실시하여야만 한다. 이러한 유산소운동은 주당 4~5회, 30~60분 정도는 실시하여야 하고, 근력운동은 주당 2~3회 10~20분은 실시하여야 한다. 추가적으로 복부의 지방을 효과적으로 제거하기 위해서는 윗몸 일으키기보다는 크런치라는 복부 자극 운동을 실시한다. 상복부, 하복부, 측복부를 나누어 자극시켜 주어야 하는데, 복부는 내장 근육이라 회복이 빠르기 때문에 매일 실시하여야 한다. 정리운동은 스트레칭이 가장 효과적인데, 상체와 하체로 나누어 3~4가지씩 실시하여 뭉친 근육을 풀어 주고 피로를 회복하는 데 도움을 준다.

1. 평상시 무릎, 허리를 비롯한 관절에 통증이 없나
2. 조금만 움직여도 숨이 많이 찬가
3. 운동 시 가슴 주변에 통증을 느끼나
4. 고혈압, 당뇨병 등의 성인병이 있나
5. 달리기에 무리가 없을 정도의 근력이 있나
6. 자신이 가진 질병과 적합한 운동을 선택했나
 * 상기 항목을 진단하기 위한 운동부하 검사, 혈액검사 등을 실시한 후에 자신의 체력
   에 맞는 운동 실시

1. 가슴이 아프거나 죄이는 듯할 때
2. 너무 숨이 차거나 숨을 쉴 수 없을 때
3. 계속 메스꺼울 때
4. 팔다리가 말을 듣지 않을 때
5. 부상 후 심한 통증을 느낄 때
6. 다친 후 통증이 3일 이상 지속될 때
7. 3주가 지나도 치료가 되지 않는 모든 외상
8. 열이 있고 임파선이 붓는 피부의 염증이 있을 때
 * 상기 증상이 의심되면, 전문의와 운동전문가와 상의하여 증상이나 질환을 치료한 후
   에 운동 실시

5. 평생건강관리는 연령에 맞게 하여야만 한다

금연, 금주, 식이섬유 섭취, 소식, 규칙적인 운동, 그리고 웃음 등의 생활습관이 건강한 생활을 영위할 수 있는 지름길이라는 것은 모든 사람들이 잘 아는 사실들이다. 그렇지만 이것들을 하루하루 실천하기란 매우 어렵고, 평생 동안 이러한 생활습관을 유지한다는 것은 더욱더 어렵다. 그러나 기본적인 생활습관 개선만으로도 만성 질환을 충분히 예방할 수 있다.

표에서 보는 바와 같이, 생활습관의 개선은 세대별 특징으로 나타나며, 이에 따른 건강관리도 세대별로 적용하여야 큰 효과를 볼 수 있다.

세대별 특징 및 건강관리 방법

세대	특징	건강관리
20~30대	체형에 변화가 오는 시기	-지방 증가 -유산소운동: 칼로리 소모를 늘린다 -웨이트 운동 -식단: 채소
40대	기초 대사량이 저하되는 시기	-근육 감소, 지방 증가 -강도 높은 유산소운동, 근육 유지 -웨이트 운동 -비타민 D, 항산화제 섭취

세대	특징	건강관리
50대	호르몬 저하로 근육량이 줄고, 뼈가 약해지는 시기	- 에스트로겐, 테스토스테론 감소 - 심폐 기능 강화 - 녹황색 채소, 곡류, 과일: 동맥경화 예방
60~70대	연골이 퇴화하고 심폐 기능이 떨어지는 시기	- 관절 및 심혈관계 질환, 뇌졸중 증가 - 속보, 수영, 자전거: 안전, 지속 - 균형식 단백질 보충

20~30대는 체형의 변화가 오는 시기이다. 사춘기가 지나게 되면 복부, 둔부, 허벅지, 팔 뒤쪽에 지방이 늘어나기 시작하는데, 유산소 운동으로 칼로리 소모를 늘리고 상체와 하체 등의 부위별 웨이트 트레이닝으로 부분 비만에 대처해야 한다. 덤벨(아령)로 근육을 키우려면, 세트(set)와 반복 횟수를 강하게 설정하여 실시하고 식단을 육류에서 채소 중심으로 바꾸어야만 한다.

40대는 기초 대사량(basal metabolic rate)이 떨어지는 시기이다. 근육이 줄고 체지방이 높아지므로 강도 높은 유산소운동으로 칼로리 소모를 늘리고 근육을 유지하여야만 한다. 덤벨은 1RM(one repetition maximum)의 50~80%, 3set, 8~12회 정도 수행할 수 있는 무게를 선정한다. 그리고 노화가 진행되는 시기이므로 비타민 D와 항산화제를 섭취하여 활성산소를 제거하고 뼈를 튼튼하게 유지시켜 주어야 한다.

50대는 호르몬 저하로 근육량이 줄고 뼈가 약해지는 시기이다. 호르몬이 남·여 모두에서 감소하는 것이 일반적이고 운동능력이 떨어지기 때문에 심폐 기능을 강화하고 웨이트 트레이닝으로 골밀도와 근력을 보강해야 한다. 갱년기가 지나면 에스트로겐이 급격히 감소하는데, 식물성 에스트로겐이 풍부한 석류나 콩, 청국장을 즐겨 먹는 것은 아주 좋은 습관이다. 운동과 영양으로 호르몬 대체가 안 될 경우,

전문의와 상담하여 호르몬 치료를 받는 것이 좋다. 그리고 채소, 과일, 곡류 중심의 식단을 통해 고지혈증과 동맥경화를 예방하여야 한다.

60대 이상은 연골이 퇴화되고 심폐 기능이 떨어지는 시기이다. 관절 질환과 심근경색, 뇌졸중 등 심혈관계 질환이 증가하는 시기이기 때문에 속보, 수영, 자전거 등 안전하고 지속적으로 할 수 있는 운동을 선택해야 한다. 그리고 비만, 고혈압 환자는 혈압, 심전도, 혈당을 자주 점검하고 균형식을 하면서 단백질을 강화한다.

운동은 인간이 할 수 있는 최고의 건강습관이라고 할 수 있다. 그러나 본인의 연령과 몸에 맞는 적당한 운동을 찾는 것이 더욱 중요하다. 따라서 운동 프로그램은 연령별, 성별, 체력 등의 세부적인 사항들이 고려된 운동이 안전하고 건강을 증진시킬 수 있는데, 근력운동은 약해진 근육과 관절을 튼튼하게 하고 유산소운동은 몸 안에 최대한 많은 양의 산소를 공급해 심장과 폐의 기능을 향상시키고 혈관조직을 튼튼하게 하는 데 효과가 있다. 그리고 유연성 및 신장성 운동은 몸을 부드럽게 하여 일상생활의 상해를 예방하고 피로회복에 탁월하다.

건강관리와 운동 참여의 효과는 성별, 연령과 밀접한 관계를 가지고 있어, 건강을 증진시키기 위해서는 개인의 신체적인 특성을 감안해서 개인별 능력에 알맞은 건강관리와 운동방법이 고려되어야 한다. 이를 위해서는 우선 연령에 따른 신체의 구조적 변화를 이해하는 것이 필요한데, 청소년기에는 모든 생리적 기능이 계속적으로 발달하지만 중·장년기에는 생리기능이 점차적으로 쇠퇴하기 때문에 운동의 목표를 신체기능의 향상보다는 생리적 기능의 유지와 노화현상을 둔화시키는 데 두어야 한다. 특히, 중년 이후에는 비만과 함께 운동부족으로 인해서 성인병과 같은 질병에 취약하기 때문에 운동을 시작하기 전에 반드시 전문기관을 찾아서 자신의 건강상태와 체력 수준에 알맞은 전문가의 운동처방을 받아서 운동을 실시하는 것이 바람직하다.

6. 질환별 봄철 운동 시 주의할 점

아직 아침, 저녁으로는 제법 차갑지만 한낮 햇살은 영락없는 봄볕이다. 이렇게 날씨가 풀리면 가벼운 옷차림으로 산을 찾거나 한강 둔치 등을 달리는 사람들도 부쩍 늘어나게 마련이다.

하지만 봄 햇살에 취해 자신의 몸 상태를 고려하지 않고 무턱대고 운동을 시작했다가는 자칫 건강을 해칠 수도 있다. 실제로 지난 주말에는 마라톤을 하던 40대 중년 남성이 사망한 사고가 있었다. 특히 질환이 있는 사람들은 운동을 시작할 때 각별히 주의해야 한다.

:: 당뇨병 환자─걷기 등 유산소운동이 적당

일반적으로 당뇨병 환자라면 운동을 하는 것이 좋지만 모두 그런 것은 아니다. 신부전이나 심부전, 출혈성망막증 등과 같은 급성 합병증이 있으면 운동은 금물이다.

또 공복 시 혈당치가 250mmg% 이하이면 운동해도 괜찮다. 하지만 그 이상이면 소변검사를 통해 인체에 치명적인 케톤이 있는지 확인하고, 있는 경우에는 인슐린을 투여해 혈당을 내리면서 운동해야 한다.

이 밖에 고령자나 비만한 인슐린 의존형 당뇨병, 대사 이상이 심한 인슐린 의존형 및 비의존형 당뇨병 환자는 아주 조심스럽게 운동해야 한다.

당뇨병 환자에게 가장 적합한 운동은 걷기, 달리기, 자전거 타기 등과 같은 유산소운동. 운동 시간은 하루 15~60분이 적당하며 1주일에 3~5일이 적당하다.

당뇨병 환자는 운동 시작 전후에 반드시 혈당 검사를 해야 한다. 운동할 때는 인슐린 용량을 줄이고, 비교적 근육 수축이 활발하지 않은 복부근에 인슐린을 주사해야 안전하다. 운동 도중이나 이후에 식은땀이 나거나, 가슴 통증이 느껴지거나, 손발이 떨리는 등의 저혈당 증상이 나타나면 즉시 사탕이나 꿀물, 주스 등을 먹어야 한다.

:: 고혈압 환자—역기 등 힘쓰는 것은 금물

고혈압 환자들이 운동을 하게 되면 정상인보다 혈압이 더 올라가기 때문에 운동 중의 수축기 혈압이 200mmHg 이상 올라가는 운동은 삼가야 한다. 특히 역기 등을 이용한 중량운동이나 단거리 달리기 등 단시간에 큰 힘을 써야 하는 운동은 말초혈관저항을 높여 혈압을 급격히 상승시키므로 금물이다.

고혈압 환자는 운동 중에 혈압이 조금 적게 올라가는 걷기, 조깅, 자전거 타기, 수영 등과 같은 유산소운동을 하루에 30분 정도 1주일에 5일 정도 하는 것이 이상적이다.

고혈압 환자는 한 번 유산소운동을 하고 혈압을 재 보면 평상시 혈압보다 오히려 더 내려가는데, 그렇다고 기뻐할 일이 아니다. 이렇게 내려간 혈압은 몇 시간도 안 돼 다시 본래 자신의 혈압으로 돌아오기 때문이다.

그러나 자신의 운동능력에 맞는 유산소운동을 1주일에 3~5회, 3개월 이상 규칙적으로 실천하게 되면 혈압은 서서히 떨어지게 된다.

고혈압 환자가 약을 먹지 않고 운동만으로 혈압을 낮출 수 있다고 생각하는 것은 잘못이다. 혈압이 높으면 일단 자신에게 맞는 약을 복용하면서 운동을 해야 한다. 특히 이완기 혈압이 120mmHg 이상인 중증 고혈압 환자에게는 운동요법이 적당하지 않다.

:: 간 질환자─피로 느끼면 운동량 줄여야

간 질환이 있는 사람은 피로가 누적된다는 이유로 운동을 기피하는 경우가 종종 있다. 하지만 최근 보고에 따르면 가벼운 운동이 전혀 운동하지 않는 것보다 건강에 유익하다고 한다. 지방간이 있는 사람은 간 기능 혈액검사의 수치인 GPT가 100IU/L로 떨어진 이후에 운동을 해야 한다.

간질환 환자들에게 가장 적합한 운동은 고정식 자전거 타기나 러닝머신, 공원 산책 등이다. 운동은 하루 30~50분으로 1주일에 5일 정도가 적당하다. 그렇지만 간 기능이 아주 나쁜 상태이거나 급성 간염 환자는 가벼운 운동도 좋지 않다. 따라서 운동 후 1시간이 지났는데도 불구하고 운동으로 인한 피로감이 사라지지 않는다면 운동 시간과 강도를 조절하는 것이 좋다.

:: 고지혈증 환자―하루 3km 빨리 걷기가 이상적

혈액 내에 콜레스테롤이나 중성지방이 높은 고지혈증 환자라면 약간 힘겨운 운동을 하는 것이 좋다. 다만 운동 전후에는 반드시 준비운동과 정리운동을 하도록 하며 1주일에 3~5회 정도가 적당하다. 정적인 것보다는 동적인 운동, 즉 속보로 걷기, 조깅, 등산, 자전거 타기, 수영 등이 좋으며 실제로 하루 3km씩 1주일에 약 20km의 속보 운동을 통해 고지혈증을 감소시킬 수 있다.

중성지방이면 4개월 정도 하면 효과가 나타나고, 콜레스테롤 수치가 높으면 1년 정도 꾸준히 해야 도움이 된다. 운동을 꾸준히 해도 저지방식 식이요법을 반드시 지켜야 하며, 담배·커피 같은 기호식품은 되도록 피해야 한다. 또 중성지방이나 콜레스테롤 수치를 어느 정도 조절했다고 해도 운동을 계속하는 것이 좋다.

:: 신장 질환자―땀 많이 흘리면 몸에 무리

먼저 운동부하 검사를 통해 자신의 운동능력이 어느 정도인지 알아야 한다. 일반적으로 신장검사에서 칼륨의 수치가 5mg/dl 이상이면 운동하지 말아야 한다.

이때 무리하게 운동하면 오히려 몸에서 수분이 빠져나가 심장과 폐에 무리를 줄 수 있다. 심장질환이 있다면 격렬한 운동보다는 걷기나 의자에 앉아서 하는 고정식 자전거 타기, 수영과 같이 큰 근육을 리듬 있게 움직이는 운동을 규칙적으로 하는 것이 좋다. 신장 투석을 받고 있는 환자라면 투석 받는 날을 피해 1주일에 3일 미만으로 운동해야 한다.

  운동 강도는 옆 사람과 얘기를 나눌 수 있을 정도로 호흡 조절이
가능한 범위 내에서 해야 한다. 30분 정도 운동했다면 휴식을 취하고,
운동 후 1시간이 넘도록 피로감을 느끼면 운동량을 줄이도록 한다.

7. 체중이 늘어나는 겨울철 비만 관리법

새로운 해를 맞이하면서, 여러 가지 계획과 결심을 하게 되는데, 그중에서 가장 수위를 차지하는 것이 본인의 건강관리, 즉 체중조절이나 금연 등일 것이다. 이러한 겨울 운동 관리로는 몸의 각 근육을 모두 움직일 수 있는 유산소운동이 적합한데, 매서운 바람과 미끄러운 빙판길 때문에 겨울이 되면 운동을 더욱 게을리하게 된다. 그리고 잦은 연말연시 모임으로 더욱 몸은 무거워지는데, 긴 겨울 동안 안전하고 효과적인 운동과 건강관리 방법은 무엇이 있을까?

겨울철은 기온이 떨어지면서 추위를 이기기 위해 칼로리 소모가 많아지는 계절인데, 실제로 여름에 비해 기초대사량(BMR)이 10%가량 증가하는 반면, 추운 날씨로 인하여 몸이 움츠러지고 자연스럽게 활동량은 줄어들게 된다. 또 추위에 대비하기 위해 늘어나는 피하지방으로 팔뚝, 종아리, 허벅지가 더 두꺼워지기도 한다. 기초대사량의 증가만 믿고 과식을 하고, 활동량은 줄어 체중조절에 실패할 확률이 높은 계절이 바로 겨울인 것이다. 게다가 연말연시에 각종 모임이 많아 섭취하는 열량도 많고, 두꺼운 복장 때문에 살찌는 것에 대한 경계심도 느슨해져 뚱보가 되기 쉽다.

:: 겨울철, 무리한 체중조절은 위험하다

비너스상은 이 시대의 가장 아름다운 몸매의 조각상이라고 평가를 받는다. 지금 현시대 여성들의 몸매와는 차이가 있지만, 이 시대에는 다산, 건강한 여인이 최고였던 시대라는 것을 감안할 때 이 비너스상의 허리 사이즈는 얼마나 될까? 굉장히 궁금하다. 이 비너스상의 허리 사이즈는 34인치라고 전해지고 있다. 한국 남성들의 허리 사이즈와 비슷하다는 것을 알 수 있다.

따라서 현대 여성들의 날씬한 몸매 추구가 건강에 악영향을 미치고 심한 다이어트에 사망에까지 이르는 상황이다. 그러나 모든 인간은 같은 체형을 타고나지 못한다. 비만가계, 마른가계, 체질 등의 유전적인 상황이 다 다르기 때문에 그 나름대로의 운동과 영양 식이요법을 실시하여 날씬한 몸매가 아닌 균형 잡힌 몸매가 최고인 시대가 와야 할 것이다. 특히 기온차가 심한 계절일수록 위험도는 높게 마련이다.

따라서 '35－24－35는 잊어라' 영화 '레퀴엠'에는 중년 여인 사라가 날씬한 몸매를 되찾기 위해 돌팔이 의사가 처방한 마약을 복용하지만 결국 정신적 육체적으로 파멸에 이르는 과정이 생생히 묘사되어 있다. 사라가 목숨을 저당 잡히기까지 하면서 살을 빼려고 몸부림친 것은 오직 인생의 황금기를 상징하는 빨간 드레스를 입기 위한 일념에서였다. 사라는 아줌마 체형을 벗고 매혹적인 몸매를 가꾸면, 자신의 그늘진 생활이 밝은 빛으로 바뀐다고 믿었다. 하지만 그것은 대단한 착각이었다. 모든 것이 남들과 달라야 한다는 이 개성시대에 유독 몸매 사이즈만은 35－24－35이어야만 한다는 마법의 숫자에서 벗어나야 할 것이다. 특히, 겨울철은 더더욱 조심하여야 한다.

∷ 체중조절을 위한 적절한 겨울철 운동은?

겨울철에는 인체가 외부의 찬 기온에 대항하여 몸의 온기를 빼앗기지 않도록 조절된다. 피부에 분포되어 있는 모세혈관을 수축시켜 피부로 흐르는 혈액량을 억제하기 때문에 체온은 잘 빼앗기지 않는다. 하지만 이로 인해 혈압이 상승하기 때문에 뇌졸중, 심장마비 등의 각종 순환기 질환에 걸릴 염려가 높다. 또한 몸이 추울 때는 근육이 경직되어 있기 때문에 작은 충격에도 다치기 쉽다. 그렇기 때문에 겨울 운동으로는 몸의 각 근육을 모두 움직일 수 있는 과격하지 않은 유산소운동이 적합하다.

속보는 하체 비만이 심하거나 혈액순환이 잘 안 돼 손발이 저린 사람들에게 있어서 숨이 헉헉 찰 때까지 충분히 걸어서 몸을 따뜻하게 하는 것이 중요하다. 특히 조깅 등 다른 운동보다 쉽고 안전하면서 효과가 뒤지지 않는 운동방법이다. 걸으면서 보폭을 좀 더 크게 하고, 손을 앞뒤로 흔드는 것이 속보의 올바른 방법이다.

조깅은 근력이 약한 사람들에게도 도움이 된다. 다만, 팔근육 등 상체근육을 발달시킬 수 있는 근력운동을 병행하는 것이 균형적인 체력발달에 큰 도움이 된다.

자전거 타기는 상체 비만이거나 조금만 운동해도 땀을 많이 흘리는 사람, 무릎관절이 약한 사람이 자전거를 타는 것이 좋다. 다만 칼로리 소모가 적은 만큼 약한 강도로 오래 타는 것이 좋다. 스케이트, 스키, 눈썰매, 눈싸움은 컴퓨터와 TV, 책상 앞에만 있기 쉬운 자녀들의 소아비만을 막기 위해 추천할 수 있는 겨울 운동들이다. 굳이 운동이라고 하기보다 '놀이'로 느낄 수 있는 효과와 재미를 갖춘 겨울 운동을 자녀와 함께 한다면 즐거운 추억까지 만들 수 있다.

실내 공간의 운동은 눈이 펑펑 쏟아지는 날이거나 아주 추운 날, 야외로 나가기 싫다면 실내 공간에서 하는 운동을 하는 것도 방법이다. 하지만 같은 이유로 많은 사람들이 모이는 실내 헬스클럽이나 환기가 잘되지 않은 실내 공간에서 하는 운동은 오히려 역효과가 날 수 있다. 통풍이 잘되는 곳으로 선택하고, 러닝머신이나 스쿼시, 헬스, 검도, 탁구, 배드민턴, 훌라후프 등의 유산소운동으로 몸의 경직된 근육들을 풀어 준다.

수영은 퇴행성관절염이나 오십견이 있는 사람에게 효과적인 유산소운동이다. 단, 평소에도 몸이 찬 사람은 특히 겨울에는 수영을 피하는 것이 좋다.

할인마트에서 장 보며 운동하기는, 야외 운동도 실내 운동도 귀찮기만 하다면 최소한의 생활 속에서 다른 공간을 찾아보는 것이 좋은데, 각 도시마다 최근에는 대형 할인마트들이 많이 생겼기 때문에, 이왕 그곳에서 장을 볼 계획이라면, 빠른 걸음으로 통로를 걸어 다녀야 한다. 카트를 밀었다 당겼다 하는 것도 팔의 근력을 위한 좋은 방법이다.

잠깐, 겨울철 운동 전에 이것만은 꼭 체크하자

1. 운동 당일의 몸 상태 확인하기: 안정 시 분당 맥박 체크
2. 겨울 운동을 위한 복장 준비 체크: 방한과 피부 건조 관리 체크
3. 준비운동과 정리운동 철저: 5~15분간 체온을 1도 정도 높일 정도 체크
4. 혈압이 높은 사람들은 아침 운동보다는 저녁 운동을: 질환 보유자들은 차가운 날씨 체크

:: 겨울철 운동 전에 이것만은 꼭 체크하자

준비운동 전, 당일의 몸 상태를 확인해야 하는데, 전날의 스트레스나 평소 건강 상태 등에 따라 몸의 컨디션이 달라지기 때문이다. 가장 손쉽게 할 수 있는 방법은 아침에 일어나 안정된 상태에서 자신의 맥박을 재 보는 것이다. 분당 맥박이 60~100회가 정상범위인데, 80회 이상이면 주의해야 하고, 100회 이상이면 운동을 하지 않는 것이 안전하다.

겨울 운동을 위한 복장 준비를 체크해야 하는데, 겨울철에는 다른 계절보다 기온이 낮아 기온 역전 현상이 오래 지속된다. 마스크를 쓰고 운동하면 나쁜 공기를 마시지 않을 수 있다. 귀마개는 항상 노출되어 있어 동상에 가장 노출되기 쉬운 귀의 동상을 예방하기 위한 필수 품목이다. 장갑을 끼는 것도 기본인데, 맨손이면 손이 주머니로 들어가고, 주머니에 손을 넣고 걸으면 어깨 부위가 경직되고 넘어졌을 때 크게 다칠 수 있다. 또한 두꺼운 옷 한 벌보다는 얇은 옷을 여러 벌 입는 것이 좋다. 겨울철 동상의 가장 흔한 원인은 젖은 채로 추운 곳에 오래 있는 것이기 때문에, 땀의 양에 따라 복장을 적절히 조절할 필요가 있다. 그리고 유독 겨울철의 차갑고 건조한 공기 때문에 피부가 더욱 건조하다고 느끼는 사람은 샤워나 목욕 후에 보디오일을 바르면 보다 윤택한 피부를 가꿀 수 있다.

겨울철에 가장 중요한 준비운동은 만반의 의상 준비를 마쳤다면, 어떤 겨울 운동이든 하기 전에, 우선 준비운동을 해야 한다. 준비운동은 기온이 낮을수록 더 오래 하는 것이 원칙인데, 먼저 집 안에서 스트레칭을 하고 밖에서 근육을 풀어 주는 준비운동을 하는 것이 좋다.

40~50분간 운동하고, 운동 전·후에 10~20분 정도씩 맨손체조나 스
트레칭으로 근육과 인대를 유연하게 해 준다.

또한, 반대로 준비운동 못지않게 정리운동도 중요하다. 조깅하던
사람은 걷기로 한 단계 낮춰 계속하고, 아령을 들던 사람은 아령 없
이 같은 동작을 반복하여야 한다. 그리고 스트레칭으로 뭉친 근육을
풀어 주고 피로를 빠르게 회복시켜 주는 데 도움이 된다.

8. 식욕호르몬과 생활습관 개선

우리나라 여성들의 절반은 자신이 뚱뚱하다고 생각하고, 정상 체중인데도 비만 클리닉을 찾아가 체중을 빼야 한다고 생각하는 경우가 종종 있다. 게다가 많은 사람들은 자신의 식욕 패턴을 무시하고 오로지 굶어서 체중을 조절하려고만 한다. 우리 몸속에 있는 생체시계는 배고플 땐 먹으라 하고, 배부르면 그만 먹도록 신호를 보낸다. 또 졸리면 자도록 하고 아침이 밝으면 잠을 깨운다. 이 생체시계에 귀 기울이면 우리는 건강한 아름다움을 유지할 수 있다. 이제 내 몸속 식욕호르몬과 생활습관에 대해 관심을 기울여야 할 때이다.

:: 식욕 관련 호르몬인 렙틴과 그랠린

비만은 심혈관계 질환, 에너지 균형, 인슐린 민감도, 제2형 당뇨병과 같은 질환의 원인이 되며 이러한 질환은 위장관과 지방세포 조직에서 분비되는 호르몬 및 에너지 균형과 관련이 있다고 한다. 또한, 최근 발견된 렙틴(leptin), 그렐린(ghrelin), 오렉신(orexins), 레지스틴(resistin) 등과 같은 몇몇 호르몬으로 식욕조절 기전을 모두 설명하기 힘드나, 식욕조절 기전의 일부를 세부적으로 설명할 수 있게 되었다.

비만 유전자에서 생산되는 렙틴은 렙틴 수용체에 작용하며 음식조절과 에너지 소비를 조절하는 음성 되먹이기 작용으로 지방조직의 양에 대한 정보를 뇌에 전달하여 체중을 조절한다. 쥐에서는 렙틴 유전자의 변이로 고도비만, 불임, 식욕과다, 저체온, 당뇨병 등이 발병하는 것으로 알려져 있다. 정상인의 경우 지방세포가 많아지면, 렙틴 분비도 항진되어 식욕이 감소되고 지방세포가 적으면, 렙틴 분비량이 감소하여 식욕을 증가시키지만, 비만자인 경우, 이러한 조절 기전의 장애가 발생하여 혈중 렙틴 수치가 높아도 식욕을 억제할 수 없는 것으로 알려져 있다.

위에서 분비되는 그렐린은 성장호르몬 분비를 촉진하는 식욕증진 호르몬으로 공복감을 느끼게 하고 음식물 섭취를 증가시키는 역할을 한다. 혈청 그렐린은 체중증가 및 비만과 유의한 관련이 있는 것으로 보고되는데, 체중, 체지방률(%), 신체질량지수(BMI), 렙틴, 인슐린과 음의 상관관계를 보이며 내장지방 또는 전체 지방량과도 유의한 상관관계가 있다고 한다. 그렐린의 분비 조절기전은 아직 잘 밝혀지지 않았으나, 공복이나 거식증의 경우 증가하고, 급성 또는 만성적인 에너지 과잉상태(비만)의 경우 감소하게 된다. 그러나 비만환자에서 혈중 그렐린 수준은 BMI, 체지방률, 지방세포 크기, 렙틴 수준의 증가에도 불구하고 상대적으로 낮게 나타나는 것은 비만인에게는 그렐린 수준이 에너지 항상성과 관련되어 식욕감소와 체중유지에 관여하기 때문인 것으로 추측하고 있다.

현재로서는 유일한 식욕촉진 펩타이드 호르몬인 그렐린은 식전 공복상태에서 상승되고 식후에 감소되며, 이를 투여하면, 주관적으로 평가된 식욕 및 에너지 섭취를 증가시킨다고 보고한 반면, 인슐린 분비를 촉진하여 혈당을 감소시키는 glucagon like peptide−1(GLP−1)은 위로부터 소장으로 영양소를 적당하고 한정된 흐름을 일으키는 ideal brake에 의해 식욕을 억제하고, 혈중에 투여했을 때 주관적 배고픔과 자유 섭취 시 에너지 섭취를 감소시킨다고 하였다.

:: 숙면을 취해야 체중을 조절할 수 있다

아침, 점심, 저녁을 먹기 전에 식욕을 촉진하는 그렐린 호르몬의 분비가 급증해 배고픔을 느낀다. 음식을 배부르게 먹은 뒤에는 그렐린의 양이 급격히 적어지는 반면, 렙틴의 양이 점점 증가해 포만감이 든다. 그러나 새벽 1시에는 식사에 관계없이 그렐린의 수치가 높아진다. 이때 깨어 있으면, 야식의 유혹을 견디기 어렵다. 먹어야 산다는 단순한 논리가 안 먹어야 예뻐진다는 논리로 바뀐 요즘 체중을 줄이려는 사람은 식욕이 증가할 때마다 괴롭다. 그러나 원래 식욕의 목적은 생명 유지다. 우리 몸은 몸이 사용할 에너지의 양만큼 음식으로 섭취하도록 진화해 왔다. 섭취한 에너지의 양과 소비할 에너지의 양이 같으면 적정 체중을 유지하는 원리다. 하지만 몸의 항상성을 유지하는 시소가 한쪽으로 기울어지면 살이 찌거나 마른다. 생체시계는 음식을 적당히 먹도록 제어한다. 잠을 못 자 생체시계가 무너지면 과식을 할 수 있다. 생체주기가 망가지면 고지방 식품의 섭취가 늘어난다는 연구결과에서 보면, 수면시간이 부족한 어린이의 비만 비율이 그렇지 않은 어린이의 비만 비율보다 높았다고 하였는데, 초등학교 3학년 때 하루 10~12시간 잠을 잔 아이들 중 6학년 때 비만이 된 경우는 12%였다. 그러나 수면시간이 하루 9시간 이하인 아이들은 22%가

6학년 때 비만이 됐다고 하였다. 이것은 성인이 되어서도 마찬가지인데, 성인의 경우, 하루에 7~8시간은 숙면을 취해야 한다.

:: 식욕호르몬은 생활습관 개선으로 조절하자

■ **아침식사:** 아침엔 식욕이 없다는 사람이 많다. 반면 아침을 안 먹으면 하루 종일 힘이 없다는 사람도 있다. 왜 이런 차이가 생길까. 아침을 먹는 사람은 식사 2시간 전부터 그렐린의 농도가 높아지는 반면, 아침을 안 먹는 사람은 식사 시간이 돼도 그렐린 농도가 높아지지 않는다. 아침을 반복적으로 거르는 데 몸이 적응했기 때문이다. 2005년 국민건강영양조사에 따르면, 20대 성인 10명 중 4명이 아침을 거른다. 그런데 아침을 거르면 신체 발달이 저하될 수 있다. 한 연구에 따르면, 아침을 거른 아동은 아침을 챙긴 아동보다 비만이 될 확률이 1.4배나 높다고 한다. 아침을 거르는 아이들은 다음 식사 때 과식을 하기 때문이다. 아침에 밥맛이 없더라도 아침을 먹는 습관을 들여야 한다. 일단 습관을 들이면 식사시간이 다가올 때 그렐린이 증가하고 식욕도 생기게 된다.

■ **야식:** 야식이란 단어에 침이 넘어가는 당신은 이미 그렐린에 정복당한 경우이다. 야식이 당기는 이유는 새벽 1시쯤 그렐린의 농도가 최고에 이르기 때문이다. 그렐린이 새벽 1시에 많이 분비되는 이유는 성장호르몬과 관계가 깊다. 그렐린은 성장호르몬의 한 종류이므로 다른 성장호르몬처럼 밤 10시부터 새벽 2시까지 분비량이 증가한다. 그런데 성장호르몬의 분비량은 줄어도 그렐린 분비량은 오히려 증가한다. 만약 자고 싶은 마음이 배고픈 욕구보다 크

면 야식을 안 먹겠지만, 반대 상황이라면 어느 순간에 라면 한 젓
가락을 뜨고 있는 자신을 발견하게 된다. 반면 어떤 사람들은 밤이
되면 물도 먹기 싫어한다. 이들은 그렐린 수치가 높아지기 전에 잠
을 잔다. 그렐린은 저녁식사를 한 뒤 급격히 낮아졌다가 4~5시간
뒤 다시 높아지기 시작하는데, 그 전에 잠이 들면 야식 욕구가 없
다. 또한 그렐린의 분비량이 유독 적은 사람은 심야에도 그렐린의
분비량이 덜 늘어난다. 평소 배고픔을 많이 느낀다면 야식 욕구도
높은 셈이다.

■ **스트레스와 숙면:** 일반적으로 잠을 못 자면 살이 빠진다. 불안하거나
우울증이 있을 때 잠을 못 자는데, 이때 세로토닌의 양에 변화가
생긴다. 뇌의 신경전달물질인 세로토닌은 식욕중추에 영향을 주는
물질이므로 그 분비량이 적어지면 식욕도 떨어진다. 반면 잠도 못
자는데 살이 찐다는 사람들이 있다. 잠을 못 자면 그렐린의 농도가
높아져 식욕이 당긴다. 한 연구에서 20대 남성 12명을 이틀 동안
4시간만 잠자리에 들게 한 뒤, 그 변화를 살폈다. 그 결과 수면부
족에 시달리는 사람들은 검사 기간 내내 군것질거리를 입에서 떼
지 않았다. 이들의 혈중 그렐린 수치는 28% 증가했고 렙틴 수치는
평균 18% 감소하였다고 하였다. 또한, 2004~2006년까지 미국 성
인 87,000명을 대상으로 한 미국건강통계청 연구에서 수면시간이
6시간 미만인 사람 중 33%가 비만이었다. 충분히 잠을 자는 사람
의 22%가 비만인 것에 비하면 높은 수치다.

■ **절주:** 삶의 무게가 느껴질 때 술이 위로가 된다. 그러나 술로 위로
를 자주 받으면 살을 감수해야 한다. 한 연구에 따르면 술을 마시
면, 그렐린 수치가 높아지고 렙틴 수치가 감소한다. 그 결과 술을

계속 마시게 되고 안주에도 자꾸 손이 간다. 게다가 술을 마시면 간이 알코올을 분해하느라 바쁘기 때문에 글리코겐을 포도당으로 분해하는 비율도 적어진다. 이때 사람은 배고픔을 더 많이 느낀다. 늦은 회식이 있던 날 새벽에 해장국으로 허기를 달래는 이유가 여기에 있다. 반면 술을 마시면 살이 빠진다는 사람들이 있다. 이들은 과음을 한 경우인데, 알코올이 영양소의 흡수를 방해하기 때문이다. 또한 이들은 술을 마신 다음 날 식사를 거르거나 식사를 거르고 술만 마시는 경우가 많아 상황이 더욱 악화될 수 있다.

9. 뱃살 확실하게 뺄 수 있는 운동

허리띠 구멍 하나가 늘어나면, 10년의 수명이 단축된다고 한다. 그만큼 복부 비만이 위험하다는 것이다. 비만에는 복부 비만의 위험도가 더 높고, 이 복부 지방은 다른 피하지방보다 분해가 쉽게 되는데, 혈중 지방 농도를 높여 동맥경화, 고혈압, 심장병 등의 원인이 된다. 연령이 증가하면서 복부비만 비율이 증가되는 것으로 볼 수 있는데, 남성은 30대부터 복부 비만이 증가하는 것을 볼 수 있고, 여성의 경우, 40대 이후부터 급증하는 것을 볼 수 있으며 여성은 더 빨리 증가하는 것을 알 수 있다.

:: 크런치 운동은 복부의 지방을 분해시킨다

지방은 인체의 중앙 부위부터 증가하고 점점 상체, 사지로 퍼져 나간다. 따라서 가장 빨리 늘어나는 곳이 복부고 가장 늦게 제거되는 곳도 복부이기 때문에 적절한 복근운동이 필요하다. 복근 운동이 좋다고 하여 무작정 실시하여서는 큰 효과는 보기 어렵고, 흔히 실시하는 윗몸일으키기는 복부의 지방을 제거하는 데 별 효과가 없다고 한다. 그러므로 복부 지방을 제거하기 위한 복근 운동은 부위별로 실시하여야 효과적인데, 상복부, 하복부, 측부 등 부분으로 나누어 실시해야 한다.

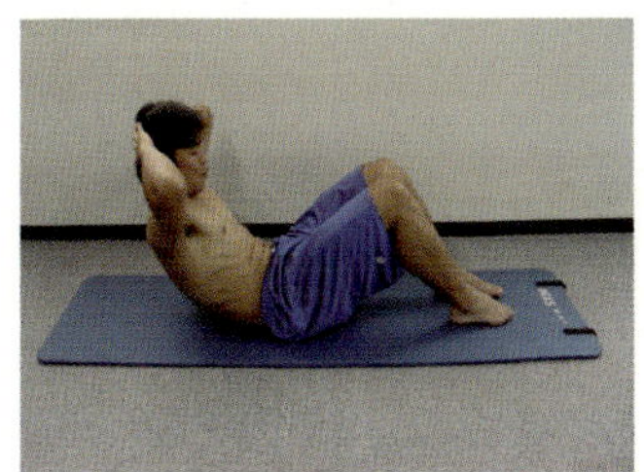

- **상복부**
  - 초기 동작: 편안하게 누운 상태에서 두 손은 머리 뒤를 잡고, 다리는 편안하게 구부려 지지한다.
  - 실행동작: 약 30~45도 정도 앞으로 천천히 상체만 일어난다. 상복부에 자극이 가도록 잠시 멈춘다. 쉼 호흡을 한다.
  - 반복 횟수/빈도: 10~15회/5~6일/주

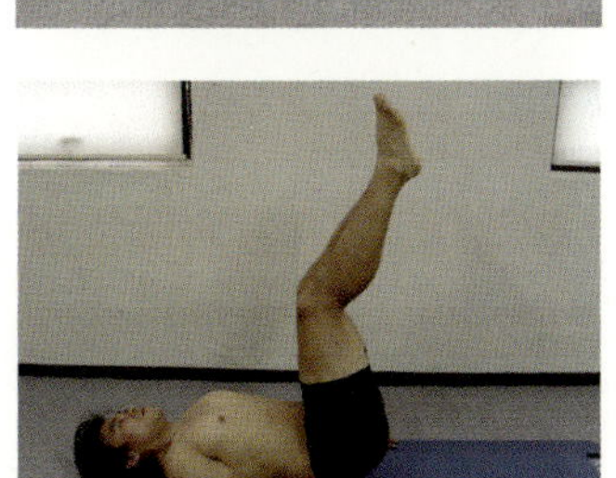

- **하복부**
  - 초기 동작: 편안하게 누운 상태에서 양 손은 바닥에 놓는다. 다리는 편안하게 구부린다.
  - 실행동작: 구부린 다리를 그대로 위로 천천히 들어 올린다. 하복부에 자극이 가도록 잠시 멈춘다. 쉼 호흡을 한다.
  - 반복 횟수/빈도: 10~15회/5~6일/주

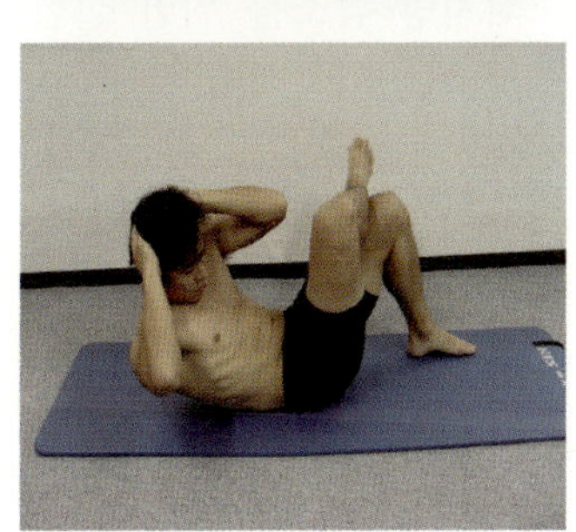

- **측부**
  - 초기 동작: 편안하게 누운 상태에서 양 손은 머리 뒤를 잡고 다리는 편안하게 구부린 상태에서 한쪽 다리를 다른쪽 다리 위에 올려 놓는다.
  - 실행동작: 약 30~45도 정도 대각선 앞으로 천천히 일어난다. 측면 복부에 자극이 가도록 잠시 멈춘다. 쉼 호흡을 한다. 반대편도 같은 방법으로 실시한다.
  - 반복 횟수/빈도: 10~15회/5~6일/주

:: 운동의 가장 큰 이점은 부수적인 효과이다

비만자들은 체중 감량을 위해 많은 방법을 적용하는데, 영양, 운동 등 다양하다. 그렇지만 칼로리를 소비하는 규칙적인 운동은 다른 방법에 비해 많은 이점을 가지고 있다.

- 체중감량의 효과가 식이제한보다 지속적이다.

- 제지방 및 근육의 위축을 초래하지 않고 근육량을 유지 또는 발달시킨다.
- 운동을 통해 심혈관계 기능, 대사기능의 개선 등 부수적인 효과가 있다.
- 운동은 체중감량을 지속시키도록 하는 동기부여에 있어 식이제한보다 우월하다.
- 성기적인 운동은 생활습관을 규칙적으로 하고 건강에 대한 전반적인 관심의 제고와 태도변화에 도움을 준다.

운동을 통한 비만 조절은 체지방 감소에만 있는 것이 아니고, 근육을 비롯한 몸에 이로운 칼륨, 칼슘, 마그네슘, 인 등의 제지방량이 증가되기 때문에 건강이 증진되는 것이다. 체지방 감소를 위한 실험결과로서 다이어트만 할 경우와 다이어트와 운동을 병행할 경우에 체중, 체지방, 제지방의 변화를 나타낸 것이다.

따라서 비만자들의 체중관리는 다이어트와 운동을 복합적으로 실시함으로써 큰 효과를 볼 수 있다. 다이어트만 한 경우, 체중 5kg, 체지방 4kg 감소하였고, 그리고 감소하여서는 안 될 제지방이 1kg이나 감소하였다. 그러나 운동과 다이어트를 병행하였을 경우, 체중 5.4kg, 체지방 5.9kg 감소하였고, 그리고 제지방이 0.5kg이 증가하였다. 이렇게 운동과 다이어트를 병행하게 되면, 무리한 다이어트를 하지 않을 뿐만 아니라, 체중을 안전하고 효과적으로 조절할 수 있다.

그리고 운동은 복합적인 운동이 효과적인데, 유산소운동과 근력 및 저항성 운동을 병행하라는 것이다. 똑같이 50kg인 여성의 경우, 근력운동을 실시한 여성과 실시하지 않은 여성을 비교하였을 때, 근력운동을 병행한 여성은 근력운동을 하지 않은 여성에 비해 체지방이 적고, 근육, 수분, 무기질이 높았다.

이러한 근력운동은 특별히 헬스클럽을 가지 않아도 가정에서 편안하게 할 수 있다. 윗몸일으키기, 팔굽혀펴기, 계단 오르기, 쪼그려 뛰기, 앉았다 일어서기 등이 그 종목들이며, 덤벨(아령)을 이용하는 것도 효과적이다. 이때에도 상체와 하체로 나누어 3~4종목을 선택하여 실시한다.

따라서 체중을 이용한 근력운동으로 초기에 근력을 적응시키는 것이 좋은데, 비만자들은 신체 전체 근력이 약화되어 있으므로 적응기를 가져야 한다. 그러므로 체중을 이용한 윗몸일으키기, 팔굽혀펴기 등은 초기 근력운동으로 적당하고 안전하게 실시할 수 있으며, 그다음 단계로 기구를 이용한 근력운동을 실시하는데, 덤벨(아령) 하나로도 큰 효과를 볼 수 있다.

:: 운동 이전에 칼로리가 조절되어야만 한다

비만 치료의 가장 기본적인 개념은 열량의 섭취보다 소비가 많도록 하는 것이다. 이러한 식이요법 프로그램과 대부분 영양 전문가들의 처방이 실패하는데, 그 이유는 성공적인 비만치료를 위해서는 장기적인 노력이 요구된다. 이는 대개 좋아하는 음식을 섭취하지 못하고 다른 음식을 섭취해야 하며 식습관을 바꿔야 하기 때문이다.

WHO에서는 비만 방지 식사요법으로 다음과 같은 사항을 제시하고 있다.

■ 설탕은 하루 열량 섭취량의 10% 미만으로 제한.
■ 지방은 하루 열량 섭취량의 15~30%로 제한.

■ 소금은 하루에 5g 미만으로 제한.

한국의 전통 식단은 훌륭한 다이어트식이 될 수 있는데, 저인슐린 다이어트, 황제 다이어트, 저탄수화물 다이어트, 포도 다이어트, 강냉이 다이어트 등 영양 불균형 식이요법들이 더 인기를 끌고 있다.

인간은 음식물을 통해 에너지를 얻는다. 그런데 다이어트를 한다면, 췌장에서 분비되는 인슐린은 흡수된 영양분과 결합하여 가 기관으로 보내어 저장하게 되는데 그러지 못하게 된다. 그러나 과다 섭취는 에너지 소모 없이 남게 되는 혈당 인슐린이 지방으로 침착되어 비만이 되는 것이다. 따라서 전통 음식인 현미, 채소, 청국장, 된장, 생선은 균형 잡힌 영양섭취를 할 수 있으면서 열량은 낮은 훌륭한 다이어트 식사가 된다.

운동과 영양 측면에서 '어떤 것이 중요하고 중요하지 않다'라는 말은 하기 어렵다. 그렇지만 양쪽 모든 측면이 중요한데, 열심히 운동을 30분간 하고 나니 갈증이 나서 콜라 1캔을 마셨다면, 운동한 효과가 소멸된다. 그만큼 열심히 힘들게 운동해서 운동의 효과를 소멸시킨다면 너무 허무하다. 칼로리 섭취 면에서 콜라 1캔은 유산소운동 30분과 동일하기 때문이다.

그러나 열심히 운동한 사람과 영양 식이를 한 사람과는 차원이 다르다. 열심히 운동을 하고 칼로리 높은 콜라를 마셨다 하더라도 운동의 효과는 남아 있다고 할 수 있는데, 운동을 하지 않은 사람에 비해 대사기능이 활발해진다. 따라서 기초 대사량이 높아진다는 것이다.

또한, 체중감량을 위해 규칙적인 운동에 참여했을 때, 근육량의 증가, 심폐 기능의 향상, 운동능력의 향상을 가져와 다이어트에만 참여한 사람에 비해 훨씬 효과적인 면이 많다.

:: 배가 쏙 들어가는 음식

- **곤약**: 95%가 수분으로 구성되어 많이 먹어도 살이 찌지 않으며 포만감을 준다. 비만과 변비 해소 및 식이요법이 중요한 당뇨병 환자에게 적절하다. 실곤약 잡채, 곤약 비빔면, 곤약 인절미, 곤약 과일 샐러드
- **양배추**: 칼로리가 낮은 채소로 식이섬유가 풍부해 변비에 좋고 포만감을 준다. 여드름과 미백에도 효과가 있으며 특히 위장병 치료 효과가 탁월하다. 양배추 찜, 양배추 쌈, 양배추 싹 샐러드, 오이 양배추 무절임, 양배추 즙
- **미역**: 대표적인 다이어트 음식으로 강압, 항암, 항응혈, 해독 작용을 하며 변비에도 좋다. 미역나물, 미역 오이 초무침, 미역 오이냉국
- **다시마**: 비타민과 무기질이 풍부해 성인병 예방과 숙변 해소에 좋다. 특히 다이어트로 칙칙해진 피부를 밝고 환하게 만든다. 다시마 쌈, 다시마조림, 다시마 채 무침
- **미나리**: 비타민을 비롯해 철분, 칼슘 등의 무기질과 식물성 섬유가 풍부하다. 풍부한 수분과 섬유소는 장의 활동을 원활히 해 변비를 해소하며 철분과 칼슘이 정신을 맑게 하고 혈액을 보호한다. 미나리 무침, 미나리나물, 숙주 미나리 무침, 콩나물 미나리 무침
- **호박**: 체내 이뇨 작용을 촉진해 부기에 좋다. 당뇨, 비만, 신장, 위장 장애에 효과적이다. 호박잎 찜, 호박조림, 애호박 찜, 감자 호박국.
- **새싹채소**: 칼로리가 낮고 암 예방 기능을 하며 몸 안의 독소를 없앤다. 비타민이 풍부해 변비에도 효과적이다. 각종 무침과 샐러드, 전의 고명
- **한천**: 우뭇가사리과의 해조류로 열량이 0kcal에 가까워 많이 먹어도

살이 찌지 않는다. 성질이 따뜻해 몸이 찬 사람이 먹으면 혈액과 호르몬 분비를 정화한다. 한천김말이, 한천냉채, 한천냉국, 한천 새싹채소샐러드

■ 버섯: 불로장생의 명약이라고 불릴 만큼 몸에 좋은 수많은 효능을 가지고 있으며 칼로리가 낮아 많이 섭취해도 무방하다. 녹차소스를 뿌린 버섯구이, 모둠 버섯찌개, 버섯 그라탕

10. 당 지수를 알면, 비만과 당뇨를 조절할 수 있다

일교차가 10도 이상 생기고 기후변화가 심해, 신체 리듬이 일시적으로 혼란을 겪는 시기를 거치게 된다. 상대적으로 긴 겨울에 적응했던 신체가 새로운 환경을 맞으면서 피로감이 나타나고 시도 때도 없이 졸리는 춘곤증에 시달리기 쉽다. 이럴 때는 냉이, 달래, 미나리, 도라지 등의 봄나물과 신선한 채소, 과일을 많이 섭취한다. 또한 규칙적인 유산소운동과 충분한 수면을 취하는 것도 대단히 중요하다.

이러한 영양 관리에서 당 지수가 중요한데, 당 지수(Glycemic Index)란 빈속에 음식을 먹은 다음, 30분 후에 혈당치 상승률(포도당을 100으로 한 경우)과 식품 100g 가운데 당질 함유량으로 산출한 수치이다. 이러한 당 지수는 60을 기준으로 그보다 낮은 식품을 골라 섭취하는 것이 좋은데, 대표적으로 감자와 고구마를 예로 들을 수가 있다. 상식적으로 고구마(55)가 더 높은 당질을 나타낼 것 같으나, 감자(90)가 더 높다. 따라서 똑같은 식품이 있을 때 감자보다는 고구마를 섭취하는 것이 효과적이다.

당 지수가 중요한 이유는 당 수치가 높은 식품을 섭취하면, 성인병에 노출되기 쉽다는 것이다. 따라서 비만, 당뇨병, 저혈당증, 심장질환, 그리고 아이들의 건강에 영향을 미치게 된다.

비만, 과체중에 영향을 미치는데, 체중관리를 한 뒤, 몇 달 뒤에 원래대로 돌아오는 체중감량은 의미가 없으며, 중요한 것은 체지방의 완전한 분해다. 지나친 저탄수화물 식이로 인한 체중감소는 사실상 수분과 근육의 손실이며 심각한 영양 불균형과 요요현상을 낳는다. 그러나 당 지수가 낮은 음식을 섭취하면 신체가 열량을 얻기 위해 태우는 혼합물에서 탄수화물의 비율은 줄어들고 연소되는 지방의 비율이 높아진다. 또한 소화 속도가 느려 포만감이 오래 지속되므로 배고픔 없이 건강과 활력을 유지하면서 체중을 줄일 수 있다. 당 지수를 알면 무엇을 안 먹는 것보다는 어떤 음식을 먹어야 하는가에 초점을 맞출 수 있다.

당뇨병인데, 많은 당뇨환자들은 엄격하게 식사를 제한함에도 혈당 수치를 낮추는 데 실패해 왔다. 설탕과 같은 단순당질은 빠르게 혈당을 높이는 반면, 전분은 천천히 소화되고 혈당수치를 적게 높인다고 생각하기 때문이다. 그러나 쌀이나 빵, 감자와 같이 당 지수가 높은 녹말 음식은 매우 빠르게 소화, 흡수된다는 것이 밝혀졌다. 체내의 인슐린이 제대로 작용하지 못해 만성적으로 고혈당이 지속되는 당뇨병 환자들에게 당 지수가 높은 음식은 치명적이다. 그러므로 혈당관리를 위한 음식 선택에 있어서 당 지수를 아는 것이 필수적이다.

그리고 저혈당증은 혈당수치가 정상치 아래로 급격히 떨어지면서 공복감과 함께 몸이 떨리고 땀이 나면서 몽롱해지는 현상이다. 이것은 식후 혈당수치의 상승에 따라 인슐린의 과다분비로 일어나는 결과이기 때문에, 당 지수가 높은 식품을 섭취해 혈당을 급격히 증가시킬 필요가 있다. 또한 평소에 식사법을 당 지수가 낮은 음식 위주로 개선하면 안정적인 혈당수치를 유지하고 인슐린 분비를 조절함으로써 갑작스런 저혈당증을 예방할 수 있다.

심장질환과 인슐린 저항성 증후군인데, 인슐린 저항성 증후군(대사증후군)은 우리 몸이 인슐린에 대해 둔감한 상태를 말한다. 기관과 조직이 반응을 보이지 않음에 따라 신체는 더 많은 양의 인슐린을 분비하게 된다. 심장질환의 발병위험과 관련해서 이것은 콜레스테롤만큼이나 중요하다. 높은 인슐린 수치는 혈액 덩어리를 형성하고 혈류를 감소시키기 때문이다. 여기서 초래되는 고혈압, 당뇨병과 내당능 장애, 고콜레스테롤 혈증, 복부비만 등의 성인병은 주로 동맥경화증으로 전이되어 혈류가 감소되고 심장발작을 초래하는 원인이 된다.

당 지수가 낮은 식사는 심장질환의 예방과 관리에 다음과 같은 효과를 갖는다. 첫째, 체중감소에 도움이 된다. 둘째, 혈당수치를 줄임으로써 동맥 내벽의 탄력성을 개선하고 혈류를 향상시킨다. 셋째, 심장질환의 위험이 큰 사람들의 인슐린 감수성을 향상시킨다. 넷째, 혈액지방을 응고시키는 요인들을 개선한다. 즉 혈액의 HDL-C 수치는 높아지고 중성지방은 감소한다.

아이들의 건강인데, 운동량이 부족하고 인스턴트식품이 넘치는 환경에서 아동 비만이 증가하고 있다. 체중과다로 인한 높은 인슐린 수치는 아이가 성장한 후에 성인병으로 진행되는 경우가 많다. 그러므로 당 지수가 낮은 음식으로 혈당과 인슐린을 조절할 필요가 있다.

당 지수가 낮은 음식은 미량 영양소가 높고 매우 적은 양의 포화지방을 함유하고 있어 성장기 아동에게 유익할 뿐만 아니라, 소화 속도가 느리고 포만감이 지속되기 때문에 과식을 막는 효과가 있다.

적절한 음식 섭취는 최상의 운동효과를 보인다. 운동을 위한 식사는 기본적으로 고탄수화물식이어야 하지만 때에 따라 필요로 하는 종류가 다르다. 격렬하게 운동할 때 근육은 글리코겐과 포도당으로부터 에너지를 얻으며, 2~3시간이 지나면 글리코겐 저장소는 완전히 고갈되고 혈당수치는 바닥으로 떨어진다. 그러므로 지구력의 증가를 위해서는 운동 전에 당 지수가 낮은 음식을 섭취함으로써 운동하는 시간 동안 혈당과 인슐린을 적절한 수치로 유지할 필요가 있다. 반면 마라톤, 등산, 사이클링 등 격렬한 운동 도중에 탄수화물 보충으로 즉시 필요한 에너지를 공급받고자 하거나, 운동 직후에 빨리 글리코겐을 합성해 근육의 피로를 풀어 주기 위해서는 당 지수가 높은 음식을 섭취해야 한다.

:: 칼로리 소비와 걷기 운동

규칙적인 걷기(속보)운동은 체중조절에 중요한 요소이다. 그것은 지방을 태우고, 대사기능을 활발하게 하며, 에너지 소비를 촉진시킨다. 따라서 걷기 운동이 2가지 크게 공헌하게 되는데, 이는 비만이나 체중과다를 예방하고, 체중조절 후의 관리를 철저하게 해 준다.

따라서 성공적인 건강 관리자들은 저지방 다이어트와 규칙적인 운동의 2가지 원인에 의해 건강을 지킬 수 있었다고 하였다. 생활 활동 강도에 따른 적정 에너지 소비량을 살펴보면 다음 표와 같다. 이를 참조하여 자신의 활동유형을 판단한 후, 섭취량이 많을 경우에는 음식의 섭취량을 조절하거나 적당한 운동을 실시하도록 하여야 한다.

<table>
<tr><td colspan="3">10분간 연속적인 lifestyle 활동으로
소비되는 칼로리</td><td colspan="3">10분간 연속적인 스포츠 활동으로
소비되는 칼로리</td></tr>
<tr><td>활동</td><td>여자(50kg)</td><td>남자(70kg)</td><td>활동</td><td>여자(50kg)</td><td>남자(70kg)</td></tr>
<tr><td>계단 오르기</td><td>47.0kcal</td><td>70.7kcal</td><td>자전거 타기
(10km/h)</td><td>37.0kcal</td><td>56.0kcal</td></tr>
<tr><td>세탁, 손빨래</td><td>27.5kcal</td><td>41.3kcal</td><td rowspan="2">조깅
(160m/min)</td><td rowspan="2">78.5kcal</td><td rowspan="2">119.0kcal</td></tr>
<tr><td>마루 닦기</td><td>38.0kcal</td><td>57.4kcal</td></tr>
<tr><td>목욕</td><td>28.0kcal</td><td>42.7kcal</td><td rowspan="2">빨리 걷기
(속보)</td><td rowspan="2">38.0kcal</td><td rowspan="2">57.4kcal</td></tr>
<tr><td>앉아 있기</td><td>11.0kcal</td><td>16.1kcal</td></tr>
<tr><td>수면</td><td>8.0kcal</td><td>11.9kcal</td><td>야구</td><td>31.5kcal</td><td>47.6kcal</td></tr>
<tr><td>서 있기</td><td>12.0kcal</td><td>17.5kcal</td><td>수영</td><td>172.5kcal</td><td>261.8kcal</td></tr>
<tr><td>세수하기</td><td>13.5kcal</td><td>20.3kcal</td><td>골프</td><td>34.0kcal</td><td>51.1kcal</td></tr>
<tr><td>청소</td><td>23.0kcal</td><td>35.0kcal</td><td>농구</td><td>66.5kcal</td><td>100.8kcal</td></tr>
<tr><td>책상 사무</td><td>14.4kcal</td><td>21.0kcal</td><td>스키</td><td>58.5kcal</td><td>70.2kcal</td></tr>
<tr><td>제초</td><td>25.5kcal</td><td>38.5kcal</td><td>테니스</td><td>58.5kcal</td><td>88.2kcal</td></tr>
</table>

그리고 빨리 걷기(속보)가 효과적이라는 것은 칼로리 소비도 다른 스포츠 종목에 비해 떨어지지 않고 무리도 가지 않기 때문에 좋다는 것이다. 따라서 자전거 타기, 야구, 골프에 비해 효과적임을 알 수 있다.

또한 자신의 체력과 연령에 맞는 운동을 선택하여 지속적으로 실시하는 것도 운동량을 늘려 나가는 좋은 방법이다. 운동은 처음부터 무리해서 하지 말고 빨리 걷는 정도의 운동을 하루에 30분 내지 1시간 정도 실시한다는 마음가짐으로 임하는 것이 좋다.

식품별 당 지수

식품군	당질 함유량
두류, 해조류	채에 거른 팥소 80, 으깬 팥소 78, 두부 부침 46, 팥 45, 완두콩 45, 유부 43, 두부 42, 연두부 42, 비지 35, 청국장 33, 된장 33, 콩 30, 풋콩 30, 캐슈너트 29, 아몬드 25, 두유 23, 피스타치오 23, 땅콩 20, 녹 미채 19, 다시마 17, 김 15, 파래를 비롯한 녹조류 16, 미역 16, 한천 12, 큰 실 말 12, 우뭇가사리 11
설탕, 과자, 음료	맥아당 105, 얼음사탕 100, 백사탕 109, 초콜릿 91, 찹쌀떡 88, 도넛 86, 캐러멜 86, 감자튀김 85, 핫케이크 80, 미다라시당고 79, 쿠키 77, 벌꿀 88, 메이플 시럽 73, 크래커 70, 키스텔라 69, 감사 집 60, 푸딩 52, 코코아 47, 젤리 46, 천연과즙 주스 42, 카페오레 39, 과당 30, 커피 크림 24, 녹차 10, 홍차 10
과일류	딸기 잼 82, 파인애플 65, 황도 통조림 63, 건포도 57, 귤 통조림 57, 바나나 55, 포도 50, 망고 49, 멜론 41, 복숭아 41, 감 37, 버찌 37, 사과 36, 서양 배 36, 키위 35, 블루베리 34, 서양자두 34, 레몬 34, 귤 33, 배 32, 오렌지 31, 포도 통조림 31, 자몽 31, 파파야 30, 살구 29, 딸기 29, 아보카도 27
우유, 유제품, 알	연유 82, 아이스크림 65, 생크림 39, 크림치즈 33, 드링크 요구르트 33, 마가린 31, 탈지유 30, 버터 30, 달걀 30, 가공치즈 31, 저지방류 26, 우유 25, 플레인 요구르트 25
조미료류	후추 73, 된장 33, 청국장 33, 파래 49, 고추냉이 44, 마요네즈 15, 간장 11, 소금 10, 양 겨자 10, 식초 3
곡류, 빵 면류	식빵 91, 바게트 빵 93, 정백미 84, 떡 85, 우동 85, 롤빵 83, 소면 80, 팥밥 77, 베이글 75, 콘플레이크 75, 라면 73, 마카로니 73, 배아미 70, 크로와상 70, 현미＋정백미 65, 현미 프레이크 65, 파스타 65, 흰죽 57, 현미 56, 밀가루 55, 호밀 빵 55, 오트밀 55, 메밀국수 54, 중화면 50, 보리 50, 통밀빵 50, 파스타(전립분) 50, 현미 죽 47
육류, 어패류	구운 어묵 55, 찐 어묵 51, 참치 통조림 50, 베이컨 50, 살라미 소시지 48, 생선 경단 47, 햄 46, 돼지고기 46, 소시지 46, 닭고기 45, 오리고기 45, 양고기 45, 굴 45, 성게 45, 바지락 44, 전복 44, 장어구이 43, 대합 43, 가리비 42, 모시조개 40, 참치 40, 전갱이 40, 붕장어 40, 새우 40, 오징어 40, 낙지 40, 명란 40, 바다빙어 40, 말린 멸치 40, 연어 알 40, 고등어 40, 꽁치 40, 대구 40
채소, 근채류	감자 90, 당근 80, 산 마(불장서) 75, 옥수수 75, 참 마 65, 호박 65, 토란 64, 밤 60, 은행 58, 고구마 55, 마늘 49, 우엉 45, 연근 38, 양파 30, 송이 버섯 29, 팽이버섯 29, 오크라 28, 대파 28, 새송이 버섯 28, 표고버섯 28, 생강 27, 양배추 26, 피망 26, 꼬투리 강낭콩 26, 무 26, 순무 25, 가지 25, 양송이 모로헤이야 24, 곤약 24, 여주 24, 샐러리 24, 무순 24, 실 곤약 23, 양상추 23, 양하 23, 크레송(물냉이) 23, 소송채 23, 청경채 23, 오이 23, 샐러드 채 22, 숙주 22, 콩나물 22, 시금치 15

:: 소식이 좋은 이유

　병치레하면서 100세까지 사는 것보다 80세까지 맑은 정신으로 살다가 어느 날 편안히 세상을 떠나는 것이 더 큰 복일 것이다. 이런 복을 누리는 사람들의 공통점은 1無 2小 3多를 잘 지킨 사람들인데, 1無(무)는 無吸煙(무흡연), 2小(소)는 小食(소식), 小量(소량)이며 3多(다)는 多動(다동), 多笑(다소), 多遊(다유)이다. 소식(小食)은 소식(素食), 다동(多動), 금연(禁煙), 절주(節酒) 중에 꼭 필요한 영양소만 섭취하는 '소식(小食)'과 되도록 덜 익힌 것을 먹는 '소식(素食)'의 중요성이 간과되고 있다.

　음식은 현대인의 질병을 결정하는 가장 중요한 요인인데, 40세 이후 최대 사망 원인인 암의 40%는 부적절한 식사 때문에 생긴다. 그리고 30%는 흡연 때문이고 나머지 원인은 유전과 환경요인 등이다.

　어떻게 먹어야 할까? 우선 꼭 필요한 열량만 섭취하고 탄수화물을 전체 열량의 60% 정도, 단백질과 지방은 주로 식물성으로 해서 각각 20%를 먹으며 비타민과 미네랄 섬유소를 적당히 섭취해야 한다.

　열량을 과잉 섭취하고 특정 영양소만 많이 먹으면 질병에 취약해진다. 또 활성산소를 발생시켜 세포의 노화와 암세포 발생을 조장한다. 특별한 질병이 없다면, 비타민은 신선한 채소나 과일 생선 등으로 섭취하면 된다. 아무리 좋은 비타민도 지나치면 병이 된다.

　또 자연에 가까운 식품일수록 각종 비타민과 미네랄 등 영양소가 잘 보존돼 있다. 덜 조리된 음식은 충분히 씹어야 하므로 치아를 튼튼하게 해 주고 뇌 활동을 돕는다. 또 장내 세균의 균형을 유지하고 자연스런 배변을 유도해 대장암을 예방한다.

11. 트랜스 지방은 심혈관계 질환을 유발시킨다

지방(fat)이 축적되면, 비만과 그에 따른 합병증을 유발하지만 필수 지방산은 우리 몸에 없어서는 안 될 중요한 영양군이다. 그리고 일반적으로 지방은 포화 지방, 불포화 지방, 그리고 트랜스 지방(trans fat)으로 분류한다. 포화 지방은 탄소 하나에 수소가 결합할 수 있는 최대 개수가 4개인데, 지방에서 이 같은 비율로 탄소와 수소가 결합해 있는 것을 포화 지방이라 한다(그림 A). 주로 동물성 지방에 많으며 침전물이 혈관 내벽에 쌓이기 쉬워 동맥경화를 일으키기 쉽다. 반면, 불포화 지방은 포화 지방에 비해 탄소에 결합된 수소의 수가 적은 것을 말한다(그림 B). 등 푸른 생선이나 식물성 기름에 많다. 그리고 트랜스 지방은 식물성 기름에 수소 기체를 첨가하면 지방산이 수소와 결합하면서 고체 지방(경화유)으로 바뀌는데, 그 과정에서 지방산이 트랜스(trans) 구조로 바뀐 반쯤 굳은 지방을 뜻한다(그림 C). 마가린이나 쇼트닝이 대표적이고, 고소한 맛을 내는데다 가격도 저렴하지만 각종 심혈관계 질환 등 성인병과 비만을 일으킨다는 사실이 알려지면서 퇴출되고 있다.

지방의 구조

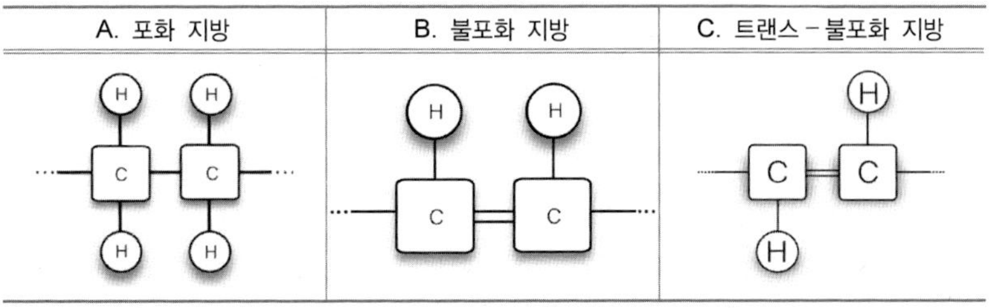

A. 포화 지방	B. 불포화 지방	C. 트랜스-불포화 지방

H: 수소, C: 탄소

:: 트랜스 지방을 줄이자

1980년대 지방 음식 중에서도 몸에 좋다는 식물성 불포화 지방을 수소화하여 음식다운 모양을 갖춘 트랜스 지방 음식을 만드는 일이 식품업자들 사이에 유행했고, 이것이 건강에 해롭다고 알려진 포화 지방 음식을 대치해 왔었다. 그 결과 식료품점 선반에 진열된 많은 종류의 음식 중 식물 쇼트닝 등 트랜스 지방 음식이 높은 비율을 차지하기에 이르렀다.

패스트푸드로서 딱딱하고 보기 좋게, 오랜 시간 보관할 수 있게, 스낵용으로 간편하고 먹기 좋게, 더욱 맛나게 하기 위해서 등의 목적으로 여러 음식을 식물기름에 튀기거나 가공해서 만든 편리한 음식을 우리는 많이 섭취하고 있다. 쿠키, 비스킷, 크래커, 도넛, 마가린과 식물 쇼트닝 등 가공식품과 튀김요리 음식이 여기에 속한다.

그러나 불행하게도 이렇게 제조된 지방 음식은 아무리 맛이 좋아도 인체에 가장 나쁜 음식으로 밝혀지고 있다. 트랜스 지방은 다른 지방과 달라서 인체에 필수 지방산이 아니며, 이 음식을 섭취하면 LDL-C와 중성지방을 높이는 반면, HDL-C를 낮추게 하여 인체에 나쁜 작용만 골라서 하기 때문에 백해무익하고, 결과적으로 동맥경화와 심장병, 암의 위험률을 증가시킨다. 그래서 트랜스 지방은 화학적으로 불포화 지방에 속하지만 인체에 해롭기 때문에 법적으로 별도의 트랜스 지방이라 구분하고 있다.

2003년 월 스트리트의 분석가들은 음식업자와 투자가들에게 유해한 건강음식의 위협을 심각히 고려해야 한다고 경고한 비 있다. 여기에 맥도날드 등 업자들이 호응하기 시작하여 프렌치프라이의 트랜스 지방 함량을 최소량으로 줄이려 하고, 음식 사이즈도 작게 하는 경향이다. 한때 버터를 포화 지방 음식이라 해서 기피하고, 이것 대신 식물성 기름을 고체화시켜 만든 마가린으로 대치했는데, 알고 보면 마가린도 대표적인 트랜스 지방 음식이고, 그 해독이 강조되면서 미국과 유럽엔 현재 트랜스 지방이 없는 마가린이 개발되어 시중에 판매되고 있다.

최근 미국 비만 인구가 급증하고 트랜스 지방이 해롭다는 언론이 국민을 불안하게 만들면서, 패스트푸드 식당과 제조업자를 비난하는 소송이 속출했다. 그러나 담배 소송에서처럼 성공한 예가 드문 상황에서, 변호사들은 담배 소송이 성공한 비결을 연구하고, 이것을 유해한 건강음식에 대한 소송에 적용시키려 노력 중이라 전한다. 시민단체와 변호사들은 식품업자를 상대로 아무 때나 소송을 제기할 준비 태세를 갖추고 있으며, 이러한 분위기에서 FDA는 트랜스 지방 레테르 규제에 적극 참여하고 나서게 되었다.

포화 지방이나 트랜스 지방을 줄이기 위한 방법으로는 먼저, 규칙적인 신체활동과 영양 성분을 체크해야 하는데, 포화 지방, 트랜스 지방, 콜레스테롤이 낮은 음식을 섭취하고 규칙적인 운동에 적극 참여하는 것이 좋다. 그리고 대체 지방을 선택해야 하는데, 불포화 지방으로 포화 지방, 트랜스 지방을 대신한다면, LDL-C 수치가 상승되는 것을 막을 수 있다. 단일 불포화 지방산이 함유된 제품으로는 올리브유나 카놀라유 등이 있고, 식용유, 옥수수유, 해바라기유, 견과류나 생선 같은 음식 등이 있다. 또한, 식물성 기름으로 대체하는 것이 좋은데, 식물성 기름과 소프트 마가린은 쇼트닝, hard 마가린, 버터에 비해 포화 지방, 콜레스테롤 등이 적게 함유되어 있다.

:: 트랜스지방산은 왜 나쁠까?

패스트푸드나 쿠키, 스낵과 같은 과자류의 식품에는 트랜스 지방이 다량 함유되어 있는 경우가 많다. 이 제품들은 대부분 트랜스지방이 함유된 쇼트닝이나 마가린으로 제조되고 있기 때문이다. 최근 맥도날드나 여러 과자 제조업체에서 "트랜스 지방을 사용하지 않는 제품을 제조합니다"라는 문구를 사용하는 것을 볼 수 있다. 이처럼 트랜스 지방은 포화 지방과 마찬가지로 몸에 좋지 않은 저밀도 지방 단백질 콜레스테롤(LDL-C)을 상승시켜 심혈관계 질환을 일으키는 것으로 알려져 있다. 트랜스 지방을 장기간 섭취했을 경우, 비만을 일으키는 것으로 알려져 있지만, 이는 아직 증명되지 않았다. 또한 많은 연구들에 의하면, 트랜스 지방이 암과 당뇨병 같은 다른 질병들을 일으킬 수 있다는 가능성은 매우 높은 것으로 알려지고 있기 때문이다.

:: 트랜스 지방은 올바른 식생활과 운동으로 해소하자

2003년 통계청에서 발표한 보고에 의하면, 암에 의한 사망률이 25.9%로 가장 높았고, 그다음이 심혈관계 질환인 뇌혈관 질환이 14.8%, 심장병이 7.0%였으며, 당뇨 질환이 4.9%의 순으로 나타났다. 따라서 뇌혈관 질환과 심장병을 심혈관계 질환으로 볼 때, 약 22%가 심혈관계 질환으로 사망하는 것으로 볼 수 있고, 이 질환에 의한 사망률이 점점 높아지고 있는 실정이다. 이러한 가장 큰 원인은 트랜스 지방을 비롯한 영양과잉과 비활동의 영향을 들 수 있는데, 그만큼 에너지 섭취량은 증가하고 소비량은 감소하였다는 결과로 해석할 수 있고, 이 중에서 가장 큰 문제점은 최소한의 신체활동에 참여하지 않는 경우가 많다는 데 더 큰 문제가 있다. 지방 등 음식 섭취량이 늘어나면, 늘어나는 만큼 신체활동의 증가를 통해 칼로리를 소비하는 것이 해결책이다.

그리고 운동에 의한 칼로리 소비 측면에서 어떠한 신체활동이라도 영향을 미칠 수 있으며 앉아 있을 때 소모 칼로리는 10분에 약 15kcal, 서 있을 때는 약 17kcal, 빠르게 걸을 때는 60kcal다. 단순한 움직임이라도 운동량이 증가하면 칼로리 소비가 더 많게 되므로, 어떤 운동 종목을 어느 정도 실시하느냐에 따라 에너지 소모가 다르게 나타난다. 따라서 지방의 소비는 약한 유산소운동을 장시간 하는 것이 지방을 분해하는 데 효과적이라고 한다. 운동은 그 종목의 특성에 따라 어떤 종목은 근력을 어떤 종목은 심폐지구력 등을 요구하기 때문에 그때 필요한 에너지 소모량은 다양하게 나타나기 때문에 체력검사를 받은 후에 각자의 능력에 맞게 실시하여야 한다.

12. 혈압은 왜 120/80mmHg가 정상일까?

한 해를 마무리할 때면 건강하게 보내기 위해 몸 상태를 살펴볼 시기인데, 특히 40세 이상은 정기적인 건강검진을 받아보는 것이 좋다. 또 오랜 추위와 지속적인 일조량의 감소로 우울해지기 쉬운데, 일조량의 감소로 체내에 멜라토닌이라는 호르몬의 분비가 줄어들어 무기력해지는 것이다. 가능하면, 외부 활동을 늘려 기분 전환을 하는 것이 좋다. 따라서 추운 1~2월은 뇌혈관 질환(뇌졸중)과 심혈관계 질환(심근경색, 협심증, 고혈압 등)의 사망률이 매우 높은 계절이다. 평소 고혈압, 당뇨병, 고지혈증, 협심증을 보유하고 있거나 과거력이 있는 사람들은 건강관리에 더욱 철저히 하고, 갑자기 추운 곳으로 나가거나 갑자기 운동을 시작하는 것은 피해야 한다.

:: 혈압은 심장에서 뇌까지 혈액을 운반할 수 있는 적정 압력이 되어야 한다

직립 보행을 하는 인간의 정상 혈압은 일반적으로 수축기 혈압이 120mmHg, 이완기 혈압이 80mmHg라고 한다. 그리고 수축기 혈압이 140mmHg 이상, 이완기 혈압이 90mmHg 이상이면 고혈압인데, 이러

한 고혈압은 심장의 과로를 유발시킨다. 시간이 지나면서 과로한 심장은 피로해지고 크기가 확대되며 신체의 수요를 충족시키는 데 어려움을 갖게 된다. 또한 고혈압은 혈관을 비탄력적으로 떨어뜨려 신체의 활동적인 기관에 공급하는 혈액의 양을 심하게 감소시켜 심장이나 뇌, 신장 등에 손상을 줄 수 있다. 반면에 혈압이 낮은 경우에는 저혈압이라고 하는데, 저혈압과 관련된 질환은 상당히 많기 때문에 고혈압 못지않게 저혈압도 중요한 임상적 의의를 가진다. 즉 "낮은 혈압이 사망률을 높이는 것이 아니라, 경색의 크기가 크고, 좌심실 기능이 떨어져 있는 고위험 환자에서 혈압이 낮기 때문"이라는 것이다.

따라서 심장에서 뇌까지 혈액을 운반할 수 있는 압력은 너무 높아도 너무 낮아도 좋지 않고, 적정 압력이 되어야만 하는데, 인간의 뇌까지 운반할 수 있는 혈액의 압력은 수은주를 120mmHg 끌어 올릴 수 있는 정도의 압력이 적정 혈압이라고 할 수 있다.

그렇다면 목이 긴 기린은 뇌까지 혈액을 보내려면 혈압이 높아야 하는가? 기린은 목의 길이에 있어서는 생물계의 챔피언인데, 총 신장이 5m 중, 심장에서 뇌까지 2~3m라고 한다. 사람은 심장에서 뇌까지 40㎝ 전후인 것에 비하면, 기린은 웬만큼 심장이 강하지 않으면 높은 머리 위까지 혈액을 보낼 수 없기 때문에 큰 몸을 지탱할 수 없을 것이다.

J. V. 바렌이라는 의학자의 연구에 의하면, 기린의 혈압은 수축기 혈압이 200~300mmHg이고 이완기 혈압이 100~170mmHg이며, 평균 혈압이 260/160mmHg이라고 한다. 따라서 심장과 뇌까지의 거리에 따라서 혈액을 끌어 올리는 압력이 적절히 조절되어야만 건강하게 살아갈 수 있다는 것이다.

:: 정상 혈압은 운동으로 관리하라

규칙적인 운동을 실시하면, 많은 효과를 볼 수 있는데, 그 요인들은 교감신경계 기능 억제, 심장의 박동과 혈관이 확장(혈관 긴장완화), 신장에서 나트륨이나 수분이 배설, 혈장량 감소에 따라 혈액의 순환량이 감소하고 혈압이 내려간다. 그리고 또한, 체력의 증진과 심장 기능을 강화시켜 건강의 부수적인 역할을 하는 장점이 있다. 따라서 적극적으로 운동을 하고자 하는 사람들은 반드시 운동부하 검사를 받고나서 운동을 실시하여야 한다. 운동 시 혈압, 심전도, 심박수 상태를 전문가에게 확인하고 나서 운동 강도와 빈도, 시간을 설정해야만 한다.

고혈압자들의 운동 빈도와 시간에 따라 강압효과에서 차이를 보이는데, 6개월 동안 운동처방을 받은 후, 운동 전과 후의 혈압을 비교한 것으로, 주당 1일 20분의 운동 참여는 약간의 혈압이 감소는 하나, 큰 효과를 보이지 못하고, 주당 2일 30분의 운동도 혈압 강하에 큰 효과를 보이지 못한다. 그러나 주당 3일 이상 30분 규칙적인 운동을 실시했을 때 운동 전 188mmHg에서 운동 후 153mmHg까지 감소하여 강

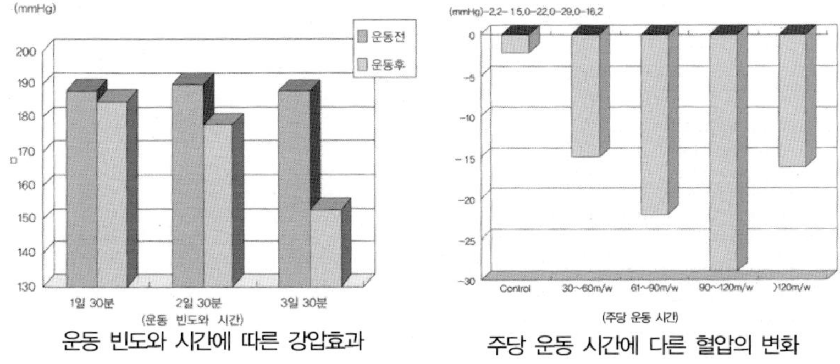

운동 빈도와 시간에 따른 강압효과 　　주당 운동 시간에 다른 혈압의 변화

압 효과를 보인 것을 알 수 있다. 따라서 운동을 통해 혈압이 조절되는 것은 약물요법과는 달리 심장기능이 향상되고 혈관에 탄력이 생기며 동맥경화가 감소되는 등 신체의 모든 기능이 크게 향상되어 정상 혈압을 되찾는 것이다.

중년 남성들을 대상으로 주당 운동 시간의 차이에 따라 혈압의 감소량을 측정한 결과, 주당 30~50분의 가벼운 운동량은 15mmHg가 감소하였고, 수당 61~90분은 22mmHg 감소, 주당 91－120분은 29mmHg 감소, 주당 120분 이상은 16.2mmHg가 감소되었다. 따라서 고혈압자들의 최적의 주당 운동 시간은 주당 90~120분 정도는 실시하여야 강압 효과를 볼 수 있다.

따라서 "고혈압자들에 있어서 운동의 적정량은 어떻게 처방하여야 하느냐"이다. 고혈압 대상자들에 있어서 동맥 혈압이 규칙적인 운동의 효과로 일관되게 나타나지 않는데, 이는 운동량에 따른 적정 기간을 예측하여야 하기 때문이다. 따라서 일반적으로 운동 트레이닝은 높은 강도보다는 낮은 강도로 실시하여야 혈압 감소를 기대할 수 있고, 고혈압자들에 있어서 운동 시간이나 빈도에 영향을 미칠 수 있는 운동 적용량(운동 강도, 시간, 빈도)의 세부적인 특성을 밝혀야만 하는 문제점을 가지고 있다.

:: 고혈압자들도 복합 운동 프로그램이 효과적이다.

고혈압자들의 운동의 종류는 유산소운동이 적절하며, 혈압의 상승 정도에 따라 근력 및 저항성 운동을 실시하여야 한다. 운동 빈도와 시간은 주당 3일 이상 30분 정도가 적합하며, 강압효과가 나타나기까지 2개월 정도의 기간을 두고 실시하는 운동이 안전하고 효과적이다. 필히, 운동부하 검사 후, 운동을 실시하여야 하는데, 운동 중의 심혈 관계 변화에 따라 그 강도와 빈도, 시간이 달라지기 때문이다.

중량운동은 고혈압 단계에 따라 차등 설정하여 실시하여야 하는데, 1단계나 2단계 고혈압자들은 상체 4~5 종목과 하체 3~4 종목을 나누어 3set 8~10회로 실시하고, 운동 초기에는 1RM의 40%부터 시작하여 점차 강도를 늘려 나간다. 그러나 3단계나 4단계 고혈압자들은 어느 정도 혈압을 떨어뜨린 후에 실시하는 것이 안전하다. 높은 혈압을 보유한 사람들은 힘을 한꺼번에 주는 운동은 혈압을 오히려 상승시킬 수 있는데, 이러한 스포츠 종목에는 철봉 매달리기(턱걸이), 들어 올리기(weight 운동), 테니스 등이 있다.

따라서 고혈압자들의 혈압 관리는 동맥경화 등으로 전이되는 것을 예방하여야 하는데, 과식, 편식, 음주, 운동부족, 담배, 스트레스, 과로, 노화 등의 복합적인 원인에 의해 비만이 오고 더불어 고혈압, 당뇨, 고지혈증 등이 동맥경화로 이어지며 더 나아가 관상동맥 질환이나 뇌혈관 장애로 진전되는 것이다. 따라서 고혈압자들은 생활습관의 개선이 급선무인데, 가능한 한 싱겁게 식사를 하고, 비만이 되지 않도록 열량을 적절히 제한하고, 전문가의 지시에 따라 운동을 규칙적으로 하고, 스트레스를 줄이고, 다른 위험인자에 대한 관리를 함께 하여야만 한다.

13. 맞춤운동으로 당뇨병을 이긴다

최근 운동부족으로 성인병이 급속하게 확산되고 있어 건강을 위협하고 있다. 특히 당뇨병이 폭발적으로 증가하고 있다. 옛적부터 "적을 알고 나를 알면 백전백승(百戰百勝)한다"고 했다. 당뇨병과의 싸움에서도 당뇨병이 어떤 병인지를 먼저 알아야 한다. 옛적부터 당뇨병은 소갈병(消渴病)이라고 할 만큼 병이 진행되면 갈증이 심하여 물을 자주 마시게 되고 발이 저리고 붓는다거나, 공복감으로 늘 배고픔을 느끼고 체중이 갑자기 증가하거나 줄어들기도 한다. 또 소변을 자주 많이 보게 되며, 소변에 거품이 턱없이 많이 생기는 등 다음(多飮), 다뇨(多尿), 다식(多食) 현상이 나타나는 경우가 많아 이러한 증상이 있을 때는 당뇨병을 의심하고 당뇨병 검사를 받아 보는 것이 필요하다.

:: 당의 홍수는 맞춤운동으로 막아야 한다

당뇨병은 부모로부터 직접 유전되는 병은 아니지만, 부모가 당뇨병을 가지고 있는 사람에서 많이 발병하고 있으며, 당뇨병의 가족력을 가지고 있으면서 운동부족증으로 신체 기능이 약화되거나 식생활의 불균형으로 비만해질 때 혹은 정신적으로 강한 충격을 받거나 스트레스를 심하게 받는 생활을 할 때 당뇨병이 쉽게 발병하게 된다. 당뇨병은 혈당을 조절하는 데 중요한 역할을 하는 인슐린을 만들어 내는 췌장에 장애가 발생하거나 인슐린 작용에 문제가 있을 때 발병하며 당뇨병이 발병하면 공복 시에도 혈당이 120㎎/dl 이상 높게 올라가 핏속에서 당의 홍수를 일으키게 되는 것이다.

강둑이 낡고 부실하면 여름철 폭우가 쏟아질 때 강물이 넘쳐흘러서 주변의 논밭은 물론 집까지 온통 물속에 잠기는 등 큰 홍수가 발생하는 것처럼 당뇨병은 당 대사를 조절하는 신체적 기능이 원활하지 못하여서 당을 사용하는 근육으로 당을 빠르게 전달하지 못할 때 핏속 당 수위가 높아져 당의 홍수가 발생하게 되고 소변으로까지 당이 넘쳐 나오게 되는 것이다.

홍수가 일어나지 않으려면 폭우가 쏟아지지 않아야 하듯이 우리 몸에서도 당의 홍수가 발생하지 않도록 하려면 우선 폭식이나 과식을 피해야 한다. 그래서 당뇨병에는 식사요법이 강조되고 있다. 또 관개시설을 정비하고 고쳐야 하듯이 맞춤운동을 통해서 약화된 신체기능을 정상화시켜야 한다. 수리시설을 잘 정비해 놓으면 비가 얼마간 내려도 폭우만 쏟아지지 않으면 홍수가 일어나지 않는 것처럼 당뇨병이라고 하여도 과식만 하지 않고 운동을 알맞게 실시하여 수위를 조절하면 핏속에서 당의 홍수가 발생하는 것을 막을 수가 있다. 홍수가 지는 것은 무섭지만 항상 가랑비만 내린다면 또 어떻게 될까, 비록 홍수가 발생할 염려는 없겠지만, 가뭄이 극심하여 농사를 지을 수가 없을 것이다. 이처럼 당뇨병도 식후 혈당이 상승되는 것이 두려워 식사량을 지나치게 줄여서 소식만 하면 오래지 않아서 영양부족으로 신체가 약화되고 건강을 유지하기 어렵게 된다.

당뇨병의 예방뿐만 아니라, 관리를 위해서도 과식은 반드시 피해야 하지만 균형 잡힌 식사와 규칙적인 맞춤운동을 하는 것이 대단히 중요하다. 식사량과 운동량이 조화를 이룰 때 당뇨병 관리는 물론 건강을 유지하는 기본적 조건이 갖추어지게 된다는 것을 명심하여야 한다.

우리가 당뇨병을 무서워하는 것은 핏속에서 당의 홍수가 발생하고 삼다(三多) 현상이 나타나기 때문이 아니다. 당뇨병의 고혈당 상태를 장기간 그대로 방치하였을 때는 아주 무서운 여러 가지 합병증을 일으키고 장차는 합병증으로 감당할 수 없기 때문이다. 맞춤운동은 혈당의 조절도 용이하게 하지만 이러한 당뇨병의 합병증을 예방할 수 있도록 하고 건강한 생활을 할 수 있도록 신체를 튼튼히 만들고 유지할 수 있도록 돕는다.

그러나 당뇨병 환자는 정상인에 비해서 간에서 글리코겐(당)을 저장하는 능력이 떨어져 있고 당 분해 작용이 저하되어 있으며 젖산 생산능력이 감소되어 운동을 하는 데 있어서 불리한 신체적 조건을 가지고 있다. 같은 운동 시에도 정상인에 비해서 많은 양의 당을 섭취하지 못할 뿐만 아니라, 간에서 높은 비율로 당 생성이 일어난다. 이렇게 불리한 신체적인 조건에도 불구하고 당뇨병 환자에게 맞춤운동을 하도록 적극 권장하는 이유는 자신의 몸에 알맞게 과학적으로 처방된 맞춤운동을 장기간에 걸쳐서 규칙적으로 실시하면 평소 혈당 조절이 불량했던 당뇨병 환자의 경우에도 맞춤운동은 혈당이 안정적으로 잘 조절 되도록 도와주고, 체지방을 감소시켜 이상적인 체중을 유지할 수 있도록 만들기 때문이다.

운동을 일시적으로 중단해야 하는 경우

- 혈당치의 조절이 일시적으로 불량하거나 공복 시 혈당이 300mg/dℓ 이상 올라갈 때.
- 소변에 케톤이 36mg/dℓ 이상 나타날 때.
- 운동 전 저혈당이나 탈수현상이 있을 때.
  - 이런 때에는 운동을 일시 중단하고 이러한 상황을 먼저 조정하여야 한다.

장기간에 걸쳐서 운동을 조정하거나 금지해야 하는 경우

- 선 자세에서 운동 후에 저혈압을 나타내는 자율신경병증이 있는 경우에는 달리기나 하이킹은 피하고 고정식 자전거나 수영 같은 운동만을 한다.
- 발에 심한 신경증이 나타나는 환자는 하체에 체중을 많이 지탱하는 저항성 운동을 금한다.
- 망막증 환자는 무산소성 운동을 포함한 갑자기 스트레스를 가하는 운동을 피해야만 한다.
- 이상의 경우를 제외하고는 공복 시 혈당치가 240mg/dℓ 이하면서 조절이 비교적 잘되고 있을 때는 일회적인 운동만으로도 혈당을 50~70mg/dℓ 정도 감소시키는 좋은 효과를 얻을 수 있기 때문에 운동은 당뇨병 상태에 따라서 결정하여야 된다.

운동을 적극적으로 해도 좋은 경우

혈당의 조절이 양호하고 합병증이 없는 인슐린 의존형 및 인슐린 비의존형 당뇨병 환자는 자신의 체력 수준에 맞추어서 유산소성 운동을 실시하면 된다.

- 고령자와 아주 비만한 인슐린 의존형 당뇨병 환자 및 인슐린 비의존형 당 뇨병 환자.
- 신진대사에 이상이 심한 인슐린 의존형 및 비의존형 당뇨병 환자.
- 당뇨병성 신경병증, 단순성 망막증, 초기의 당뇨병성 신증, 가벼운 고혈압 증 동맥경화증 등의 합병이 있는 환자.
- 경구혈당강하제를 사용하는 당뇨병환자로서 식사를 규칙적으로 못 하는 때.

- 급성 합병증, 급성 감염증이 있을 때.
- 심한 혈관 합병증(신부전, 심부전, 출혈성 망막증 등)이 있을 때.

당뇨병의 운동요법은 당뇨병의 합병증 여부, 자신의 체력에 따라서 알맞게 운동량을 결정해야 한다. 그러므로 적극적으로 운동을 실시해도 무방한 경우와 전문가의 운동처방에 따라서 세심한 주의를 하면서 운동을 해야 하는 경우, 운동을 금지해야 되는 경우로 나누어진다. 따라서 당뇨병 환자는 먼저 전문기관을 찾아 자신의 신체적인 조건이 어떤 상태에 해당되는지를 먼저 알아보고 나서 전문가의 운동처방에 따라서 맞춤운동을 실시하도록 해야 한다.

14. 당뇨병은 식이 및 운동요법으로 관리해야 한다

당뇨병의 관리는 식이요법, 운동요법, 약물요법으로 구분된다. 인슐린 의존형인 경우, 인슐린 주사를 맞아 혈당을 떨어뜨려야 하고, 인슐린 비의존형은 케톤체가 소변으로 나오지 않으면, 운동과 식이요법으로 적극적으로 대처해야 한다.

식이요법은 주치의와 상담하고 칼로리 제한이 필요한 사람들은 짜인 식단에 의해 관리하여야만 하는데, 영양의 균형, 과자나 단 음식을 지나치게 섭취하지 말고, 과일도 적정량 섭취하여야 하며, 알코올은 자제하여야 한다. 조미료는 싱겁게, 충분한 단백질을 섭취하고, 채소, 해초류, 버섯류는 충분히 섭취하여야 한다. 주식인 밥의 선택은 주의하여야 하고, 천천히 잘 씹어서 먹는 것이 중요하다.

당뇨 환자들에게 운동요법의 장점은 당 대사가 활발해지고, 인슐린을 절약할 수 있으며, 혈관의 노화를 막는 것이다. 그리고 스트레스에 도움을 주고, 근력 및 체력이 증강되며, 비만의 해소로 이어진다. 이때 주의할 점은 식전 운동은 삼가고 식후 최소한 30분 이후에 실시하여 위에 부담을 덜어 주고 저혈당의 위험에서 벗어날 수 있게 한다.

또한, 스트레스 해소에 노력하여야 하고 담배를 피해야 하는데, 지나친 흡연은 동맥경화를 야기할 수 있다. 그리고 식사, 운동, 약물요법은 주치의나 전문가의 지시에 따라 실시하는 것이 좋고 정기적인 검사를 받아야 한다.

또한, 당뇨병 치료는 식이요법과 운동요법으로서 아래와 같은 사항을 조심하지 않으면, 건강을 해칠 우려성이 있으므로 주의해야 한다. 먼저, 당뇨병의 진단과 치료를 계속 지연할 때, 적극적인 치료를 하지 않고 처방대로 치료를 하지 않을 때, 당뇨병과 관련된 위험요소들을 소홀히 한 때이다. 따라서 당뇨병은 운동만 하여도 되지 않는데, 이는 각 개인의 상태에 따라 식이요법과 운동요법을 병행하여야만 질환을 예방하고 치료할 수 있다.

당뇨병 환자들의 운동 시 주의사항

1) 먼저, 당뇨검사를 받고 운동을 실시한다. 당뇨의 수치와 합병증, 운동능력에 따라 차등 프로그램으로 실시하여야 안전하기 때문에 종합검진을 받고 식이, 운동 프로그램에 참여한다.
2) 혈당이 100mg/dℓ 이하이면 간단히 음식을 섭취하고 운동을 실시해야 한다. 운동을 실시하면 당을 에너지원으로 사용하기 때문에 음식물을 섭취하지 않으면, 저혈당의 우려가 있다.
3) 혈당이 100~250mg/dℓ이면 운동을 안전하게 할 수 있다.
4) 혈당이 250mg/dℓ 이상이면 운동을 연기하고 소변에서 케톤을 검사해야 한다. 케톤체가 검출되면 에너지원으로 포도당이 이용되지 못하고 지방이 사용된다는 의미이므로 운동을 실시하면 케톤산혈증이 생길 수 있다.
5) 케톤이 검출되면 인슐린을 투여하여 혈당이 250mg/dℓ 이하로 내린 다음 운동을 실시한다.
6) 운동은 식후 1~2시간 후에 실시한다. 식전은 저혈당 우려가 있으므로 사탕, 초콜릿 등을 준비하여 이상 증상이 나타나면 섭취한다.
7) 장시간 운동 시에는 30분마다 당분을 섭취하고, 인슐린은 운동 1시간 전에 투여한다.
8) 운동 중 관절이나 근육의 손상에 주의하고, 운동화는 발에 잘 맞아야 한다. 당뇨 질환은 신경계와 말초 혈관에 이상을 유발하기 때문에 작은 운동화나 너무 큰 운동화는 발의 상처를 만들게 된다.
9) 합병증이 있으면, 무리한 운동을 삼가고, 전문의와 상의한다.

한 당뇨병 환자의 운동 관리에 따른 혈당의 변화

날짜	식전(mg/dl)	식후(mg/dl)	처방
2006년 2월 13일	322	484	약물+운동
2월 27일	235	299	운동
3월 12일	217	289	운동
3월 29일	147	198	운동
5월 13일	142	170	운동

당뇨병 환자들에 있어서 관리 측면에서 운동의 효과는 대단히 크게 나타나는데, 아래의 표를 보면 확실히 알 수 있다.

당뇨병 환자들의 약물과 운동에 따른 혈당치의 변화와 운동의 효과는 확연하게 드러나는 것을 알 수 있다. 초기 당 수치가 식전에 322 mg/dl, 식후 484mg/dl인 한 사람을 약물 처치와 운동 처치를 시켰을 때, 약 2주 후에 250mg/dl 이하로 감소하여 약물 처지를 중단하고 운동을 계속하였을 때, 최초 4주 후 공복 시에 217mg/dl로 감소하였고, 8주 후에는 150mg/dl 이하로 감소하여 큰 폭으로 혈당이 감소하였으며, 약 3개월 후에 식전에 142mg/dl, 식후 170mg/dl으로 거의 정상에 가까운 정도까지 감소하는 결과를 보여 주고 있다.

이렇게 당질 대사와 지질 대사를 개선시키고 신체 내 지방을 효과적으로 소비할 수 있는 운동 강도와 시간, 빈도를 처방해 주었을 때, 큰 효과를 볼 수 있다는 것이다. 따라서 당뇨병 환자의 혈당치를 변화시킬 수 있는 운동은 달리기를 비롯한 유산소성 운동이 좋고, 근력 운동도 병행하여 실시하는 것이 효과적이다.

:: 당뇨병 키우는 습관

- **잘못된 식습관**: 당뇨의 가장 큰 원인은 잘못된 식습관에서 오는 영양 불균형에 있다. 특히 정백식품(흰 설탕, 흰 밀가루, 흰쌀, 흰 소금, 조미료)과 인스턴트식품, 육류의 지방은 인슐린 분비에 문제를 일으키는 주범들이다. 대한영양사협회의 조사에 의하면 초등학생의 54.2%는 가공 식품이나 인스턴트식품을 선호하는 것으로 나타났다. 10대 아이들의 잘못된 식습관은 비만과 영양 불균형의 원인이 된다. 특히 섬유질이 부족한 정백식품은 포도당의 과잉분비를 초래하면서 췌장의 인슐린 분비에 문제를 일으키게 된다. 따라서 성장기에 이런 잘못된 식습관은 성인병으로 가는 지름길이다. 불규칙한 식습관 역시 당뇨를 부르는 원인이 된다. 미국 노스웨스턴 대학의 연구 결과에 따르면 아침을 먹을 경우 당뇨의 위험성이 37%~55% 이상 낮아진다고 한다. 아침을 거르면 점심에 폭식을 하게 마련이며 불규칙한 식사 습관이 결국 인슐린 분비에 문제를 일으키는 것이다.

- **비만**: 뱃살과 당뇨병은 어떤 관계가 있는 것일까? 복부비만은 즉 내장 주변에 많은 지방질이 축적된 형태를 말한다. 내장과 장간막에 존재하는 지방세포는 중성지방을 축적하고 분해해 혈액 속에 지방산을 높일 뿐 아니라 인슐린 분비와 기능에도 영향을 미친다. 인슐린은 신체의 각 세포 속에 에너지원인 포도당을 들여보내는 역할을 하는데 혈중에 지방산이 증가되면 세포는 포도당 대신 지방을 받아들이게 되어 인슐린이 과잉 분비되게 된다. 핏속에 인슐린 농도가 지나치게 높으면 고인슐린 혈증이 나타나고 이는 곧 췌장에

서 인슐린을 분비하는 기능에 문제를 일으켜 당뇨병을 발생시키는 것이다. 뱃살이 가져오는 공포는 단순히 당뇨병에서만 머무르지는 않는다. 인슐린 분비에 문제가 생기면서 고지혈증은 물론 고혈압까지 유발시켜 당뇨로 인한 합병증인 심혈관계 질환을 촉진시키기 때문이다.

■ **과도한 스트레스**: 현대인들의 스트레스 또한 당뇨병을 일으키는 원인이 된다. 스트레스는 여러 가지 호르몬을 과잉 분비시키는 기능을 한다. 뇌하수체에 부신피질 자극호르몬은 내장 지방을 축적시켜 복부비만을 초래한다. 성장호르몬 분비와 췌장의 글루카곤 호르몬 분비가 증가되면 인슐린 분비에 문제를 일으켜 당뇨병을 유발시키기도 하기 때문이다.

15. 벌새는 당뇨병에 걸리지 않는다

"일하지 않으면 먹지도 말라"라는 말이 있다. 특히 이러한 말은 당뇨병 환자들에게 적용되는 말인데, 움직임이 없으면, 당을 조절할 수 없다는 것이다. 세계당뇨연맹의 심벌인 벌새(humming birds)는 세계에서 가장 작은 새로 3g, 3㎝이고 주식은 꿀이다. 그렇지만 벌새는 당뇨에 걸리지 않는다고 한다. 그 이유는 1초에 80번의 날갯짓을 한다는 것이다. 신체활동이 당뇨병을 예방하는 지름길인 것이다.

:: 당뇨병의 예방은 신체활동 참여가 필수다

벌새(humming birds)는 1초에 80번 날갯짓을 하여 꿀이라는 당분을 섭취하고도 당뇨에 걸리지 않는다. 따라서 세계당뇨연맹에서는 협회의 상징으로 설정하여 운동 참여를 강조하고 있다. 당뇨병 등 만성질환 예방은 운동 참여가 필수인 것인데, 이 해답은 벌새의 특징을 보면 알 수 있다.

■ 벌새는 하루에 12시간의 긴 잠을 통하여 체내의 노폐물과 대사의 부산물을 제거한다. 또한 긴 잠은 활동하는 시간을 줄여 체내에 필요한 에너지를 조절할 수 있게 된다. 모든 동물은 격렬한 운동을

하여 피곤해지면 긴 잠을 필요로 하지만 벌새는 처음부터 생활양식이 활발한 대사와 긴 잠을 자도록 창조된 것이다.

- 벌새는 에너지원으로 가장 효율적인 꽃의 꿀을 이용한다. 뿐만 아니라 꿀을 효율적으로 채취하기 위해 부리는 바늘처럼 생겨 꽃 속으로 깊숙이 파고 들어갈 수 있다. 일부 화관이 부리보다 긴 경우는 부리를 화관의 밑 부분을 뚫고 들어가 꿀을 빨아내게 된다. 벌새의 혀 또한 부리 못지않게 특별하게 설계되어 꿀을 효과적으로 입속으로 섭취하도록 되어 있다. 길고 가는 혀는 마음대로 구부렸다 폈다 할 수 있으며, 끝은 둘로 갈라져 양쪽 끝에 꿀을 담을 수 있는 작은 홈통이 있어 조금도 흘리는 것 없이 꿀을 목구멍으로 넘길 수 있도록 되어 있다. 또한 혀는 1초에 13번을 핥아 짧은 시간에 많은 양의 꿀을 섭취할 수 있다.

- 벌새는 특수한 비행기술을 갖고 있다. 꽃 앞에 이르러서는 꽃에 앉는 것이 아니라 정지한 상태로 날면서 부리를 꽃을 향하게 한 다음, 정확히 앞으로 날아 부리를 꽃 속으로 집어넣는다. 그러고는 충분한 양의 꿀을 채취할 때까지 마치 꽃 앞에 정지해 있는 것처럼 부지런히 날갯짓을 한다. 꿀을 다 섭취한 다음에는 정확히 반대 동작으로 뒤로 날아 부리를 꽃에서 빼내게 된다. 시속 90㎞의 엄청난 속도로 날면서 어떻게 이런 행동이 가능할까? 벌새가 꽃 앞에 도착하면 몸을 45°로 틀어 정지한 다음 날개를 위·아래로 젓는 대신 앞·뒤로 저어 정지 상태에서 떠 있게 된다. 대부분의 조류는 날개를 아래로 저을 때만 추진력을 얻게 된다. 그러나 벌새는 아래·위 두 날갯짓 모두 추진력을 내며, 정지해 있을 때도 앞·뒤 날갯짓 모두 추진력을 갖고 있다. 벌새의 날개는 어깨로부터 모든 방향

으로 회전할 수 있으며, 다른 조류들은 날개의 중간이 활처럼 휘어져 있는 반면에 벌새는 똑바르게 되어 있어 훨씬 자유로운 비행기술을 발휘할 수 있다. 정지상태의 날갯짓을 정밀하게 관찰하면, 날개를 뒤로 움직이는 동안 날개 전체가 회전하여 아랫부분이 위를 향했다가 앞으로 젓는 동안 다시 회전하여 원위치로 돌아오는 운동을 계속 반복하여 꽃에서 꿀을 채취하는 동안 정지 상태로 떠 있을 수 있음을 알 수 있다. 반면에 꿀을 다 채취한 후에 부리를 꽃으로부터 빼어 뒤로 날기 위해서는 바람이 앞으로 일도록 날개를 약간 틀어 저으면 된다. 이런 행동이 1초에 50~80번 일어나기 때문에 사람의 육안으로는 관찰이 불가능하다. 벌새는 이러한 강력한 날갯짓을 위해 특별히 발달된 근육을 갖고 있는데, 가슴근육이 체중의 3분의 1을 차지하는 것은 조금도 이상한 것이 아니다.

:: 비만과 운동부족은 당뇨병을 유발시킨다

신체활동의 정도에 따라 성인병은 매우 차이를 보이는데, 대표적인 비교 집단으로 피마(Pima) 인디언과 아미시(Amish) 인디언 공동체를 들 수 있다. 피마 인디언이 영양 과잉과 활동 부족이 빚은 당뇨 재앙이라면, 펜실베이니아 주의 아미시 인디언 공동체는 반대로 당뇨 무풍지대인데, 전기와 자동차 등 현대 문명을 거부하고 19세기 수준의 농업기술로 하루 10시간 이상 활발한 육체 활동을 실시하기 때문이다. 이들의 당뇨병 발생 비율은 2~3%로, 세계적으로 유례가 드물게 낮다고 보고하고 있다.

98명의 아미시 남자 농부를 대상으로 7일 동안 육체 활동량을 조사한 결과, 이들의 활동량은 미국인 성인 평균보다 6배나 많았다. 이들은 하루 평균 18,425보를 걷는다. 최대 하루에 51,000보 이상을 걷는 이도 있었고 여성들도 농장 일과 육아 활동 등으로 하루 14,196보를 걸은 것으로 보고하고 있다. 이들의 식사는 육류 위주의 고지방 서구식 식단인 것은 마찬가지지만, 엄청난 활동량으로 비만으로 분류된 사람은 단지 4%에 불과하다. 미국인의 31%가 비만인 것과 대조되는 내용이다.

아미시 연구 권위자인 미국 메릴랜드의대 내과 알란 슐디너 교수는 "같은 비만이더라도 아미시의 당뇨병 발생률은 일반 미국인의 절반 수준"이라고 말했다. 슐디너 교수의 연구에 따르면, 아미시들의 체지방량은 하루 걷는 숫자와 반비례했다. 이들은 심장병 예방 효과가 있는 HDL-C가 매우 높았고, 골다공증 발생률은 현저히 낮았는데, 이는 일상의 활동량이 많아서 생긴 현상이다.

:: 소변에서 케톤체(ketone body)가 나오면 운동을 해서는 안 된다

당뇨병 환자들이 운동 전에 꼭 검사하여야 할 사항은 소변에서 케톤체가 생성되느냐가 중요하다. 케톤체는 인슐린이 부족하게 되면서 발생하게 되는데, 인슐린이 부족→포도당을 에너지원으로 사용 못 함→포도당이 혈액 속에 쌓이기 시작하면서 혈당이 상승하게 된다. 따라서 포도당으로 에너지를 사용하지 못하기 때문에 대체 에너지원을 찾을 수밖에 없다. 그 대체 에너지가 지방인데, 이 지방을 쓰고 남은 찌꺼기가 바로 케톤체(ketone body)인 것이다.

케톤체가 소변으로 생성되는 당뇨환자들이 운동이 좋다고 하여 운

동을 실시했을 때, 에너지는 더 필요하게 되고 포도당을 대신할 지방도 더 필요로 하게 되며, 따라서 케톤산 혈증의 위험한 상황까지 갈수 있다. 이러한 케톤산 혈증은 케톤체가 생성되는 당뇨환자들에서 생성이 증가되는데, 정상이나 조절되는 당뇨 환자들에 비해 케톤성 당뇨 환자들은 급격하게 증가된다. 따라서 케톤체가 생성되는 당뇨 환자들은 약물요법 등으로 혈당의 조절과 케톤체가 생성되지 않도록 조질한 후에 운동을 실시하여야만 한다.

:: 당뇨의 예방과 관리는 운동과 식이요법으로

당뇨 환자들의 운동의 효과는 대단히 높다. 그 예로 인슐린 비의존형 환자들을 대상으로 골프 운동을 실시한 날과 사무실에서 근무한 날의 당 수치를 비교한 결과, 현저하게 골프를 실시한 날이 낮았다는 보고가 있다. 따라서 규칙적인 운동은 혈당이 낮아지고, 근육의 인슐린 감수성이 높아지며, 근육에 당 이용률을 증가시킨다. 그리고 적은 인슐린으로 많은 당을 근육에 에너지로 이용하게 된다. 규칙적인 운동은 말초조직의 혈류량을 증가시키고 근육 및 지방세포의 인슐린 감수성을 증가시켜 혈당을 조절하는 데 크게 도움을 줄뿐만 아니라, 심장의 기능적 능력을 향상시키고 지방을 줄이는 데 효과를 얻을 수 있다.

또한, 당뇨병 관리는 식이요법과 운동요법으로서 아래와 같은 사항을 조심하지 않으면, 건강을 해칠 우려성이 있으므로 주의해야 한다. 당뇨병의 진단과 치료를 계속 지연할 때, 적극적인 치료를 하지 않고 처방대로 치료를 하지 않을 때, 당뇨병과 관련된 위험요소들을 소홀히 할 때이다. 따라서 당뇨병은 운동만 하여도 되지 않는데, 이는 각 개인의 상태에 따라 식이요법과 운동요법을 병행하여야만 질환을 예방하고 치료할 수 있다.

이렇게 당질 대사와 지질 대사를 개선시키고 신체 내 지방을 효과적으로 소비할 수 있는 운동 강도와 시간, 빈도를 처방해 주었을 때, 큰 효과를 볼 수 있다는 것이다. 따라서 당뇨병 환자의 혈당치를 변화시킬 수 있는 운동은 달리기를 비롯한 유산소성 운동이 좋고, 근력 운동도 병행하여 실시하는 것이 효과적이다.

16. 스트레스 해소방법

　스트레스는 일상생활에서 겪는 내·외적 자극(stressor)에 대해 개인적으로 생각하거나 느끼는 방식인데, 스트레스 요인들에 의한 유기체의 소모적인 비특이적 반응, 즉 어떤 요구에 대해 신체가 느끼는 부가적 비특이적 반응이다. 스트레스 반응은 부신피질 호르몬 등의 호르몬 분비에 의해 신체적 불균형 상태를 초래하는 것으로 긍정적, 또는 부정적 스트레스 모두가 스트레스를 일으키며, 긍정적 스트레스는 'Eustress', 부정적 스트레스는 'Distress'라고 한다.

　따라서 스트레스는 스트레스원에 대한 당신의 반응인데, 이 스트레스원으로는 공해, 마감시간, 열, 업무과중, 가족관계, 재정, 질병 등을 들 수 있고, 이러한 스트레스의 원인은 신체 리듬이 깨져서, 지원체계의 상실과 고립감, 정보의 차단, 자율성의 부재를 들 수 있다.

:: 스트레스는 면역력을 감소시켜 암, 감염, 심근경색까지

　스트레스 지속기간이 길어져 자극이 강해지면, 암과 싸우는 킬러세포(NK) 활동을 왕성하게 하는 DHEA 분비는 줄고 스트레스 호르몬인 '코티졸'이 분비된다. 코티졸은 킬러세포 활동을 억제하여, 암 발생위험을 높이게 된다. 그리고 심장혈관에 문제가 없는 사람도 심근경색을 일으킬 수 있는데, 이를 '스트레스성 심근증'이라 한다. 스트레스를 쉽게 받는 사람은 그렇지 않은 사람보다 심혈관계 질환 발병률이 3배나 높게 된다.

스트레스 호르몬인 코티졸은 흉선과 임파선에서 나오는 림프구 수를 감소시켜 면역기능을 약화시킨다. 이 때문에 세균이나 바이러스, 박테리아 등 각종 병원체에 쉽게 감염된다. 또한 스트레스는 부신피질자극 호르몬(ACTH)의 양을 증가시켜 잠드는 것을 방해한다. 그리고 뇌 속 신경계 평형에 영향을 주며 우울증과 관련된 호르몬인 세로토닌 분비를 감소시킨다.

위장관의 운동을 조절하는 중추신경계에 이상을 초래해 위십이지장 궤양, 과민성 대장증후군, 기능성 소화불량, 항문·직장통증, 변실금, 배변장애 등을 일으킨다. 그리고 혈당 조절을 어렵게 해 당뇨병을 악화시킨다. 스트레스를 받으면, 글루카곤, 부신수질 호르몬 등이 다량 분비돼 췌장 기능을 약화시켜 혈당치가 올라간다. 어린이의 성장장애를 초래하는 '애정결핍성 소인증'의 원인이 되기도 한다.

외국 통계조사에 따르면, 피부 질환의 40%가 스트레스와 관련이 있다고 한다. 긁어서 발생하는 피부병, 성기 주변의 가려움증 등은 스트레스가 원인이며, 지속적인 스트레스는 치료효과를 떨어뜨린다.

이 외에도 스트레스와 관련된 증상은 다양하게 나타나는데, 눈이 침침해지고, 눈이 따가우며, 안면에 경직이 온다. 목과 척추는 목이 뻐근해지고, 어깨와 팔의 저림 현상과 요통이 온다. 복통, 메스꺼움, 소화불량, 위염이 온다. 우울증, 공격 성향, 만성피로, 불면증이 온다. 기타 스트레스와 관련된 증상은 업무능력 저하, 고혈압, 심장병 등이 있다.

  따라서 스트레스는 모든 질병의 근원이 될 수 있으며, 쌓인 스트레스는 그때그때 해소하는 것이 건강유지의 지름길이다.

:: 스트레스는 운동이나 취미활동으로 해소하자

  우리나라 20~40대 성인 1,000명에게 스트레스 해소 방법을 설문 조사한 결과, "운동이나 취미활동"을 가장 많이 꼽았다. 남성은 연령별로 큰 차이를 보이지 않았으나, 여성은 20대(13.2%), 30대(18.6%), 40대(33.7%)로 나이가 들수록 운동이나 취미활동을 많이 하는 것으로 나타났다.

  "술을 마신다"는 전체 25.6%로 나타났는데, 남성이 38.8%로 여성 12.4%에 비해 크게 높았다. 특히 남성은 나이가 많을수록, 여성은 어릴수록 음주를 꼽아 대조를 보였다.

- **채소, 과일 섭취(우울증 해소)**: 스트레스가 쌓이면, 비타민이나 무기질이 많이 소모된다. 따라서 채소와 과일을 많이 섭취해야 하는데, 칼슘, 단백질, 비타민 B가 함유된 콩류는 피로와 우울감을 감소시켜 안정에 도움이 된다. 옥수수와 현미 등 전곡류는 긴장감과 불안감을 해소해 준다. 호두, 밤, 땅콩 등 견과류와 연어, 참치 등 생선류 역시 긴장, 스트레스 해소에 도움을 준다. 하지만 커피나 홍차 등 카페인류는 삼가는 것이 좋다.
- **아로마 향(긴장, 걱정 해소)**: 아로마 향은 스트레스 저항 호르몬의 분비를 촉진시켜 지나친 긴장이나 걱정을 덜어 준다. 라벤더, 제라늄, 로즈, 재스민 향이 대표적이다. 증발기를 이용해 향을 맡거나, 목욕 시 몇 방울 섞으면 좋다. 아로마 차는 몸과 마음의 긴장을 풀어

주고, 체내의 노폐물을 깨끗하게 배출해 준다. 특히 허브 차는 비타민과 칼슘, 철분, 식이섬유 등을 많이 함유하고 있어 스트레스 해소에 효과적이다.

- **반신욕(예민 신경 해소):** 목욕은 혈액순환을 도와 예민해진 신경을 완화해 주는 데 효과적인 방법이다. 여유로운 저녁시간에는 반신욕이 좋은데, 귤껍질을 우려낸 물을 섞어주면 스트레스로 인한 상기증(얼굴에 열이 오르는 증상)에 효과적이다.

  샤워기로 하는 수압 마사지도 효과적인데, 발→다리, 목→어깨→가슴→등→배, 손→팔→얼굴 순으로 하면 된다. 반신욕을 할 때 가장 중요한 것은 직장이나 가정 등 스트레스를 받는 문제를 생각하지 않는 것이다. 좋아하는 책을 읽거나 음악을 듣는 등 그 시간 자체를 즐겨 스트레스를 푸는 방법으로 반신욕을 이용하면 효과적이다. 반신욕이 질환에 효과가 있기보다는 우리 신체에 좋다. 인체를 보면, 열이 하반신보다는 상반신에 많이 분포하고 있기 때문에 반신욕을 하게 되면, 상반신과 하반신의 온도를 적절하게 맞추어 주기 때문에 혈액순환이 원활하게 되어서 인체에 좋다. 그래서 혈액순환과 관련된 질환에서 효과를 나타낸다.

- **문화, 취미생활:** 여유를 가지고 영화, 음악, 여행 등 취미활동을 하는 것도 스트레스 관리에 효과적이다. 요즘은 스트레스를 해소하기 위해 스트레스 해소방, 마네킹과 권투하기, 기관총 쏘기 등이 성업 중이다.

- **맞춤운동(스트레스 해소):** 맞춤운동은 스트레스 해소뿐만 아니라, 장운동을 활발하게 해 준다. 특히 등산은 정신건강에 좋은데, 녹음 짙은 숲 속에서 상쾌하고 맑은 공기를 마시며 아름다운 자연 경관을 즐기면 스트레스를 날려 버릴 수가 있다. 조깅이나 산책, 에어로빅 등 유

스트레스 점검표

심리, 감정상의 징조	신체상의 징조
1. 언제나 초조해하는 편이다.	1. 숨이 막힌다.
2. 흥분이나 화를 잘 낸다.	2. 목이나 입이 마른다.
3. 집중력이 저하되고 인내력이 없어진다.	3. 불면증이 있다.
4. 건망증이 심하다.	4. 편두통이 있다.
5. 우울하고 기분이 침울해지기 쉽다.	5. 눈이 쉽게 피로해진다.
6. 뭔가를 하는 것이 귀찮다.	6. 어깨나 목이 자주 결린다.
7. 매사 의심이 많고 망설이는 편이다.	7. 가슴이 답답해 토할 기분이다.
8. 하는 일에 자신이 없고 쉽게 포기하곤 한다.	8. 식욕이 떨어진다.
9. 뭔가를 하지 않으면 진정할 수 없다.	9. 변비나 설사를 한다.
0. 성급한 판단을 내리는 경우가 많다.	10. 신체가 나른하고 쉽게 피로를 느낀다.

※ 각 항목당 해당하는 경우가 4개 이상이면, 스트레스 수준이 비교적 심각한 상태에 있음을 의미한다.

산소운동이나, 요가, 명상, 기공체조, 태극권 등도 꾸준히 하면 마음의 안정과 몸의 긴장을 푸는 데 큰 도움이 된다. 그리고 가족이나 부부를 위한 프로그램 참여가 단독적으로 운동을 실시하는 경우보다 스트레스 해소나 건강에 훨씬 큰 효과를 볼 수 있는데, 저변확충이 미흡한 실정이다.

:: 스트레스가 부르는 질병: 면역력 떨어져 암, 감염병, 심근경색까지

■ 암: 스트레스 지속기간이 길어져 자극이 강해지면 암과 싸우는 킬러세포(NK) 활동을 왕성하게 하는 DHEA 분비는 줄고 스트레스 호르몬인 '코티졸'이 분비된다. 코티졸은 킬러세포 활동을 억제하여, 암 발생 위험을 높이게 된다.

■ 심혈관계 질환: 심장혈관에 문제가 없는 사람도 심근경색을 일으킬 수 있는데 이를 '스트레스성 심근증'이라 한다. 스트레스를 쉽게 받는 사람은 그렇지 않은 사람보다 심혈관계 질환 발병률이 3배 높다.

- **감염성 질환**: 스트레스 호르몬 코티졸은 흉선과 임파선에서 나오는 림프구 수를 감소시켜 면역기능을 약화시킨다. 이 때문에 세균이나 바이러스, 박테리아 등 각종 병원체에 쉽게 감염된다.
- **수면장애**: 스트레스는 부신피질자극호르몬(ACTH)의 양을 증가시켜 잠드는 것을 방해한다.
- **우울증**: 스트레스는 뇌 속 신경계 평형에 영향을 주며 우울증과 관련된 호르몬인 세로토닌 분비를 감소시킨다.
- **소화기 질환**: 스트레스는 위장관의 운동을 조절하는 중추신경계에 이상을 초래해 위십이지장궤양, 과민성 대장증후군, 기능성 소화불량, 항문·직장통증, 변실금, 배변장애 등을 일으킨다.
- **내분비 질환**: 혈당 조절을 어렵게 해 당뇨병을 악화시킨다. 스트레스를 받으면 글루카곤, 부신수질호르몬 등이 다량 분비돼 췌장 기능을 약화시켜 혈당치가 올라간다. 어린이의 성장장애를 초래하는 '애정결핍성 소인증'의 원인이 되기도 한다.
- **피부 질환**: 외국 통계조사에 따르면, 피부 질환의 40%가 스트레스와 관련이 있다. 긁어서 발생하는 피부병, 성기 주변의 가려움증 등은 스트레스가 원인이며, 지속적인 스트레스는 치료효과를 떨어뜨린다.

- **스트레스 점검표**

심리, 감정상의 징조

1. 언제나 초조해하는 편이다.
2. 흥분이나 화를 잘 낸다.
3. 집중력이 저하되고 인내력이 없어진다.

4. 건망증이 심하다.

5. 우울하고 기분이 침울해지기 쉽다.

6. 뭔가를 하는 것이 귀찮다.

7. 매사 의심이 많고 망설이는 편이다.

8. 하는 일에 자신이 없고 쉽게 포기하곤 한다.

9. 뭔가를 하지 않으면 진정할 수 없다.

10. 성급한 판단을 내리는 경우가 많다.

신체상의 징조

1. 숨이 막힌다.

2. 목이나 입이 마른다.

3. 불면증이 있다.

4. 편두통이 있다.

5. 눈이 쉽게 피로해진다.

6. 어깨나 목이 자주 결린다.

7. 가슴이 답답해 토할 기분이다.

8. 식욕이 떨어진다.

9. 변비나 설사를 한다.

10. 신체가 나른하고 쉽게 피로를 느낀다.

※ 각 항목당 해당하는 경우가 4개 이상이면 스트레스 수준이 비
   교적 심각한 상태에 있음을 의미한다.

17. 요통 예방은 규칙적인 운동, 바른 자세,
    적정 체중을 유지하여야만 한다

적절한 운동, 주의와 치료로 허리의 요통 문제들을 예방할 수 있다. 항상 다리와 허리를 유연하게 유지하고, 복부 운동을 강화시켜야 하며, 물체를 바른 자세로 들어 올리는 방법을 습득하여야만 한다. 그리고 허리의 스트레스 요인을 감소시키는 것이 좋다.

:: 신체운동과 바른 자세, 바른 들기 방법, 그리고 정상체중으로
   예방이 가능하다.

우리의 척추는 유인원 시대를 지나 인간들이 걷기 시작하면서부터 막대한 체중을 부하해야 하는 소위 집의 기둥 같은 역할을 책임지는 운명에 놓여 과도한 역학적 부담을 평생 갖게 되었다. 우리들의 인체 구조 중에서 골격은 많은 뼈들로 이루어져 있고, 이 뼈는 관절과 관절로 이루어져 있다. 이 관절은 단단하지 않은 연골로 이루어져 있기 때문에 아무런 힘이 없다. 이런 관절들의 역학적, 퇴행성, 심리적인 원인 때문에 허리 요통을 호소하는 사람들이 많다. 옛날에는 노인병으로 일컬어졌을 정도로 허리가 아프다고 하면 50대, 60대로 당연히

정해져 있던 것이 최근에는 20대의 젊은 사람들에게도 요통환자가 많다는 것은 여러 가지 사회적인 문제가 되고 있다. 그러나 다행히 요통의 3/4을 지속적이고 규칙적인 신체운동과 바른 자세, 바른 들기 방법, 그리고 정상체중으로 예방할 수 있다.

이러한 허리 통증의 발생 원인으로는 대부분 역학적인 요통의 경우인데, 우리가 바른 자세로 서 있을 때 무게 중심점이 일직선상에 있게 되어 이때 허리 근육의 수축현상이 최소화되어 힘이 들지 않게 된다. 허리를 앞으로 구부린다든지 비만으로 배가 나오거나 임신을 하면 무게 중심점이 앞으로 치우치게 되어 앞으로 안 넘어지려고 등을 뒤로 젖히려는 노력(허리 근육의 수축)을 하게 된다. 즉 척수에 가해지는 과도한 힘에 의해 불안정한 추체분절 운동으로 추간판의 변화가 오고, 불안정한 힘의 균형을 이루려고 추체를 지지하는 인대와 근육이 늘어나거나 파열되어 생기는 경우를 급성 염좌(허리를 삔 경우)라 하며, 심한 경우 추간판이 뒤로 튀어나와 신경을 압박하는 경우를 소위 디스크(추간판 탈출증)라 한다.

또한 나이를 먹으면서 척추를 많이 쓰고 닳아져서 추체 위나 아래 가장자리에 뼈가 조금씩 자라 튀어나오거나(골극) 수핵 내 수분이 줄어들고 주위 인대 조직이 늘어나는 석회화 현상 등으로 신경이 통과되는 척수강 및 척수공이 좁아져 신경을 자극하는 경우이며, 나이를 먹으면 정도의 차이는 있지만 누구에게나 나타날 수 있는 퇴행성 척추 관절염이다.

그리고 직업, 과도한 업무, 가족들의 걱정 등 복잡하고 다양한 산업사회에서 생활하며 생기는 정신적 긴장, 과도한 스트레스는 허리나 목 등의 근육을 긴장시켜 요통이 유발될 수 있는 요인이 된다.

또 운동부족에 의한 요통을 들 수 있는데, 이것은 척추 주위의 근육이 약해짐으로써 발생하는 것이다. 바꾸어 말해서 척추 마디마디의 위치와 결합관계를 똑바로 보전하기 위해서는 주변 근육이 어느 정도 긴장하지 않으면 안 된다는 것이다.

:: 생활습관을 개선해야 한다

요통은 사전 예방이 우선되어야 한다. 요통을 방지하려면 먼저, 허리의 유연성을 유지하고 복부의 근육을 강화시키는 것이 무엇보다 중요하다. 모든 성인병의 근원이 비만에서부터 시작된다는 것을 인식해야 하며, 그중에서 복부의 비만은 허리를 아치형으로 만들고 척추에 과다한 스트레스를 준다. 그러므로 정상체중을 유지하고, 평소에 복근운동을 통해 복부나 요부를 튼튼하게 해 둘 것과 몸의 회전이나 전후굴 운동 등도 정기적으로 실시하여 신체를 유연하게 해 줌으로써 척추의 안정감을 줄 수 있다.

또한 인간들은 인생의 3분의 1 이상을 수면으로 보내게 되는데, 이때 척추와 맞닿는 매트는 요통의 방지법과 밀접한 관련을 가지고 있다. 딱딱한 매트는 척추의 지지가 불안정해지고, 휘어진 매트는 척추의 균형을 잡을 수 없게 된다. 그러나 적절하게 조정된 매트는 척추를 편안하게 지탱해 주고 안정감을 줄 것이다. 또한 수면의 방법은 매트나 요 위에서 무릎과 고관절을 구부린 상태에서 바로 누운 상태나 옆으로 누워 무릎과 고관절을 구부리고 수면을 취하여야 한다.

그리고 일상생활에서 흔히 일어날 수 있는 바른 들기 방법은 허리의 부상을 최소화할 수 있다. 무거운 물건을 들 때에는 무릎을 굽히고 엉덩이와 다리의 근육을 이용하라. 이때에 무거운 물건을 들고 허리를 트는 것은 매우 위험하므로, 되도록이면 허리 대신 발을 돌려야 한다. 물체를 되도록이면 몸에 밀착시켜야 한다. 물체를 몸과 떨어뜨려 놓고 서 있는 것은 허리에 과중한 스트레스와 무리함을 주게 되며, 허리를 구부리지 말고 허리를 편 채로 모든 물건을 들어 올려야 한다.

그리고 평상시 일반 좌업근무자나 학생들이 의자에 앉았을 때나 자동차의 운전을 할 때의 자세는 둔부를 의자 등받이에 바짝 가져다 대고 고관절(히프 관절)과 몸통과의 각도와 무릎의 구부린 각도가 모두 90도를 유지하여야 한다.

또 서서 장시간 근무하는 근로자들은 15㎝ 높이의 보조 발 받침대 위에 양발을 번갈아 가며 놓고 일을 하여 허리의 무리를 최소화하여야 한다. 따라서 바로 서는 자세는 머리를 바로 세우고, 턱을 안으로 약간 밑으로 당기고, 가슴을 펴며, 어깨를 움츠리지 말며, 복근에 힘을 주어 배가 안으로 들어가는 자세를 취한다.

:: 요통운동은 허리의 주변 근육을 강화시켜 준다

아래에 8가지 동작을 하루에 한 번 정도 실시하면 요통에서 벗어날 수 있다. 그러나 아래의 운동요법의 반복 횟수는 요통의 정도와 능력에 따라 가감되어야 한다는 것을 잊지 말아야 한다. 아래와 같은 방법으로 최근에 요통을 호소하는 많은 사람들이 효과를 나타냈다. 그러나 불의의 사고나 무거운 물건을 운반하던 도중에 척추를 다쳤을 경우에는 즉시 전문의의 진찰을 받는 것이 좋다.

따라서 적절한 주의와 치료로 허리의 요통 문제들을 예방할 수 있다. 항상 신체활동을 통해 다리와 허리를 유연하게 유지하고, 복부 운동을 강화시켜야 하며, 바른 자세로 들어 올리는 방법을 습득하라. 그리고 허리의 스트레스 요인을 감소시켜라. 이 모든 것을 당신 자신이 통제, 조절할 수 있다는 자신감을 가져야 한다.

18. 운동, 하루라도 빠지면 불안하다?

운동을 통한 행복감은 마약의 일종인 베타 엔도르핀을 분비하기 때문이다. 운동 후 1~2일간은 휴식을 취하는 것이 바람직하다. 따라서 월, 수, 금이나 화, 목, 토 일주일에 3번 주중에 운동에 참여하고 3일은 휴식을 취하고 주말에는 가족과 야외 활동을 한다면, 가장 이상적이다. 그런데 먹은 양이 많다고 하여 꼭 그만큼을 빼야 한다는 마음을 가지고 강한 운동을 무리해서 하는 경우는 매우 위험하다. 주중에 매일 헬스클럽에서 1시간 이상씩 운동하고 주말에는 동호회 활동으로 시간을 보내는 사람들은 많은 운동에 투자하니 건강하다고 생각한다. 과연 건강한 것일까?

:: 운동은 하면 할수록 건강해진다?

하루라도 운동을 거르면 불안하고 초조해 견디기 힘들다면 당신도 운동중독이다. 대부분의 사람들은 운동은 하면 할수록 몸을 건강하게 해 준다고 생각한다. 하지만 이것은 잘못된 인식으로 운동 또한 마약처럼 중독될 수 있다.

운동중독자들이 운동을 못 끊고 꾸준히 하는 이유 중의 하나는 운동을 할 때 느끼는 일종의 황홀감 때문이다. 숨이 차오르고 관절이 끊어질 듯해도 어느 순간 고통의 최고점에 다다르면 기분 좋은 성취감이 온몸을 감싼다. 전문용어로는 러너스하이(runners high)라고 하는데, 중간 강도의 운동을 30분 이상 계속했을 때 느끼는 행복감을 말한다. 운동을 하다 보면 중추신경계의 영역에서 마약 성분과 구조와 기능이 비슷한 베타 엔도르핀(β-endorphine)이라는 화학 물질이 분비되는데, 이 물질이 통증을 완화시켜 주고 기분을 상승시켜 준다. 또한 운동으로 몸이 피곤해도 개운한 것으로 착각해 자꾸 운동을 하고 싶게 만들고 강도를 더 높이게 된다. 이렇게 내성이 생기게 되면 몸에 이상 증상이 와도 운동을 중단하기가 어렵다.

:: 인체는 소모품이다. ─관절, 쓰면 쓸수록 닳고 약해져

웰빙, 몸짱 열풍은 트렌드를 넘어 하나의 라이프스타일이 됐고 이로 인한 근골격계 관련 부상도 빈번해졌다. 실제로 운동 중 부상으로 병원을 찾은 이들 중에 운동중독자가 적지 않은데, 이들은 운동으로 생긴 통증은 운동으로 푼다는 생각을 갖고 있어 몸이 아파도 병원을 찾는 일이 거의 없다. 증상이 악화되고 나서야 상태의 심각성을 깨닫고 치료를 받는데, 이것은 호미로 막을 것을 가래로 막는 것과 마찬가지다. 어떠한 질병이든 초기에 치료를 잘 받으면 대부분 완치된다. 하지만 운동중독자뿐만 아니라, 대부분의 사람들이 자연치유를 기대하고 방치해 두는 경우가 많다.

인체도 하나의 소모품과 같은데, 특히 운동중독자들의 경우 관절의 반복 사용으로 무리한 압력이 가해지는데 관절은 쓰면 쓸수록 닳

고 약해지기 때문에 일정한 휴식 없이 반복적으로 쓰이게 되면 퇴행성 질환으로 악화될 수 있다. 과다한 운동으로 유발되는 질환으로 족관절 인대 손상, 십자인대 손상, 회전근개 파열 등이 있으며 이는 일상생활에 큰 지장을 준다.

:: 운동 후 1~2일간 충분한 휴식으로 충전을

농구나 배구 등에서 점프를 하고 착지할 때 빈번히 발생하는 족관절 인대 손상은 발목의 바깥쪽 부위에 부기와 통증이 있고 심하면 피멍이 드는 증상으로 적절한 치료를 하지 않으면 만성적인 인대 불안정성을 야기할 수 있는 만큼 초기에 적절한 치료를 받도록 한다.

축구나 스키를 타다 발생하는 십자인대 파열의 경우는 한 번 끊어지면 자연치유는 불가능하기 때문에 반드시 수술을 해야 하며, 테니스나 골프를 심하게 치면 발생할 수 있는 회전근개(어깨근육) 파열은 경증인 경우에는 안정을 취하고 적당한 운동을 하면 병세가 호전된다. 하지만 밤에 잠을 못 잘 정도로 통증이 심하고 계속되면 중증으로 악화되었을 가능성이 있기 때문에 전문병원에서 치료를 받아야 한다.

생활이 편리해져 몸을 움직일 일이 적은 현대인들에게 운동은 몸을 건강하게 해 주고 삶을 윤택하게 해 준다. 하지만 중독으로 인한 무리한 운동은 오히려 역효과를 가져오기도 한다. 과유불급이라는 말이 있다. 따라서 무엇보다 운동중독자들 스스로가 강도를 조절할 수 있는 능력을 기르는 것이 중요하다. 운동을 한 후에는 1~2일간 충분한 휴식으로 몸을 충전하고 운동이 삶 속에 적절히 묻어나도록 한다. 관절에 좋은 운동으로는 매일 30분 동안의 걷기가 가장 효과적이다.

성인기의 건강관리(II)

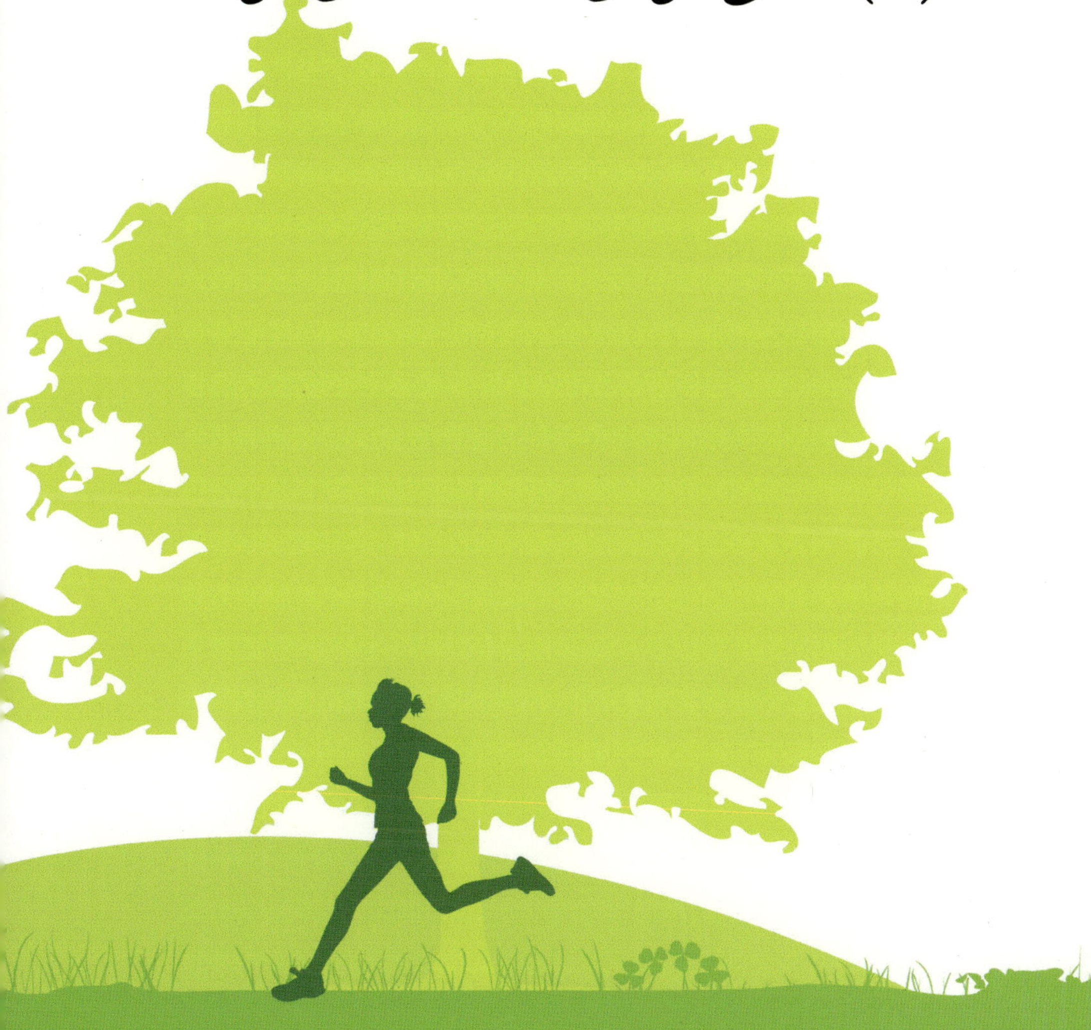

1. 몸과 마음을 깨우는 세로토닌 스트레칭

하루의 성패는 아침 5분에 달려 있다고 해도 과언이 아니다. 해가 떠올라 눈에 빛이 들어오면, 수면 호르몬인 멜라토닌이 줄어들고 서서히 세로토닌이 활성화된다. 멜라토닌과 세로토닌 스위치가 잘 일어나야 하루가 부드럽게 시작될 수 있다.

잠에서 깨어나면 기분 좋은 소리와 함께 기지개가 절로 켜지는데, 이는 본능적인 반응이다. 잘 잤으니 일어나라는 신호인데, 이때부터 세로토닌이 본격적으로 분비되기 시작한다. 기지개를 켜면서 '아! 상쾌하다!'라고 외치면 세로토닌 효과가 배가된다. 그날 하루의 첫 마디이기 때문이다. 첫 말을 기분 좋게 해야 기분 좋은 하루가 시작된다.

문제는 잠을 잘 못 잔 경우일 것이다. 아직 몸은 더 자야 하는데, 잠자리에서 일어나야 할 시간이다. 일어나려니 컨디션이 좋지 않고 전혀 일어날 준비가 되어 있지 않다. 아직 멜라토닌 상태인 것이다. 기상 시간인데도 기지개가 안 나온다. 피로가 덜 풀려 더 자야 하기 때문이다. 하지만 미적거릴 형편이 아니다. 그럴 때는 안 나오는 기지개라도 펴야 한다. 그래야 잠이 깬다. 물론 숙면 후, 절로 나오는 기지개처럼 시원하고 상쾌하지는 않다. 그래도 기지개를 켜면, 한결 가벼워지는데, 이때 세로토닌이 분비가 시작되기 때문이다.

숙면이나 기지개만으로는 충분하지 않기 때문에 스트레칭까지 해주어야 한다. 아침 스트레칭을 하면, 멜라토닌-세로토닌 스위치가 원활하게 이루어져 각성이 잘되기 때문이다. 스트레칭을 하면, 큰 근육 속의 근방추가 자극되고 간뇌의 망상체까지 자극되어 각성이 된다. 근방추는 통각말초와 나란히 있기 때문에 스트레칭을 하면, 은근히 아프면서 기분이 상쾌해진다. 잠에서 깨면 자는 동안의 부교감 수위에서 활동기의 교감 수위 노르아드레날린으로 바뀌어야 하는데, 이게 갑자기 이루어지지 않는다. 세로토닌 활성화는 엔진의 예열과 같다. 시동을 걸고 바로 출발하면, 엔진에 무리가 오기 때문에 예열을 해 주듯이 우리 몸도 스트레칭으로 워밍업을 해 주어야 한다.

세로토닌 스트레칭 방법은 다음과 같다.

- 이부자리 속에 반듯이 누워 기지개를 켜고 다리는 쭉 뻗은 채 발끝을 몸 쪽으로 당긴다(10~20초).
- 무릎을 세우고 엉덩이를 들어 복근을 늘리고 다시 엉덩이를 바닥에 붙인 채 다리와 상체를 든다(10~20초).
- 한쪽 다리를 들고 반대쪽으로 틀어 몸을 비튼다. 다른 한쪽도 실시한다(10~20초).
- 엎드려서 팔로 몸을 버티며 막대자세를 한 뒤, 팔굽혀펴기를 한다(힘들 때까지).
- 꿇어 앉아 팔을 앞으로 쭉 뻗치고 엉덩이를 뒤로 빼며 몸을 늘린다(10~20초).
- 침대에서 내려와 창문을 열고 물 한 컵을 천천히 조금씩 마신 뒤, 목 운동과 스쿼트 운동을 한다(20회).
- 호흡을 정리한다. 복잡해 보이지만 5분이면 된다. 이게 당신의 하루를 좌우한다.

2. 면역력 강화를 위한 세대별 운동방법

체력은 같은 성이나 같은 연배 간에도 얼굴만큼이나 차이가 많다.
실제 체력을 측정해 보면 20대 같은 40대, 60대보다 못한 40대를 흔
히 본다. 제대로 된 맞춤운동을 위해선 먼저 순간 근육의 힘과 지구
력을 보는 근력 검사와 심장·폐 기능을 보는 심폐지구력 검사를 받
아야 한다. 특히 중년 이후 처음 운동을 시작하거나 질병이 있는 사
람은 사전 검사가 필수다. 근력측정은 손의 쥐는 힘을 보는 악력이나
팔굽혀펴기 등을 통해 확인이 가능하나 좀 더 정확히 알려면 기계로
온몸의 근력, 특히 하체 근력을 측정해야 한다. 심폐지구력은 운동 중
맥박이나 혈압의 변화, 산소 섭취량 변화, 스스로 느끼는 힘든 정도
등을 통해 알 수 있다. 운동 종목, 운동 강도, 운동 시간 등은 이런 검
사를 토대로 결정된다. 검사상 이상 소견이 없을 땐 연령별로 권장되
는 운동량을 선택해서 해야 한다. 운동량은 강도와 시간을 곱한 수치
이다. 나이 들수록 강도는 낮추고 준비운동과 정리운동에 특히 충실
해야 한다.

요즘 청소년들은 덩치만 컸지 옛날 아이들보다 잔병치레도 많고 부실하다는 이야기를 종종 듣는다. 실제로 키가 크고 체중이 많이 나가는 것과 건강은 비례하지 않는다. 그보다 중요한 것은 병에 대한 면역력이다. 튼튼하고 건강한 청소년으로 만들어 주는 면역력, 어떻게 하면 키워 줄 수 있을까? 면역력을 높여 주는 운동법을 살펴보면 다음과 같다.

- 레저 활동 시간이 적절해야 한다. 병에 대한 저항력이 강한 청소년으로 키우려면, 꾸준한 운동으로 기본 체력을 확실하게 다져 놓는 것이 제일이다. 그러나 많은 엄마들이 이 사실을 간과하고 "왜 우리 아이는 몸이 약할까?" 한탄만 하는 경우가 많다. 지금부터라도 꾸준히 맞춤운동을 시킨다면 잔병치레 없이 싱싱하고 건강한 청소년으로 키울 수 있다. 집 안에만 틀어박혀 있기 좋아하는 아이, 컴퓨터나 TV 앞에만 앉아 있는 아이라면 운동량의 증가에 많은 신경을 써야 한다. 반면에 너무 강하거나 장시간의 운동은 몸을 시들시들하게 하여 오히려 좋지 않다.

- 저녁에 산책이나 운동을 한다. 저녁식사를 마친 뒤 아이에게 따뜻한 옷을 입혀서 가까운 공원이나 아파트 단지, 학교 운동장 등으로 나가 산책도 하고 함께 가벼운 운동을 하는 것이 좋다. 부신피질호르몬과 갑상선호르몬은 오후 7시 무렵의 운동을 통해 가장 신속하게 분비량이 증가하는 것으로 밝혀졌는데, 이들 호르몬은 신진대사를 증가시키며 운동 효과를 증대시킨다. 또한 야간 운동은 잠잘 때 뇌에서 멜라토닌과 성장호르몬의 분비를 촉진하여, 키를 크게

하고 면역력을 높여 주는 역할을 한다.

- 맨손체조나 마사지를 한다. 집 안에서 규칙적으로 맨손체조를 하여 몸의 근육을 강화시키는 것도 면역력 강화에 도움이 된다. 부모님이 마사지를 통해 팔다리의 근육을 펴 주고 주물러 주면서 여러 가지 자극을 주면 도움이 된다.

- 일광욕을 자주 시켜 준다. 평소 일광욕을 통해 피부를 단련시켜 두면 감기나 알레르기 질환에 잘 걸리지 않는다. 햇볕을 쬐면 인체 내에서 자체 생성되는 비타민 D가 성장기 청소년들의 뼈와 치아 발육을 돕고 면역력을 높이는 작용을 한다. 일광욕에 가장 좋은 시간은 오전 10시에서 12시 사이의 아침 시간이다.

:: 20~30대

- **운동방법**: 준비운동 - 근력운동(15~20분) - 유산소운동(30~40분) - 정리운동

20대 후반부터 신체기능이 조금씩 떨어지므로 이에 대한 대비책을 세우는 것이 필수이다. 특히 운동을 안 할 경우 35세 이후에는 호흡 순환 기능과 감각 기능 등의 저하가 급속도로 진행되므로 주의할 필요가 있다. 근력운동으로 몸에 근육을 키워 피로감이 덜 생기게 하고, 유산소(지구력)운동으로 심장과 폐의 기능을 높여 주도록 한다.

아령, 역기 등을 이용해 매주 2회 정도 15~20분 정도의 근력운동을 하고, 매주 3회 정도는 한번에 30~50분 정도 수영, 조깅 등의 유산소운동을 하도록 한다. 또한 유연성을 위해 운동 후 10분 정도 스트레칭을 한다.

:: 40~50대

■ **운동방법**: 준비운동 - 근력운동(10~20분) - 유산소운동(20~40분) -
　정리운동

　근력이 많이 떨어지는 시기이다. 때문에 전날의 피로가 다음 날까지 계속되는 경우가 많다. 때문에 조금 더 근력운동에 신경을 쓸 필요가 있다. 또한 요통 등 관절 통증이 생기기 시작하므로 스트레칭을 자주 해 줄 필요가 있다.

　근력운동을 할 때 무거운 무게를 드는 것은 금물이다. 가벼운 아령운동이나 앉았다 일어나기, 팔굽혀펴기 등 무게감을 주지 않고 할 수 있는 근력운동 종목을 선택하도록 한다. 매주 2회, 한 번에 20분 정도가 적당하다.

　유산소운동도 마찬가지이다. 걷기, 등산 등 가벼운 운동을 시작으로 조금씩 강도를 높여 나가도록 한다. 적당한 운동량은 매주 3회 25~40분 정도다. 스트레칭은 매일 10~20분 정도 하도록 한다.

:: 60대 이상

　미국 국립노화연구소가 추천하는 노화방지 운동으로 유산소운동, 근육운동, 균형운동 스트레칭을 해야 면역기능이 증가한다고 하였다. 유산소운동은 하루 30분 정도가 가장 적당하다. 달리기 등 운동이 불가능한 노인은 지팡이에 의존해 걷더라도 하루 30분 정도 천천히 산보로 걷는 것이 좋다. 운동할 때는 숨이 가쁠 정도로 걷지 말고 가능한 몸 부위를 많이 움직여야 한다.

근육은 나이가 들면 근육의 20~40%가 소실되는데, 그 이유는 단순히 노화 때문이 아니라, 근육을 쓰지 않았기 때문이다. 근육을 강화시켜 주는 웨이트 트레이닝을 꾸준히 하면 노화가 방지된다.

균형 훈련은 몸의 균형 감각을 유지하는 훈련이 필요하다. 특별한 도구 없이 집에서도 손쉽게 할 수 있다. 눈을 감고 한 발로 서 있는 동작이나, 자리에서 일어날 때 손을 짚지 않고 일어서는 동작을 반복하면 균형감각을 기르는 데 도움이 된다.

스트레칭은 나이가 들면 운동 능력이 눈에 띄게 저하되는데, 스트레칭 하나만으로 운동 능력을 충분히 기를 수 있다. 스트레칭은 관절이 굳어지는 것을 방지하고 동작의 유연성을 증가시키는 효과가 있다

■ **운동방법**: 준비운동 - 근력운동(10~15분) - 유산소운동(10~20분) - 정리운동

노화현상이 뚜렷이 나타나는 이 시기는 운동 도중 상해 사고 위험이 높으므로 안전에 주의를 기울여야 한다. 운동 외에 일상생활 속에서 많이 움직이는 것도 중요하다.

가벼운 아령으로 한 번에 10~15분 정도, 매주 2회에 걸쳐 근력운동을 한다. 걷기·속보 등의 유산소운동은 한번에 20분 이상 매주 3회가 적당하다. 관절 사이의 점액질이 부족해지고, 골다공증 등의 위험이 커지는 시기이므로 스트레칭을 좀 더 열심히 할 필요가 있는데, 매일 아침, 저녁으로 5~10분 정도 해 주면 좋다.

　하루에 운동을 30~60분간 한다. 담배는 끊어야 하는데, 담배는 폐 건강은 물론 인체 면역력도 떨어뜨린다. 채소와 과일이 풍부한 식단을 준비하여야 하는데, 지방이 높은 식단은 면역기능을 약화시킨다. 스트레스는 줄이고 긍정적인 마음을 갖는다. 잠은 충분히 잔다. 손을 자주 씻는다. 건강 검진을 정기적으로 받는다.

- 신체활동을 생활화한다.
- 구강건강이 전신질환을 막는다.
- 사과를 섭취하자.
- 근심과 스트레스는 면역력을 떨어뜨린다.
- 비타민은 음식을 통해 섭취한다.
- 긍정적인 마음을 갖는다.
- 인간관계를 많이 한다.
- 숙면을 취한다.

3. 피로 회복을 위한 세대별 운동방법

　복잡한 현대 사회에서 피로를 호소하는 사람들이 늘고 있다. 피로에는 푹 쉬면 해소되는 일반적인 피로와 아무리 쉬어도 피곤이 가시지 않는 만성피로가 있다. 최근에는 40~50대의 전유물로 여겨지던 피로로 고생하는 10대 청소년이 적지 않다. 피로는 10대뿐 아니라, 의사표현을 잘하지 못하는 어린이도 겪을 수 있는 질환이다.

　세대별로 피로로 인해 나타나는 증상도 차이가 있다. 40~50대는 무기력감, 잦은 건망증, 20~30대는 두통, 근육통, 10대는 관절통증, 울렁거림, 인지·기억력 장애, 미취학 아동은 짜증, 경기, 야뇨증 등을 호소한다. 국내에서는 피로가 질병이라는 인식이 낮아 실제 만성피로에 시달리는 환자가 생각보다 많다. 성적 때문에 스트레스를 받는 10대 청소년과 우울증을 호소하는 50대 주부가 느끼는 피로가 같을 수 없는 만큼 다른 관리법이 필요하다.

∷ 10대

　10대 청소년들은 성장기이므로 유산소운동과 활동적인 스포츠, 근력, 유연성운동을 골고루 병행하는 것이 권장된다. 청소년들은 격렬한 수준의 운동을 적어도 20분 이상 주 3~4회 실시하는 것이 바람직하다. 우선 성장기의 어린이나 청소년의 경우 무거운 것을 들거나 극도로 심한 지구력운동은 심장, 근육, 골격에 부담을 줄 우려가 있으므로 너무 무리한 운동을 하기보다는 단순하고 스피드를 즐길 수 있는 종목이 적당하다 할 수 있다.

청소년들은 학교와 가정 등에서 재미있게 뛰어놀 수 있는 놀이, 게임, 스포츠, 레크리에이션, 계획적인 운동이 좋다. 청소년들이 일상생활에서 할 수 있는 운동은 계단 오르기, 자전거 타기, 친구와 걷기와 달리기 등이며, 격렬한 신체활동들로는 빠른 걷기, 조깅, 농구, 라켓스포츠, 축구, 댄스, 수영, 스케이팅, 스키 등이 포함된다.

따라서 시험이 아니더라도 10대는 여러 스트레스에 시달리는 시기로, 계속되는 시험 스트레스와 하루 종일 책과 씨름하는 생활은 피로로 이어지기 쉽다. 피로를 겪는 청소년은 집중력, 기억력, 암기력이 떨어져 성적이 쉬 오르지 않는데다 관절통증, 척추질환 등을 호소하기도 한다. 신진대사가 왕성한 만큼 맞춤운동을 통해 체력을 키우고 스트레스를 풀 수 있도록 신경 써야 한다. 척추에 이상이 없는데 허리통증이 있다면 바른 자세교정과 근육이완 요법이 효과적이다.

∷ 20~30대

신체의 성숙기인 20대에는 운동의 강도가 높아도 충분히 소화할 수 있는 체력을 갖고 있다. 그러나 가장 운동을 하기 좋은 나이임에도 불구하고 사회적으로 바쁜 시기라 운동을 할 시간이 적다. 이로 인해 급격히 체력이 저하되거나 만성피로와 폭식, 폭음에 의해 건강이 서서히 저하되는 시기이기도 하다. 따라서 체력증진과 체력유지에 중점을 둔 맞춤운동을 해야 한다.

체력유지를 위해서는 최소한 하루 20~30분씩 일주일에 3일 이상 가벼운 조깅 등 근 기능, 폐 기능, 순환계 기능을 향상시킬 수 있는 운동을 해야 한다. 체력증진을 위해 자전거 타기, 농구, 테니스 등의 운동을 격렬하게 하는 것도 좋다. 이 시기에는 특별한 운동처방 없이도 스포츠부터 레저스포츠까지 폭넓게 할 수 있다.

30대는 체력이 하강하기 시작하는 시점인 만큼 격렬한 스포츠는 자제해야 한다. 각자에 따라 성인병이 빨리 올 수도 있고 사회적으로도 스트레스를 많이 받기 때문에 건강에 적신호를 느끼기 시작한다. 이 시기에는 건강을 유지하고 증진시키기 위하여 체계적이고 규칙적인 맞춤운동을 반드시 해야 한다. 빨리 걷기나 가벼운 조깅으로 컨디션을 조절하는 것이 좋다.

운동을 처음 시작한다면, 주 3회 정도 처음 20분간은 꾸준히 걷고, 2개월 이후에는 40분 정도의 운동 강도로 강화시키는 것이 좋다. 일주일에 1~2회 테니스, 축구, 배드민턴 등 구기운동을 함께 하는 것도 바람직하다. 헬스센터를 찾아 구체적으로 자기 몸에 맞는 운동 프로그램을 받아 보는 것이 좋다.

따라서 50대에 나타나는 오십견이 20~30대에 나타난다면, 몸의 피로가 일정 수준 쌓였다고 보면 된다. 한 취업포털사이트에서 20~30대 직장인 1,114명을 대상으로 설문조사를 실시한 결과, 응답자의 82.4%가 직장생활을 하면서 건강에 적신호를 느꼈으며 적신호의 증상으로는 80.3%가 만성피로를 꼽았다. 이어 우울증 등 정신질환이 51.7% 두통, 근육통, 소화기질환 등의 순으로 나타났다. 나열한 증상들은 모두 만성피로 원인 증상들로 어깨, 목 질환이나 소화불량, 탈모 등과도 높은 상관관계를 보이고 있다. 규칙적인 생활과 적당한 운동은 20~30대가 만성피로에서 벗어나기 위한 필수요소다. 따라서 흡연, 과음을 삼가고 규칙적으로 생활해야 한다.

:: 40~50대

40대는 건강상태가 급격히 떨어지며 사회적으로도 가장 스트레스가 많은 시기로 성인병이 본격적으로 시작되는 시기이다. 어느 때보다도 맞춤운동이 필요하며, 적극적인 신체활동이 권장된다. 그러나 운동을 처음 시작한다면, 운동전문가와 상의해 운동 부하 검사를 받아 운동 중에 일어날 수 있는 심장마비 등의 위험에 대비할 필요가 있다. 또 건강상태가 급격히 나빠질 수 있는 시기이므로 전문적인 치료 차원의 운동요법도 검토해야 하고, 여성의 경우는 골다공증이 발생하는 시기이기 때문에 골절을 일으킬 수 있는 운동은 주의해야 한다. 주 3~4회, 하루에 20~30분 정도의 수영이나 속보로 걷기가 추천된다.

50대는 근력이 약해지고 순간반응이나 평형감각이 떨어지며 질병을 한두 개쯤 가지게 되는 연령대이기 때문에 지나친 운동은 삼가는 것이 좋다. 체력소모가 많은 운동은 위험할 수 있다. 또 강도 높은 운동은 노화예방에도 도움이 될 수 없다. 50대는 주 3~4일 20~30분 동안 운동하는 것이 좋으나, 땀을 뻘뻘 흘리는 과격한 운동은 인체 면역계나 노화방지에 오히려 악영향을 끼칠 수 있기 때문에 삼가는 것이 좋다. 러닝머신을 이용하거나 야외 조깅, 속보로 걷기 등이 적합하다.

따라서 40대 이상에서 느끼는 만성피로는 지친 느낌, 신체에너지 감소, 근력 감퇴, 인지 장애 등 신체 전반에 걸쳐 나타난다. 나이 탓으로 돌리고 소홀히 여기는 게 문제다. 특히 당뇨, 간질환, 심혈관질환, 관절염과 겹쳐 증세가 악화될 수 있으므로 예방검진을 통해 미리미리 체크, 관리해야 한다.

:: 60대 이상

60세 이후에 운동을 할 경우는 운동전문가와 상담한 후 운동을 시작하는 것이 좋다. 근력이 현저하게 떨어지고 시력이나 순발력 등 신체반응이 급격히 쇠약해지기 때문이다. 산책, 맨손체조, 고정식 자전거 타기 등 유산소성 운동과 게이트볼 등이 적합하다. 하루 20~30분 정도 편안한 운동복 차림으로 산책하거나 20분 정도 고정식 자전거 타기가 권장된다.

또한 60대 이후 노년층은 아침에 맨손체조 등 가벼운 운동을 하는 것이 효과적이며 오래 걷기의 경우 무리하게 체력을 쓰지 않으면서 근육을 풀어 주고 심폐 기능을 강화시켜 주기 때문에 이 시기에 적당한 운동이라 할 수 있다.

피로를 개선하는 데 큰 효과를 얻기 위해서는 자기의 건강상태와 체력 수준에 알맞게 단계적인 운동을 실시해야 한다. 가장 바람직한 것은 운동을 하기에 앞서 전문기관을 찾아 체력 수준 등의 검사를 받고 운동전문가의 운동처방에 따라 규칙적으로 실시하는 것이다.

운동은 몸을 풀어 주는 준비운동, 본운동, 정리운동의 순서로 실시하며 스트레칭과 근력을 향상시키는 운동이 복합적으로 이루어져야 한다. 피로는 원인이 다양하기 때문에 한 번에 완치시킬 수 있는 특효약은 없다. 따라서 충분한 수면, 가벼운 운동, 규칙적인 식사 등의 피로 해결을 위한 기본적인 노력도 게을리해서는 안 된다.

4. 갱년기 극복을 위한 맞춤운동방법

　　중년의 여성 및 남성들은 류머티즘 관절염이나 퇴행성관절염, 요통, 당뇨, 고혈압 등의 여러 가지 생활습관병을 복합적으로 보유하고 있고, 호흡, 순환계를 비롯하여 여러 가지 생리기능 측면에서도 예비력이 떨어지는 것이 특징이다. 이로 인하여 질병에 걸릴 확률도 높고 운동 수행 시 위험도가 증가한다. 또한 결체조직 등이 약화되고 탄력성 상실로 인하여 파손, 골절되기가 쉽고, 대사능력의 저하 등으로 피로회복이 늦어지며, 상처 치유에 장시간을 요한다. 나이가 들면 동맥의 탄력성이 저하되고, 동맥이 굳어져 확장이 되지 못하여 심박출량이 조금 증가하여도 혈압이 현저하게 증가하고, 추위에 약하며, 젊은 사람에 비하여 트레이닝 가능성이 낮아 운동의 효과를 잘 내지 못하는 경향이 있다. 이러한 갱년기 여성의 신체적 특성 때문에 잘못된 운동을 할 경우에는 운동 상해나 사망과 같은 불행한 일을 당할 수도 있고 건강이 악화되기 때문에 유의할 점이 많다. 그러므로 맞춤운동 처방 시 각별한 주의가 필요하다.

:: 운동 형태

갱년기 남성 및 여성에서 골관절염과 같은 퇴행성 관절질환, 고혈
압이나 심혈관계 질환 등의 만성질환의 빈도가 높고 체력의 특성 때
문에 수정된 운동 형태를 고려해야 한다. 따라서 맞춤운동은 관련 질
환 유무 및 정도에 따라 다르게 적용되어야 할 것이다. 운동에 대한
흥미가 없을 때는 참여자의 순응도가 떨어지게 되므로, 운동 참여자
의 흥미는 운동의 형태를 결정하는 데 있어서 중요한 요소로 작용한
다. 이 밖에 고려되어야 할 다른 요소로 목표, 시설, 여가시간, 체력
수준 등이 있다.

일상생활이나 운동 중에 낙상의 위험성이 크기 때문에 평형성이
중요하다. 나이가 들어 감에 따라 자세안정을 위하여 스탠스를 넓게
하면서 느리게 움직이는 경향이 있다. 운동 시 보행속도가 자세안정
과 관련이 많으므로 평형성을 증가시킬 수 있는 운동형태가 고려되
어야 한다.

만약 운동을 시작하고자 하는 참여자가 매우 낮은 체력을 가지고
있다면, 가장 먼저 심폐 기능 향상을 위한 운동 형태로 이루어져야
한다. 즉 걷기, 자전거 타기, 수중운동, 스텝머신 등이 적당하다. 무릎
및 고관절 운동이 힘든 경우는 앉았다 일어서는 동작을 피해야 하고,
스트레칭 운동도 적절한 수정이 필요하다. 갱년기 남성 및 여성을 위
해서 가장 좋은 생활 속 운동으로 속보를 권장한다.

인간이 동물과 구별되는 특징 중 한 가지는 두 발로 서서 보행하고
이동하는 것이라고 할 수 있다. 서기 위해서는 기립 능력이 필요하다.
그런데 그 능력은 나이를 먹으면 차츰 쇠퇴하여 본인은 똑바로 서 있

는 것 같아도 사실은 쉴 새 없이 흔들리는 채로 서 있게 된다. 또 몸이 흔들리는 정도에 따라서 요통 발생률도 높아지는 것을 느끼게 된다. 발이 약해지는 것은 고령이 되고 나서 갑자기 오는 것이 아니다. 젊어서부터의 근육 트레이닝이 부족하여 오는 것이다. 꼼짝 않고 10분간 서 있기란 어지간한 젊은이에게도 곤욕이 아닐 수 없다.

계단을 오를 때 자신도 모르게 숨이 차거나 무릎이 뜻대로 펴지지 않는 경우가 있으며, 이들은 대개 40대 이상일 가능성이 많은데, 그것은 발의 근육이 약해졌기 때문만은 아니다. 60세가 되면 악력은 20대의 80% 정도를 유지하게 되지만, 각력은 50% 정도로 떨어진다.

적당한 운동과 바른 식생활, 게다가 적절한 영양소를 보충하는 사람은 자신의 실제 연령보다도 10~20년은 더 젊게 건강을 유지할 수 있다. 이는 단순히 오래 산다는 의미만이 아니라 살아 있는 동안에 신체, 정신 질환에 걸릴 확률이 낮고, 각종 퇴행성 변화가 훨씬 더 늦게 나타난다는 의미이다.

젊었을 때 남보다 건강했고 많은 운동을 했었다는 것은 노화 방지 면에서는 아무런 소용이 없다. 현재 당신이 규칙적으로 신체 무리 없는 운동을 얼마나 적절히 하고 있느냐가 노화방지에 가장 중요한 것인데 그러한 운동으로 바로 걷기가 가장 적절하다는 것이다.

:: 운동 강도

맞춤운동에서 가장 중요한 것이 운동 강도를 결정하는 것으로 다양한 방법이 있다. 고령에서는 의학적, 생리적 한계가 있으므로 적절한 운동 강도 설정이 중요하다. 가능한 한 다양하고 정확한 운동검사를 통하여 실시한다. 일반적 공식에 의한 운동 강도의 설정 방법은 한계가 있어 적용하기 곤란하다. 심혈관계, 호흡계, 근골격계에 과부하를 줄 수 있는 유효 운동 강도를 결정하나 위험성을 최소화하여야 한다.

운동능력 검사를 통해서 어떤 강도 수준이 운동참여자의 필요와 목적에 가장 적절한가를 결정해야 한다. 개인의 수준에 따라서 운동 강도는 개별적으로 저방되어야 하며, 운농 강도의 적정 범위를 고려하지 않으면 안 된다. 가장 보편적인 방법으로 목표심박수와 운동자각도가 있지만, 일상생활 속에서 행해지는 것으로 운동자각도를 더 권장한다.

운동자각도란 운동에 의한 신체의 부담도를 주관적으로 판단하는 방법으로 심리학자인 보그(Gunner Borg)에 의해 개발되었다. 보그 척도 또는 RPE 척도라고 알려져 있는 이 척도는 운동이 얼마나 힘든지를 숫자로 표시함으로써 운동 강도를 파악하는 방법이다.

:: 운동 시간

운동 시간은 처방된 운동 강도의 수준에 의해 결정된다. 운동 시간과 운동 강도는 역상관관계로 운동 강도가 높을수록 지속할 수 있는 운동 시간은 짧아지게 된다. 일반적으로 준비운동과 정리운동을 제외한 본운동 시간은 20~40분 정도가 적당하다.

미국스포츠의학회(ACSM)는 운동 시간과 운동 강도를 연관시켜 운동 강도를 선택함에 있어 운동 시간을 20분에서 30분 정도 지속할 수 있는 운동 강도와 운동 시간을 추천하고 있다. 정상적인 성인의 경우 최대운동능력의 40~60% 정도의 운동 강도이면 이 정도의 시간 동안 운동을 지속할 수 있다.

최대 운동능력이 높은 사람은 보다 높은 운동 강도에서 장시간 동안 운동할 수 있다. 낮은 운동 강도에서의 장시간 운동은 운동 손상의 위험이 적으며, 총 에너지 소비량이 높다. 운동 강도와 운동 시간은 운동을 마친 후 1시간 이내에 과도한 피로를 느끼지 않도록 설정되어야 한다.

운동 시간을 평가하는 다른 방법은 열량소비량을 이용하는 방법이다. 운동참가자의 체력 수준을 초급, 중급, 상급 단계의 세 단계로 구분하고, 이 단계에 따라 초급 단계는 운동 중 열량소비량이 100~200kcal 이상 될 수 있도록 운동 시간을 조절하는 것이다.

:: 운동 빈도

운동 빈도란 처방된 형태, 강도, 시간으로 구성된 운동 프로그램을 1주일에 실시한 일수를 의미한다. 운동 빈도 설정은 개인의 여건이나 상태가 배려되어야 하나, 이러한 충분한 경우에는 운동의 효과와 운동 후에 나타나는 피로가 우선적으로 고려되어야 한다. 의욕만 앞선 무리한 운동은 오히려 건강에 해가 되는 노동이 될 가능성이 높다고 할 수 있다.

체중 부담을 안고 하는 운동, 즉 걷기, 달리기 등의 운동 초기 단계에서는 3일 연속 운동하는 것보다는 격일제로 운동일과 휴일을 교대로(월, 수, 금 또는 화, 목, 토) 하며 운동을 하는 것이 관절에 대한 과도한 부담을 줄일 수 있다.

　운동 빈도를 주당 5회 이상으로 할 경우에는 체중부담을 안고 하는 운동(걷기, 달리기 등)과 체중부담 없이 하는 운동(수영, 자전거 타기 등)을 번갈아 가며 실시하는 것이 바람직하다. 대부분은 운동 빈도를 높이면 그에 따른 효과가 커질 것이라고 생각한다. 그러나 피로가 축적되면 부작용이 초래되며, 건강을 해칠 수가 있어 주의하여야 한다. 따라서 운동 빈도의 설정은 가벼운 운동은 매일, 그 밖의 경우는 1주일에 3~5회로 하되 운동 강도, 피로, 체력, 연령 등이 충분히 고려되어야 한다. 그리고 1주일에 1~2일은 꼭 휴식을 취하여야 지속적으로 운동을 실시할 수 있다.

5. 생활습관 개선만이 암을 조기에 예방할 수 있다

대한암학회(Korean Cancer Association)에서는 바람직한 건강상태를 유지하고 암을 예방하기 위한 생활수칙을 제시하였는데, 적당한 운동을 하되 무리하지 말라고 하면서 운동은 적정한 체중 유지, 면역력 증가와 혈중 철분이 감소되어 조직의 손상을 줄이고 활성산소 생성을 억제하며 배변 활동의 활성화에 큰 효과가 있어 암 발생을 줄일 수 있다고 하였다.

암 예방은 크게 1차와 2차 예방으로 나누어 볼 수 있는데, 1차 예방(생활습관 개선)은 암의 발생 자체를 방지하기 위하여 암의 발생 위험 요인에 노출되는 것을 차단하여 개인의 건강 형태 및 습관을 변화시키는 것이 포함되고, 2차 예방(조기 진단)은 이미 발생한 암 환자를 조기에 발견하여 병을 초기에 치료함을 목적으로 한다. 따라서 일반 종합 건강검진에서 종양 표지자를 혈액으로 검사하여 사전에 암으로의 진전을 예방하고 조기에 암을 진단할 수 있는 중요한 단서가 되고 있는데, 각각의 종양 혈청치가 높게 되면, 암으로 진단 가능성이 높게 나타난다는 보고가 많아 가장 보편적으로 사용되고 있다.

:: 규칙적인 운동(신체활동)은 암을 조기에 예방할 수 있다

　　운동(규칙적인 신체활동)의 항암 효과는 암 세포의 성장을 억제하고 세포 사멸을 유도하는 단백질이 증가하기 때문인데, 이는 인슐린 유사 인자-1(IGF-1)을 억제하는 인슐린 유사 결합 단백질-3(GFBP-3)을 증가시키기 때문이다. 이렇듯, 운동은 IGFBP-3을 증가시켜, 대장암의 사망률을 48%나 감소시켰다고 하였으나, 어느 정도 운동을 해야 하는지는 아직 명확하게 밝혀지지 않았다. 그렇지만 운동량이 많을수록 암의 발생 위험도를 줄이고 조기에 암을 예방할 수 있다.

　　중년 남성들을 대상으로 심혈관계 질환과 암, 대사증후군 등 만성 질환과 생활습관, 교육수준 그리고 사망률을 25년간 추적 조사한 연구에서 낮은 신체활동, 동물성 지방의 섭취, 흡연, 낮은 교육 수준이 사망률에 영향을 미치는 인자이기 때문에 생활습관의 변화가 중요하다. 또한 수명과 관련한 노화와 심혈관계 질환의 종단적인 연구에서 신체조성, 혈압, 지질, 호르몬이 건강 상태를 나타내는 예측자로서 만성질환으로 발전되는 위험인자라고 할 수 있다.

　　암 환자들에게 나타나는 증상은 피로, 메스꺼움, 불면증, 설사 등이 포함되고 또한, 체력과 삶의 질이 감소되게 되는데, 6주 동안 주당 9시간 규칙적인 복합 운동 프로그램에 참여했을 때, 최대 산소 섭취량과 근력 등의 체력 향상과 일상생활의 삶의 질 향상의 효과를 얻을 수 있다. 그리고 신체활동과 전립선암 발생률 및 사망률의 평가에서 그 기전은 확실히 알 수는 없지만, 활력적인 신체 활동은 중년 남성에 있어서 전립선암의 진행 속도와 사망률을 감소시키기 때문에 특별히 신체적 활동 참여의 중요성을 강조하는 부분이라고 할 수 있다.

또한, 미국인에서 과체중과 비만에 의한 암 사망자가 남자는 14%, 여자는 20%로 평가되었는데, 이는 비만과 신체적인 운동 부족이 암의 발생과 사망률에 관련이 깊고, 신체적인 활동은 암 발생의 위험요소를 낮추게 되는데, 이는 신체 질량, 호르몬의 순환, 인슐린 감수성이 잠재적인 영향을 주기 때문이다. 그리고 신체활동과 대사증후군의 연구에서, 중년 남성들을 대상으로 한 2000년부터 2003년까지 3년간의 신체활동 참여는 심각한 심혈관계 및 대사증후군으로 진전되는 위험도를 50~60% 감소시켜 주었다. 따라서 걷기, 조깅, 수영 등 대근육군을 이용한 규칙적인 신체활동 참여는 개개인의 암이나 심혈관계를 비롯한 대사증후군 등 만성질환의 위험성을 감소시켜 주는 등 부수적인 효과에서 탁월하다고 할 수 있다.

:: 생활습관 개선으로 암을 예방하라

담배 연기에는 암을 일으킬 수 있는 수많은 화학물질이 포함돼 있는데, 암으로 인한 사망자 중 3분의 1이 흡연과 관련 있으며, 흡연은 암 사망 원인 중 가장 큰 단일 요인이다. 특히, 폐암은 사망 환자의 약 85%가 흡연과 관련이 있고, 구강, 후두, 식도, 위, 췌장, 신장, 방광암 등도 흡연과 관계가 깊어, 온몸에 영향을 미치는 것으로 알려지고 있다. 그러나 지금 금연을 한 뒤, 10년 후에는 흡연을 계속한 사람에 비해서 폐암의 발병률이 2분의 1로 감소하고, 15년 후에는 6분의 1로 감소한다.

고지방 음식을 섭취하는 사람들은 대장암, 유방암, 전립선암 등의 발생률이 높은데, 이는 지방과 칼로리의 과다한 섭취가 비만을 일으키는 중요한 원인이기 때문이다. 비만은 신체의 내분비 체계를 변화시켜 세포 분열을 가속화시켜 암의 위험 인자가 될 수 있다. 비만이 대장암, 유방암, 췌장암, 전립선암을 일으킬 수 있는 원인이라는 연구 결과에서 볼 수 있듯이, 지방과 칼로리를 제한하는 것은 육류를 많이 섭취하는 서구형 암을 예방하는 지름길이다. 따라서 가장 중요한 식이섭취는 균형 잡힌 식단을 통해 여러 가지 음식을 골고루 섭취하는 것이다.

과도한 양의 알코올을 섭취하면 구강, 목, 식도 등 특정한 부위에서 발생하는 일부 종류의 암 발생 위험을 증가시키는데, 알코올을 과잉 섭취하게 되면, 에너지원인 체지방을 고갈시켜 체력을 떨어뜨리며, 체지방이 완전히 없어지면, 알코올 자체에서 에너지를 취하기 때문에 면역기능까지 저하된다. 특히, 담배와 술을 함께 하는 사람이 구강암과 식도암에 걸릴 확률이 그렇지 않은 사람에 비해 훨씬 높게 된다.

국내 암 발생 1위인 위암의 경우, 짠 음식이나 소금에 절인 음식이 위 점막을 손상시켜 암 발생을 촉진하는 것으로 알려져 있다. 역학조사 결과, 동아시아, 북유럽, 서유럽 등 음식을 짜게 먹는 나라의 위암 발생이 미국보다 2~3배 높다는 점은 짠 음식과 암 발생과의 연관성을 설명해 준다. 또한, 냉장고의 보급으로 음식을 소금에 절여 저장할 필요가 없어지면서 위암 발생률이 낮아졌다는 보고도 있다. 숯불에 구운 쇠고기 등 가열로 검게 탄 식품에는 발암성이 강한 벤조피렌 등 여러 가지 발암물질이 생성된다.

당근, 쑥갓, 시금치, 미역 등에 많이 함유된 베타카로틴은 산화방지, 활성산소 제거, 암세포 증식 억제, 발암 억제를 하는 것으로 알려져 있다. 고추, 파슬리, 케일, 다래 등에 함유되어 있는 비타민 C는 발암 과정의 초기 단계를 저지하여 정상 세포가 돌연변이 세포로 되지 못하게 한다. 비타민 E는 항산화 작용이 강하여 베타카로틴과 함께 암 발생의 원인이 되는 활성산소를 차단하여 세포의 손상을 막는 역할을 한다. 또한 과일, 채소, 곡물류에는 섬유질이 많이 포함되어 있어 대장암을 줄이는 데 효과적이다. 통밀 빵, 귀리, 쌀 등에 포함된 곡물 섬유소를 많이 먹으면, 위암의 위험도도 낮출 수 있다.

1주일에 4~5일, 하루에 30~60분 정도 규칙적으로 운동을 하는 것이 좋은데, 운동은 적정한 체중을 유지하는 데 도움을 주고, 건강한 신체를 만들어 면역력을 높여 준다. 운동을 하면 혈중 철분이 감소되어 조직에 손상을 줄 수 있는 활성산소의 생성을 막아 준다. 운동은 배변활동을 활성화해 대변에 섞여 있는 발암물질에 대장이 노출되는 시간을 줄여 대장암의 발생을 줄인다.

스트레스로 인한 면역계의 변화로 직접 암을 일으키거나 암의 진행을 촉진시킨다는 확실한 증거는 없으나, 스트레스는 암 발생 위험을 높이는 흡연이나 알코올 섭취 등 위험한 생활습관을 유발하는 것으로 알려져 있다. 현재 많은 연구에서 스트레스와 면역기능, 암과의 관계에 대한 가능성을 시사하고 있다. 또한, 스트레스가 면역체계를 변화시키며, 특정 면역세포의 수와 활동이 저하되면서 암이 유발될 수 있다는 연구 결과도 있다.

암 예방 수칙

① 편식하지 말고 영양분을 골고루 균형 있게 섭취한다.
② 황록색 채소를 주로 한 과일 및 곡물 등 섬유질을 많이 섭취한다.
③ 우유와 된장국의 섭취를 권장한다.
④ 비타민 A, C, E를 적당량 섭취한다.
⑤ 이상체중을 유지하기 위하여 과식하지 말고 지방분을 적게 먹는다.
⑥ 너무 짜고 매운 음식과 너무 뜨거운 음식은 피한다.
⑦ 불에 직접 태우거나 훈제한 생선이나 고기는 피한다.
⑧ 곰팡이가 생기거나 부패한 음식은 피한다.
⑨ 술을 과음하거나 자주 마시지 않는다.
⑩ 담배는 금한다.
⑪ 태양광선, 특히 자외선에 과다히 노출되지 않는다.
⑫ 땀이 날 정도의 적당한 운동을 하되 과로는 피한다.
⑬ 스트레스를 피하고 기쁜 마음으로 생활한다.
⑭ 목욕이나 샤워를 자주 하여 몸을 청결하게 한다.

- **담배를 피우지 않는다.**

담배연기에는 암을 일으킬 수 있는 24개 이상의 화학물질이 포함돼 있다. 암으로 인한 사망자 중 3분의 1이 흡연과 관련 있으며, 흡연은 암 사망 원인 중 가장 큰 단일 요인이다. 특히 폐암은 사망환자의 약 85%가 흡연과 관련이 있다. 또 구강, 후두, 식도, 위, 췌장, 신장, 방광암 등도 흡연과 관계가 깊다. 금연을 한 뒤 10년 후에는 흡연을 계속한 사람에 비해서 폐암의 발병률이 2분의 1로 감소하고, 15년 후에는 6분의 1로 감소한다.

- **지방과 칼로리를 제한한다.**

고지방 음식을 먹는 사람들은 대장암, 유방암, 전립선암 등의 발생률이 높다. 지방과 칼로리의 과다한 섭취는 비만을 일으키는 중요한 원인이다. 비만은 신체의 내분비 체계를 변화시켜 세포 분열을 가속화시켜 암의 위험인자가 될 수 있다. 비만이 대장암, 유방암, 췌장암, 전립선암을 일으킬 수 있는 원인이라는 연구결과에서 볼 수 있듯 지방과 칼로리를 제한하는 것은 서구형 암을 예방하는 지름길이다. 가장 중요한 것은 균형 잡힌 식단을 통해 여러 가지 음식을 골고루 먹는 것이다.

■ 과도한 양의 알코올 섭취를 제한한다.

과도한 양의 알코올을 섭취하면 구강, 목, 식도 등 특정한 부위에서 발생하는 몇몇 종류의 암 발생 위험을 증가시킨다. 알코올을 과잉 섭취하면 에너지원인 체지방을 고갈시켜 체력을 떨어뜨리며, 체지방이 완전히 없어지면 알코올 자체에서 에너지를 취하기 때문에 면역 기능까지 저하된다. 특히, 담배와 술을 함께 하는 사람이 구강암과 식도암에 걸릴 확률은 그렇지 않은 사람에 비해 훨씬 높다.

■ 너무 짜고 맵거나 불에 직접 태운 음식을 삼간다.

국내 암 발생 1위인 위암의 경우 짠 음식이나 소금에 절인 음식이 위 점막을 손상시켜 암 발생을 촉진하는 것으로 알려져 있다. 역학조사 결과 동아시아, 북유럽, 서유럽 등 음식을 짜게 먹는 나라의 위암 발생이 미국보다 2~3배 높다는 점은 짠 음식과 암 발생과의 연관성을 설명해 준다. 또한, 냉장고의 보급으로 음식을 소금에 절여 저장할 필요가 없어지면서 위암 발생률이 낮아졌다는 보고도 있다. 숯불에 구운 쇠고기 등 가열로 검게 탄 식품에는 발암성이 강한 벤조피렌 등 여러 가지 발암물질이 생성된다.

■ 과일, 채소 및 곡물류를 충분히 섭취한다.

당근, 차, 쑥갓, 시금치, 미역 등에 많은 베타카로틴은 산화방지, 활성산소 제거, 암세포 증식 억제, 발암 억제를 하는 것으로 알려져 있다. 고추, 파슬리, 케일, 다래 등에 함유되어 있는 비타민 C는 발암과정의 초기 단계를 저지하여 정상 세포가 돌연변이 세포로 되지 못하게 한다. 비타민 E는 항산화 작용이 강하여 베타카로틴과 함께 암 발생의 원인이 되는 활성산소를 차단하여 세포의 손상을 막는 역할을 한다. 또 과일, 채소, 곡물류에는 섬유질이 많이 포함되어 있어 대장암을 줄이는 데 효과적이다. 통밀빵, 귀리, 쌀 등에 포함된 곡물 섬유소를 많이 먹으면 위암의 위험도도 낮출 수 있다.

■ 적당한 운동을 하되 무리하지 않는다.

일주일에 5일, 하루에 30분 이상 규칙적으로 운동을 하는 것이 좋다. 운동은 적정한 체중을 유지하는 데 도움을 주고, 건강한 신체를 만들어 면역력을 높여 준다. 운동을 하면 혈중 철분이 감소되어 조직에 손상을 줄 수 있는 활성산소의 생성을 막아 준다. 운동은 배변활동을 활성화해 대변에 섞여 있는 발암물질에 대장이 노출되는 시간을 줄여 대장암의 발생을 줄인다.

■ 스트레스를 피하고 기쁜 마음으로 생활한다.

스트레스로 인한 면역계의 변화로 직접 암을 일으키거나 암의 진행을 촉진시킨다는 확실한 증거는 없으나, 스트레스는 암 발생 위험을 높이는 흡연이나 알코올 섭취 등 위험한 생활습관을 유발하는 것으로 알려져 있다. 현재 많은 연구에서 스트레스와 면역기능, 암과의 관계에 대한 가능성을 시사하고 있다. 또한, 스트레스가 면역체계를 변화시키며, 특정 면역세포의 수와 활동이 저하되면서 암이 유발될 수 있다는 연구결과도 있다.

6. 걷기 운동, 바르게 알고 걸어야 한다

새해가 되면서 많은 사람들이 건강이라는 소망을 빌었을 것이다. 새해 결심 목록에 자주 오르내리는 것이 바로 운동, 금주, 금연 등인데, 지금 1개월이 지난 2월에 접어들면서 조금 시들해지는 시기이다. 따라서 새해의 큰 소망인 건강을 위해서 다시금 규칙적인 운동 참여의 결심을 굳건히 하여야만 하는 시기이다. 이러한 운동 중에 가장 쉽고 간편하게 비용을 들이지 않고 할 수 있는 유산소운동이 걷기 운동인데, 이러한 걷기 운동도 제대로 알고 실시하여야만 한다.

걷기 운동은 노령자나 과다 체중자 그리고 수술 후 회복기에 있는 사람에게 아주 적합한 운동이다. 심장질환 환자에게 환자의 신체능력에 알맞은 운동을 실시하게 되면 재활의 효과가 뚜렷하게 나타나게 된다. 걷기 운동에 필요한 준비 도구로는 발에 잘 맞고 쿠션이 좋은 신발과 편안하고 간편한 계절에 맞는 운동복이면 충분하다.

걷기 운동은 같은 거리를 운동했을 경우, 조깅과 거의 같은 양의 에너지가 소비되어 체중조절에 매우 유리하며, 조깅에 비해 걷기 운동 중 상해의 위험이 거의 없는 안전한 운동이다. 반면에 과다 체중자나 운동을 처음으로 시작한 사람이 성급하게 속도나 거리를 증가시키게 되면 근육이나 무릎, 발목 등의 관절에 통증이 올 수도 있다.

:: 왜 걷기 운동이 좋은가?

걷기 운동의 효과는 성인병이 예방되고, 노화가 방지되며, 관절이 튼튼해지는 것이다. 그리고 두뇌 회전이 잘되고, 혈액순환이 잘되며, 정력도 강해지는 등 그 효과는 열거할 수 없을 정도로 탁월하다. 운동을 계속하다 보면 효과를 피부로 느낄 수 있는데, 잠이 잘 온다든가, 변비가 없어지고 체력이 향상되며, 매사에 자신감이 생기고, 적극적이며, 사교성이 발달되는 것을 느낄 수 있다.

걷기는 모든 운동 중에 가장 기본이 되며, 주의사항이 필요 없을 정도로 신체에 무리를 주지 않는 안전한 운동이다. 조깅이나 다른 경쟁적인 스포츠 종목으로 상해를 많이 입게 되지만, 산보나 속보 등 걷기 운동은 상해가 거의 없다는 것이 큰 장점이다.

걷기 운동은 한 발이 항상 지면에 착지되어 있기 때문에 체중만 지탱하면 되지만, 조깅 시는 두 발이 지면에서 동시에 떨어지기 때문에 착지할 때 체중의 2~3배의 부하를 받게 되어 발목이나 무릎 등의 관절에 이상이 올 수 있다. 또한 다른 경쟁적인 스포츠는 그 운동 종목의 고유한 동작 때문에 상해를 많이 입게 되며 심하면 불구가 되는 경우가 있고 불의의 사고를 당하는 수가 있다.

:: 걷기 운동은 각자 체력에 알맞은 강도로 실시해야 한다.

모든 운동은 적정한 강도로 실시해야 한다. 목표 심박수를 설정하여 걸어야 하는데, 맥박수를 이용한 최대 심박수의 50~80%(최대 심박수＝220－연령)로 걷는 것이 적당하다.

예를 들어, 연령이 40세이고 안정 시 맥박수가 70회인 경우, 목표 심박수 구하는 방법은 아래 공식을 적용하여 구할 수 있다.

[목표 심박수=운동 강도(최대 심박수-안정 시 심박수)+안정 시 심박수]

최소 운동 맥박수=0.5(180-70)+70=125회, 최대 운동 한계 맥박수=0.8(180-70)+70=158회가 되기 때문에 125회에서 158회 사이에서 걷기 운동을 실시하여야 적당하다.

20분 이상 지속적으로 실시한다. 목표 심박수에 달하는 시간이 20분 이상 소요되므로 걷기 운동 1회에 최저 20분 이상 계속하여야 효과를 얻을 수 있다.

주 3회 이상, 점증적으로 실시하여야 한다. 주 3~5회가 가장 효과적이다. 첫 주는 2~3㎞를 보통 걸음으로, 2주는 2~3㎞를 조금 빠르게 땀이 날정도로, 5주는 4㎞를 40분대에 걸음으로 걸어야 한다.

걷기 운동 후에는 꼭 심박수를 점검해야 한다. 걷기 종료 후 바로 최대 심박수를 측정해 운동 강도가 몇 %인지를 체크한다. 또한, 몇 분 정도로 걷는가를 체크하여 메모한다. 걷기 운동 중에 기분 상태나, 걷기 종료 후의 기분 상태를 체크해 본다.

:: 걷기 운동은 바르게 걸어야 한다

일반적으로 속보는 하루에 1시간 정도를 1주일에 5일간 하는 것이 바람직하다. 걷기의 올바른 요령은 걷기 운동을 시작할 때, 운동의 효과보다도 바르게 걷는 방법을 익히도록 노력해야 한다. 처음부터 빠르게 걷지 말고 산보 정도의 속도로 걷기 연습을 반드시 실시해야 한다. 걷기에 나쁜 버릇은 몸체를 옆으로 흔들며 걷거나 앞뒤로 흔들며 걷거나, 아니면 몸에 힘을 너무 빼고 걷는 것이다. 또한 머리를 앞으로 숙이거나 앞으로 내며 걷거나, 배를 앞으로 내밀면서 걷는 것도 나쁜 자세인 것이다.

또한, 정상보로 걷는 것이 중요한데, 정상보란 긴장을 풀고 자연스럽게 리드미컬하게 걸으며, 이때 어깨를 뒤로, 가슴을 펴고, 정면을 보고 걸어야 하며, 팔은 자연스럽게 흔들고, 발뒤꿈치부터 착지하면서 걷고, 발끝이 바깥쪽으로나 안쪽으로 향하지 않게 걷는 것이다.

바른 보행을 위해서나 걷기 운동 효과를 높이기 위해서는 신발을 잘 선택하여야 한다. 신발은 가벼워야 하고, 조깅화보다 쿠션이 적어야 하며, 바닥이 부드러워야 한다. 또한 발등 부위는 가죽 등과 같이 견고한 것이 좋고, 발끝은 발가락이 잘 펴지도록 넓은 것이어야 하며, 방수가 잘되고 땀을 잘 흡수하는 것이어야 한다.

:: 걷기 운동은 성인병 관리에 탁월한 효과를 나타낸다

오늘날 성인병 예방에는 걷기 운동이 최고의 보약이다. 운동을 하면, 성인병이 80% 이상 예방되고 이미 이들 질환으로 고생하는 분들도 운동으로 치료가 가능하다. 이미 성인병이 크게 진행되고 있는 환자는 너무 힘든 운동은 삼가야 하며, 걷기 운동이 제일 안전하고 가장 좋은 운동인 것이다. 혈압이 180mmHg인 고혈압 환자가 하루 30분씩 6개월 동안 걷기 운동을 한 결과, 혈압이 140mmHg 이하로 감소되었다고 하였는데, 약 처방을 하지 않고 운동처방만으로 이런 효과를 얻을 수 있었다고 하였다.

또한, 심장병 환자(협심증, 심근경색 및 심장수술 환자)도 걷기 운

동을 하면, 심장기능이 크게 향상된다고 하였는데, 미국의 아이젠하워 대통령은 심장병을 걷기 운동으로 치료하였고, 루즈벨트 대통령은 천식치료를 오로지 걷기 운동으로 치료하였다고 한다. 또한, 케네디 대통령은 걷기광으로 일주일에 80km나 걸었다고 한다.

그러면 과연 우리는 어느 정도 걷고 있는가? 보행실태를 살펴보면, 주부는 하루에 2,000보 정도 걷고, 사무직은 3,000보, 샐러리맨은 13,000보 정도 걷는다고 한다.

걷기에는 산보, 속보, 경보로 구분되며, 산보는 1시간에 4km(보폭 60~70cm) 정도 걷는 속도이고, 속보는 1시간에 6km(보폭 80~90cm), 경보는 1시간에 8km(보폭 100~120cm) 정도 걷는 속도이다. 일반적으로 보폭은 본인 키에서 100을 빼면 된다. 하루에 산보로 10,000보를 걸으면, 보폭 60cm일 경우 6km 정도 걷게 되며, 시간은 90분 정도 소요된다. 이때 에너지는 약 300kcal가 소모된다. 하루에 300kcal를 소모하게 되면, 한 달에 9,000kcal가 소모되는 셈이며, 체중은 1kg 정도 빠지게 된다. 속보로는 60분, 조깅으로는 30분에 같은 효과를 나타낸다.

비만에는 속보(빠른 걷기)가 최고의 명약이라는 것은 잘 알려져 있는데, 속보로는 산소를 충분히 섭취하는 운동인 에어로빅 운동이 되므로 체내의 지방질을 잘 태울 수 있다. 속보 이상의 높은 강도의 운동은 체내에 지방의 감소보다 당원질인 글리코겐이 오히려 에너지로 더 많이 이용되고, 속보보다 더 낮은 강도의 운동은 산소섭취량이 적어 지방을 잘 태울 수 없다. 그러므로 비만 해결에는 속보가 제일이며, 속보로 만 보를 걷는다면 비만은 거뜬히 해결할 수 있다.

걷기 운동은 숨이 조금 차고, 땀이 날 정도가 이상적이기 때문에 산보로서 숨이 차고 조금 힘이 든다면 산보가 자기에게는 알맞은 운동 강도가 되는 것이고, 노약자나 병약자는 천천히 걸어도 숨이 차면 그 강도가 자기에게 알맞은 운동 강도인 것이다. 산보로서 힘이 들지 않으면 속보로 하고 속보로도 숨이 차지 않으면 조깅을 하면 되는 것이다.

"두 다리가 의사다"라는 말이 있다. 과거에는 두 다리가 신체를 이동하는 데만 이용되는 것으로 알고 있었는데, 오늘날 기계문명의 발날로 모든 것이 자농화됨에 따라 두 다리의 활동이 극히 제한되고 보니, 이 두 다리가 신체 최상의 컨디션을 유지하고 건강을 지키는 데 절대적으로 필요하다고 할 수 있다.

:: 걷기 운동은 기억력 저하를 막는다

걷기 운동을 꾸준히 하면 노화에 의한 기억력 저하를 막을 수 있다. 미국 피츠버그 대학 심리학과 교수인 커크 에릭슨(Kirk Erickson) 박사는 일주일에 10~14㎞ 걸으면 노년기에 나타나는 뇌의 축소를 억제하고 기억력을 포함한 인지기능 저하를 막을 수 있다고 하였다. 이 연구결과에서 인지기능이 정상인 노인 299명을 대상으로 걷기 운동 여부를 조사하면서 관찰을 시작해 9년 후의 뇌의 용적(brain volume)을 측정하고 그로부터 4년 후, 인지기능 검사를 실시한 결과 이와 같은 결과를 얻었다.

이들 중 1주일에 10~14㎞ 걷기 운동을 계속한 노인은 그렇지 않은 노인에 비해 인지기능에 중추적인 역할을 하는 뇌 부위인 해마, 하전회, 보완운동영역의 회백질(gray matter) 용적이 크고 인지기능 장애가 나타날 가능성이 50% 낮은 것으로 나타났다.

걷기 운동 시간이 많을수록 회색질 조직도 커지는 것으로 나타났지만, 일주일에 걷는 거리가 14㎞ 이상인 경우는 더 이상의 인지기능 개선효과가 없었다고 하였다.

7. 걷기 운동의 원리를 따라야 한다

:: 밸런스를 유지하라

　걷기 운동 시 신체 각 부위의 움직임 중에서 팔 흔들기와 어깨의 움직임, 손의 움직임이 밸런스를 유지하는 데 중요하다. 먼저 걷기 운동에 있어서 팔을 흔드는 이유는 다리와 허리를 흔들 때 발생하는 회전력(정 회전력)을 없애기 위해 반대 방향으로 회전력(역회전력)을 주기 위해서이다. 속도를 높일 때는 다리와 허리의 진출이 빠르고 강해져 정회전력도 빠르고 강해지므로 그에 따라 역회전력도 빠르고 강해질 필요가 있다. 따라서 강한 추진력을 얻으려면, 그에 따른 팔 흔들기가 필요하다. 그러나 강한 진동을 위해서는 팔에 힘을 주어 흔드는 것보다는 오히려 자연스럽게 흔드는 편이 좋다.

■ 걷기 운동 시 팔 흔들기의 방법
　- 팔을 악수하듯이 앞으로 내민다.
　- 팔꿈치를 90도 정도 굽힌다.
　- 팔은 허리띠 정도 높이에서 흔든다.
　- 팔꿈치가 허리 부위를 지날 때는 강하게 흔들고 그 전후는 관성으로 흔든다.

-너무 높이 흔들지 말고 앞쪽은 어깨 높이를 한도로 한다.

-좌우의 흔들림은 작게 하고 몸의 중심선을 지나지 않도록 한다.

-어깨를 올리지 않도록 한다.

그리고 걷기 운동 시 어깨의 움직임은 팔로 밸런스를 취하고 어깨는 되도록 움직이지 않아야 한다. 어깨는 릴랙스시켜 들어 올리지 않는 것이 중요하다. 속도를 높이기 위해 몸을 경직시키고 어깨를 으쓱이면 팔이 올라가고 허리가 높아진다. 그러면 허리의 움직임이 방해를 받아 보폭이 감소되어 리프팅(lifting)이 발생할 수 있으므로 유의해야 한다.

:: 관성을 유지하라.

발꿈치 착지는 걷기 운동의 필수요소인데, 이는 관성을 이용한 정상적인 걸음은 발꿈치부터 착지하기 때문이다. 즉, 우리가 무심히 걸을 때 앞으로 내민 다리가 최초로 지면에 닿는 부분이 발꿈치이다. 자연스럽게 발꿈치 착지를 하면, 몸의 이동에 따라 접지 장소가 발바닥의 뒤쪽-중앙-발끝으로 이동하여 마지막으로 발가락 들림, 즉 발끝으로 몸을 앞으로 압출하게 된다.

관성을 이용한 이상적인 발꿈치 착지 시 발 모양을 살펴보면, 평답(발바닥 전체로 착지하는 것)에 가까운 상태부터 발끝을 들어 올린 상태까지 여러 가지 유형이 있다. 발꿈치로 착지하면 발꿈치에 큰 힘이 가해지므로 사람들은 본능적으로 평답에 가까운 상태로 착지하려고 하는 경향이 있다. 그러나 이런 경향도 자세가 좋아지고 동적 밸런스 감각이 몸에 익숙해지면 해소된다.

평답에 가까운 착지는 무릎을 구부린 상태에서 접지하기 때문에 자세가 좋지 않고 이러한 자세에서 속도를 높이려고 하면 달리기 형태가 되기 쉽다. 직립자세에서 발목 각도는 직각이지만, 착지할 때는 그 상태에서 발끝이 올라가 예각이 되어야 한다. 예각이 되면, 강력한 압출이 가능해진다.

:: 추진력을 승가시키자

추진력의 발생은 한쪽 다리가 이동기일 때 다른 쪽 다리는 지지기가 된다. 이동기에 있는 다리는 들어 올리려 이동한다. 지지기에 있는 다리는 체중을 지지하기만 할 뿐, 몸을 전진시키는 추진력을 발생시키지 않고 오히려 버팀목 작용에 의한 역진력을 받는다.

체중을 발꿈치로 이동하면, 버팀목의 힘은 착지점(발꿈치)을 지지점으로 하여 몸을 회전시키는 구심력으로 전환되기 때문에 나중에는 관성력에 의해 전진할 수 있게 되는데, 이 기간을 관성력기라고 한다. 체중 이동이 부드럽게 되지 않으면 지면반력으로 인한 역진력 때문에 다리에 충격이 전달되어 때로는 머리까지 울릴 수도 있다. 따라서 착지하면, 곧바로 체중을 발꿈치로 옮기는 것이 중요하다.

압출효과를 이용해야 하는데, 완전히 압출했을 때 직접적인 효과는 압출력의 증가이고 간접적 효과는 진출각의 진출이 용이해지는 것이다. 그 결과 보폭이 무리 없이 넓어지고 발꿈치 착지도 잘되며 다음 이동기에 다리의 이동속도가 빨라진다. 종합적 효과로 적정 보폭이 커져 걷기 속도도 빨라진다. 이렇듯 완전한 압출은 다른 움직임까지도 완전하게 하는 중요한 기술이다.

또한 걷기 운동 시 허리의 압출과 회전, 다리의 진출을 바르게 유지하고 부드럽게 착지하는 것이 중요하다.

:: 무게중심의 움직임을 줄이자

무게중심에 있어서 상하 움직임을 줄이는 기술을 익혀야 하는데, 무게 중심을 들어 올려야 한다. 걸을 때 허리는 수평방향뿐만 아니라, 수직방향으로도 움직인다. 지지각이 몸 쪽에 있을 때는 곧게 펴지기 때문에 무게중심이 가장 높아지고 양발 지지일 때는 양다리가 비스듬해지기 때문에 그만큼 무게중심이 낮아진다.

발꿈치의 압출과 발끝이 펴지면, 다리가 길어지는 것과 비슷한 효과를 주므로 그만큼 무게 중심이 높아진다. 이것이 '무게중심 들어올리기'인데, 발꿈치의 압출과 발끝이 충분히 펴지면 커진다. 보폭이 작을 때는 무게중심 들어올리기에 따른 무게중심의 높이 변화가 크지 않다. 그러나 일정 한도를 넘으면, 급속히 커져서 상하 움직임도 커지는데, 이 한도가 적정 보폭이다. 무게중심 들어올리기가 커지면, 적정 보폭을 넓힐 수 있고 속도를 높이기 쉬우므로 상당히 유리하다.

무게중심 들어올리기를 증가시키기 위해서는 착지와 압출 시 접지각을 크게 해야 하는데, 이렇게 하기 위해서는 허리의 압출 회전을 충분히 하고 효율을 높이며 발바닥 구르기를 완전하게 하는 것이 중요하다.

:: 상황에 맞추어 걷자

- **아침에 걷기:** 아침 걷기는 준비운동을 많이 배정한다. 출발은 완보로 5분 정도 걷고 산보 걷기법으로 속도를 한 단계 올려 10여 분 걸은 후, 속보로 걷는다. 고령자나 고혈압자, 당뇨 환자는 아침 걷기보다는 오후 걷기를 권장한다.
- **덥고 습기가 많은 날의 걷기:** 땀이 많이 나기 때문에 체력소모와 수분 손실이 일어나므로 수분을 충분히 공급한다. 걷기 전에, 걷는 도중에, 걷고 난 후에도 수분을 섭취하여 탈수증세가 일어나지 않도록 한다. 그리고 수분 섭취는 조금씩 마시고 직사광선을 피할 수 있는 모자를 쓴다.
- **추운 날의 걷기:** 보온 유지가 중요하다. 기온이 낮거나 바람이 불 때는 호흡법에 주의하여야 한다. 호흡이 불규칙하고 입 호흡이 되면, 목감기에 걸릴 수 있으므로 코 호흡과 입 호흡의 비율을 2:1 혹은 4:1로 하는 것이 좋다.
- **비오는 날의 걷기:** 걷기화와 양말이 젖기 때문에 발 관리에 신경을 써야 한다. 비 오는 날에는 낮은 속도로 걷는다.
- **일상생활에서의 걷기:** 걷기 1, 2, 3 운동을 실천하자. 1정거장까지는 걷자! 2㎞까지는 걷자! 3층까지는 걷자!

8. 발이 편하고 바르게 걸어야 신체가 건강하다

우리 발은 대단히 중요한데, 2%의 발바닥이 98% 몸의 면적을 지탱하는 지지기능을 하고 신체 균형 유지에 기초적인 역할을 수행한다. 그리고 충격을 흡수하는 완충작용을 가지고 있으며 보행 시 지표로 전달되는 힘의 분산을 통해 신체의 자극을 최소화시켜 준다. 또한 운동지렛대 작용이 발의 정확한 위치에서 움직여 줘야만 모든 동작수행이 원활하다.

:: 발은 형태에 따라 분류된다

발은 형태학적으로 보았을 때, 정상적인 발과 요족, 유사 요족, 평발, 유사평발로 분류된다. 발의 족형에 따라 압력 분포가 달라져 발목의 통증, 무릎 통증, 더 나아가 허리까지 통증을 유발시킬 수 있다. 발걸음은 정상 발처럼 아치가 형성되어 있어야 하고 뒤꿈치부터 발가락까지 압력이 골고루 분포되어 사뿐사뿐 걸어야 한다.

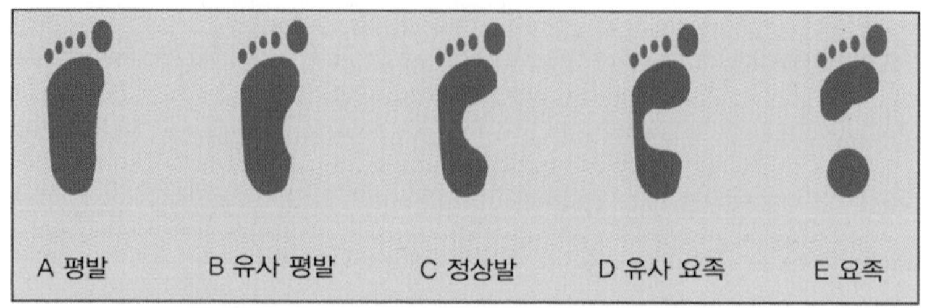

정상적인 발(C)은 양쪽 다리 길이의 차이, 발 각도의 차이로 인한 통증과 발의 피로 동반, 발의 구조와 기능은 정상이나 무리했을 경우 통증을 갖게 된다.

요족(E)은 발의 내측 아치가 움푹 팬 형태로서 보행 시 발의 외측에 몸무게가 실려서 보행을 하게 된다. 이는 근육에 무리를 많이 주기 때문에 근육통, 어깨 결림 등, 허리통증, 발이나 발목 통증을 유발한다.

평발(A)은 발 관절의 유연성이 과도하여 오래 걷거나 운동 시 근골격에 비틀림과 긴장을 주게 된다. 이는 발가락 기형, 발이나 다리의 무릎 통증, 골반, 허리통증, 퇴행성 변화가 나타난다. 그리고 어린이 성장통, 운동선수의 관절 질환 환자에게서 많이 나타난다.

:: 바른 자세로 걸어야 장수한다

자신의 걸음걸이부터 살펴보아야 한다. 발을 딛고 섰을 때 발의 어느 부위가 땅에 먼저 닿는가? 발뒤꿈치가 먼저 닿고 발뒤꿈치로 걷는다면 늙은 걸음이다. 뒤꿈치에 무게 중심이 실리면, 허리에 힘이 가고 어깨와 고개가 자연스럽게 뒤로 치우치게 된다. 몸도 약간 뒤로 기운 채 걷게 된다. 이런 자세는 뇌로 가는 척수액과 혈액의 순환을 원활하지 않게 한다. 이로 인해 머리가 무겁고, 목과 어깨가 굳어 허리에 무리가 간다.

어린아이의 걸음을 살펴보면, 아이들은 넘어질 듯 몸이 앞으로 쏠린 채 발 앞쪽에 힘을 주어 팍팍 내디디며 걷는다. 어린아이들처럼 발바닥의 성장점인 용천혈로 걷는 걸음이 건강하다. 어깨에 힘을 빼고 편안하게 서서 발바닥 중심에서 1도 정도 앞으로 힘을 준다. 그러면 자연스럽게 몸의 무게가 용천혈에 실린다. 그리고 발가락으로 땅을 움켜쥔다는 느낌으로 힘을 준다. 용천혈과 발가락으로 힘이 가면 자연스럽게 무릎과 아랫배에 힘이 들어가면서 인체에 중심이 잡힌다.

그 중심이 가슴으로 연결되고, 뇌의 중심인 뇌간으로 연결되어 정수리까지 연결된다. 이때 뇌를 약간 자극하는 느낌이 온다. 고개는 약간 몸 쪽으로 당겨 겸손한 자세가 되도록 하고, 양발은 기운이 새 나가는 팔자걸음이 아니라, 일자 걸음으로 힘차게 걸어야 한다. 신나게 걸으면, 뇌에 자극이 느껴져 기분도 좋아진다.

평소 발뒤꿈치로 걷거나 좌우 골반이 틀어져 다리 길이가 다른 사람이 이렇게 걸으면, 처음엔 몸이 불편하고 당기는 곳이 느껴지지만

> **발과 자세의 틀어짐으로 유발되는 주요 증상들**
>
> 1. 걸음걸이가 이상하다(안짱걸음, 팔자걸음, 까치발 보행)
> 2. 이유 없이 잘 넘어지고 걷기를 싫어한다.
> 3. 발목, 무릎, 허리, 어깨의 통증, 목과 등이 뻣뻣하다.
> 4. 발뒤꿈치나 발바닥에 피로나 통증이 있다.
> 5. 신발이 유난히 한쪽만 닳는다.
> 6. 다리가 자주 아프다.
> 7. 한쪽 어깨나, 한쪽 골반이 처져 있고 오래 서 있기 힘들다.
> 8. 살이 많이 찌거나 잘 먹어도 살이 찌지 않는다.
> 9. 주의력 산만, 모든 것이 귀찮고 자주 짜증내고 피곤해 한다.

계속 걸으면 차츰 교정된다. 규칙적으로 매일 30분 이상 이처럼 걸으면, 자세가 바르게 되면서 마음이 편안해진다. 머리가 맑아지고 입안에 단침이 고인다. 다리에 힘도 생기고, 몸을 움직이고 싶어지며, 삶에 의욕이 생긴다. 걸음걸이 하나로 자세교정 효과뿐 아니라, 심인성 질환을 예방하고 치유하는 효과도 얻을 수 있는 것이다.

걸음을 이동수단이 아니라, 건강수단으로 생각해야 한다. 걸음걸이를 바꾸면 체형이 바뀌고 성격이 바뀐다. 체질이 바뀌고 인생이 달라진다. 바르게 걷는 걸음을 통해 몸과 노는 것이 즐거워지면, 나이가 들어도 심심할 걱정이 없다. 걷기 운동은 건강하고 행복한 걸음 속에 장수의 비결이 있다.

:: 편한 슬리퍼, 키 크는 데는 도움이 안 돼

슬리퍼는 대부분 뒤축이 없고 발을 감싸지 않아 신발이 발바닥을 비비면서 걷게 된다. 그래서 자신도 모르게 발이 긴장해 몸이 쉽게 지친다. 특히 슬리퍼는 밑창이 대부분 편평하게 디자인돼 이런 신발을 신으면 발아치가 점차 밑으로 무너지고 발 모양이 변형돼 뇌로 잘못된 정보를 전달하게 된다. 이뿐만 아니라, 발 위에 연결된 경골과 대퇴골이라는 다리뼈가 안쪽으로 회전하게 된다. 그러면 허리 축까지 비뚤어지게 해 정상적인 성장을 방해하고 척추가 옆으로 휘는 척추측만증을 일으킬 수 있다. 학교에서 여름 실내화로 신는 슬리퍼를 밖에까지 신고 나오거나 심지어 슬리퍼를 신고 운동을 하는 친구들도 있는데, 이것은 '미끄러짐과 넘어짐'에 '제 키 깎아 먹기'를 하고 있는 셈으로 보면 된다.

그렇다면 좋은 신발은 무엇일까? 좋은 신발은 가격과는 상관없이 아치 모양에 따라 잘 만들어져 충격이나 운동에도 아치를 손상시키지 않고 편안하게 유지시켜 주는 신발을 뜻한다. 좋은 신발을 고를 때는 먼저 신발이 아치 모양에 따라 잘 만들어졌는지 보고 구두 중간의 땅에 닿지 않는 잘록한 '생크'라는 부분이 신발을 꺾었을 때 꺾이지 않는지 확인해야 한다.

그리고 다리를 길어 보이게 하기 위해 굽이 높은 구두를 신는 경우나 키를 커 보이게 하기 위한 하이힐은 오래전부터 여성들에게 필수품이었다. 그러나 하이힐은 무릎과 고관절에 무리가 가기 때문에 퇴행성관절염의 원인이 되기 쉽다. 자세 또한 망가뜨리기 때문에 아름답게 보이기 위해 신은 신발이 오히려 외모는 물론, 건강까지 망칠 수 있다. 따라서 신발을 선택할 때에는 모양보다는 편안함을 고려하는 것이 좋다. 옷보다는 신발에 투자를 하자. 발에 잘 맞고 굽이 낮은 신발을 골라 몸에 무리를 주지 않도록 해야 한다.

따라서 운동화의 선택은 쿠션이 있고 아치가 형성되어 있어야 하며 본인 발보다 약간 큰 신발을 선택한다. 딱딱하고 얇은 운동화는 충격을 흡수하지 못하고 발목이나 무릎에 통증을 유발시킬 수 있고 작은 신발은 엄지발가락이 굽어지는 현상이 나타난다. 운동을 하거나 오랜 시간 걸을 때는 쿠션이 있는 운동화를 신어야 편안하게 걸을 수 있다.

1. 사람마다 발의 길이, 볼의 너비, 형태, 발목 회전 등이 모두 다르므로 직접 매장에서 신어보고 구입한다.
2. 구두의 굽은 2~3㎝ 정도가 적당하다.
3. 양쪽 발 크기가 다르면 큰 사이즈를 기준으로 구입한다.
4. 발이 어느 정도 부어 있는 오후 5시쯤 신어보고 고른다. 양말을 착용한 상태에서 신어 보는 게 좋다.
5. 사이즈는 발을 신발 앞으로 바짝 밀어 발뒤축에 새끼손가락이 들어갈 정도가 적당하다.
6. 신사화는 아침, 저녁으로 달라지는 발 상태에 맞춰 끈으로 묶는 게 좋다.
7. 발뒤꿈치가 미끄러지지 않고 편하게 잘 맞는지 확인한다.
8. 적어도 2년에 한 번은 정기적으로 발 크기를 재는 습관을 들인다. 사람의 발은 대체로 나이가 들면서 볼이 넓어진다.
9. 둘째 아이가 첫째 아이 신발을 물려 신다가 맞지 않아 발 질환이 생길 수 있으므로 아이의 발에 맞춰 신기도록 한다.
10. 딱딱하고 얇은 신발보다는 쿠션이 있고 깔창에 아치가 형성된 신발이 좋다.

9. 수분 섭취와 운동

　물을 규칙적으로 마시면 피부를 맑게 하고 피로감을 없애 주며 집중력을 높인다. 하지만 몸에 좋은 물도 급하고 지나치게 많은 양을 마시면 건강을 해칠 수 있는데, 물을 과다하게 마시면 몸 속 염분(나트륨) 농도가 떨어지는 저나트륨 상태가 된다. 따라서 하루에 8컵 정도의 물을 마셔서 수분을 보충하고 운동 등 에너지와 수분 소실이 많은 경우에는 탄수화물 등이 함유된 음료를 섭취하여야 한다.

：： 인간은 항상 수분이 2% 부족한 갈증상태이다.

　수분은 혈액량을 유지하여 심혈관계 기능을 유지하고 땀의 배출을 통해서 수분이 손실되면, 혈액량이 감소한다. 따라서 심장이 한 번에 보낼 수 있는 일회 박출량이 떨어지게 되고 심장이 좀 더 빨리 뛰어야 필요한 혈액을 각 기관에 충분히 공급을 할 수 있다. 그러므로 수분 소실이 많으면, 그만큼 심장은 일을 많이 하게 되는 것이다.

　또한 수분은 체온을 조절하는데, 땀을 흘리게 되면, 땀의 증발을 통해서 체온을 조절하는 역할을 한다. 수분 손실량에 따른 증상 표에서 보듯이 수분이 손실되면서 운동수행 능력이 떨어지고 체중의 10%

만 소실되더라도 치명적인 경우가 될 수가 있다. 또한 인간은 평소에 항상 수분이 2% 부족한 상태이기 때문에 평소에 수분섭취가 대단히 중요하다.

일반적으로 사람의 하루 수분 소모량은 소변으로 배설되는 수분이 약 1.4 L, 소변 이외의 땀 등으로 배출되는 수분이 약 1 L로 총 2.4 L 정도이다. 따라서 하루에 마셔야 하는 물의 양도 2.4 L 정도인데, 사람이 하루 음식으로 섭취하는 수분 양은 1~1.2 L 정도 되므로 적어도 식사 이외에 1.5 L의 수분을 보충해 주어야 한다. 따라서 일반적으로 하루 8~10컵 물을 의도적으로 마셔야 한다. 물은 하루 종일 틈틈이 자주 마시는 것이 좋고, 특히 아침 공복 시에 물을 마시는 것이 도움이 된다.

수분 손실량에 따른 증상

수분 손실량 (체중 기준)	증상
1~2%	갈증, 불쾌감, 식욕 감소
3~4%	운동 수행 능력 감소(20~30%), 소변량 감소, 구토감, 무력감
5~6%	체온조절 능력 상실, 맥박의 증가, 호흡의 증가, 정신집중 장애
8%	현기증, 혼돈, 극심한 무력감
10~11%	열사병 상태, 사망의 위험

:: 탈수 예방을 위한 수분 섭취

탈수는 실제로 운동을 할 때 많이 발생하게 되고 탈수는 정도에 따라서 증상의 차이가 있다.

탈수에 따른 악순환으로는 운동 중에 탈수가 발생하면, 아래 그림과 같이 피부로 가는 혈액량이 감소하게 되면서 땀 배출이 줄어들게 된다. 악순환이 반복하게 된다. 원칙적으로 운동을 할 때는 수분을 충분히 공급해서 탈수를 방지하는 것이 최선이다. 운동 중에 탈수가 발생하면, 내장으로 가는 혈액이 줄어들기 때문에 목이 마르기 전에 수분을 섭취해 주는 것이 물의 흡수가 훨씬 용이하다. 우리가 운동을 할 때 가장 잘못 알고 있는 것이 수분 섭취에 대한 것이다.

따라서 수분 섭취 요령은 먼저, 운동 전 수분을 섭취하여야 하는데, 운동을 하기 전에 충분한 수분을 섭취하는 것이 좋다. 물론 너무 많이 마신 물 때문에 이뇨효과가 있어서 소변을 많이 볼 수도 있겠지만, 보통 운동 전에 500~600㎖ 정도를 섭취하는 것이 좋다.

운동을 할 때 수분을 섭취하는 요령은 매 10~15분마다 120~150㎖ 정도를 마시는 것이 좋다. 차가운 물이 흡수가 빠르고 체온 조절에도 많은 도움을 주게 된다. 시간이나 양은 사람에 따라서 변화를 줄 수 있고 운동을 한 시간 넘게 할 때는 탄수화물과 전해질이 함유된 음료가 좋다. 보통 스포츠 드링크가 편리하다.

운동이 끝난 다음 빠른 시간 내에 충분한 탄수화물과 수분을 섭취하면 근육 피로 회복에 많은 도움을 준다. 운동을 끝낸 다음 근육의 글리코겐 합성이 활발하기 때문에 이때 공급된 탄수화물이 근육 회복에 큰 영향을 주게 된다. 운동이 끝난 다음의 수분 섭취는 체중이 운동 전과 같은 수준이 될 때까지 섭취해 주는 것이 좋다. 보통 이렇게 수분을 섭취하지 않으면, 그날 저녁 내내 목이 마른 경우가 많고, 이런 것을 무시하면 탈수상태가 유지되어서 계속 힘이 없게 된다.

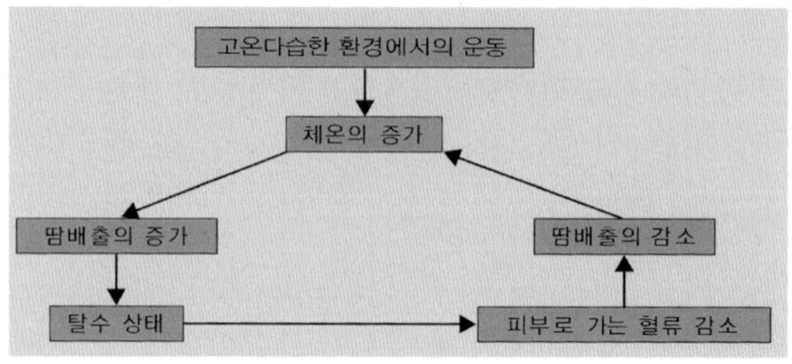

고온다습한 환경에서의 운동과 탈수

추가적인 수분 섭취 요령에 있어서 보통 운동을 할 때는 가능하면 수분을 많이 섭취하는 것이 좋다. 위가 출렁거리거나 속이 쓰리지 않고, 옆구리가 아프지 않다면 위의 양보다 더 마실 수 있는 사람은 더 마시는 것이 좋다. 운동을 한 시간 정도 할 경우에는 차이가 없지만, 한 시간 넘게 운동을 할 경우에는 섭취하는 수분의 양이 적으면 운동 후 피로를 더 많이 느끼게 된다.

:: 갈증을 느끼기 전에 수분을 섭취해야…

가장 맛있게 느껴지는 물의 온도는 16도 전후가 좋고 좀 더 상쾌한 맛을 느끼려면, 9~10도를 유지하는 것이 적당한데, 이때 육각수가 형성된다. 이보다 차면 혀의 감각을 마비시켜 물맛을 제대로 느끼지 못한다. 따뜻한 물의 경우 70도 정도일 때가 맛있다. 가장 맛없는 물의 온도는 35~45도일 때인데, 즉 물은 체온과 가까운 온도면 맛이 없다. 물을 보관할 때는 금속으로 된 그릇에 담으면 유리나 사기그릇에 담은 물에 비해 쉽게 변화되므로 금속에 담아두지 않도록 한다.

그리고 알코올이나 카페인, 변비약 등의 복용은 수분을 손실시키는 원인이 되는데, 이러한 물질들은 이뇨작용 때문인 것으로 알려지고 있다. 따라서 커피 한 잔은 1.5~2잔의 수분을 소실시킨다고 한다. 구체적인 수분 섭취 요령은 다음과 같다.

- 원칙적으로 갈증을 느끼기 전에 수분을 섭취해야 한다.
- 1일 1~8컵 물을 마시는 것이 좋다.
- 운동 15분 전 물을 1컵 마신다.
- 격한 운동 시 30분 간격으로 물을 1컵 마신다.
- 2시간이 넘거나 격한 운동을 1시간 이상 할 경우는 탄수화물이 약 8% 함유된 음료를 섭취하여 열량을 공급해 주어야 한다.
- 운동 후에는 물을 2컵 마신다.
- 운동 전과 후의 체중변화를 관찰한다.
- 커피를 마셨다면, 2시간 내에 물을 1컵 마신다.

10. 해양심층수를 이용한 타라소테라피

　최근 심층수(深層水)가 미지의 가능성을 간직한 새로운 해양자원으로 인식되어 이 자원에 의한 해양요법이 현대인의 스트레스를 해소하고 심신을 달래 주는 뛰어난 건강증진 요법으로 주목을 받고 있다. 심층수를 '해양심층수'라 하는데, 햇빛이 미치지 못하는 수심 200m 아래의 바닷물로 세균이나 미생물의 서식이 힘든 깨끗한 물이다. 유기물이나 병원균 등이 거의 없고 연중 평균 섭씨 2도로 차가운 상태를 유지한다. 이러한 심층수를 이용한 타라소테라피가 큰 역할을 하고 있는데, 고혈압, 당뇨, 혈액순환장애 등을 개선하는 효과가 있고 약물을 쓰지 않고 관리하는 효과적인 건강관리 방법이 될 수 있다.

:: 해양심층수의 생성

　해양심층수는 북극의 그린란드 주변과 남극의 웨들(Weddell) 해 부근에서 생성된다. 북극이나 남극과 같이 추운 곳의 빙하가 녹아 표층수와 혼합되면 비중이 커지면서 가라앉게 되어 해양심층수가 된다. 해양심층수는 해수의 비중에 맞추어 일정한 수심에서 침강층을 구성하고 해수가 가라앉으면서 생겨난 에너지를 원동력으로 지구를 순환한다.

해양심층수는 지구를 순환하다가 흐름이 차단되는 지점에서 용승(湧昇: 해저 200~300m에 해당되는 중간층의 차가운 해수가 여러 가지 원인으로 상승하여 해면으로 솟아오르는 현상을 말하는데, 이 때문에 용승이 있는 해역은 주위보다 온도가 낮아짐)이라 하는데, 이때 표층수에 영양염을 공급하여 주변 해역의 생산력을 향상시키는 데 도움을 준다. 바다에 있어 기초 생산자라 할 수 있는 식물성 플랑크톤이 해양심층수에 포함된 풍부한 질산염, 인산염, 규산염 등을 영양소로 섭취하여 증식하기 때문에 주변 해역이 비옥하게 된다. 즉 영양염류가 풍부하게 제공되고 빛, 수온 등 다른 환경조건이 충족하게 되면 식물성 플랑크톤과 해조류가 활발하게 번식, 성장하게 되며 이를 먹이로 하는 동물성 플랑크톤과 해양생물이 풍부해지면서 훌륭한 어장을 형성한다. 이러한 해양심층수의 특성은 다음과 같다.

- **저온 안정성**: 태양이 도달하지 않는 심해에 위치하고 있어 수온이 안정적이다.
- **부영양성**: 해양 생산력의 기본 요건인 질산염, 인산염, 규산염 등 무기 영양염이 풍부하다. 또한 필수 미량원소와 다양한 미네랄이 균형 있게 포함되어 있다.
- **청정성**: 대장균 및 일반세균에 오염되지 않았기 때문에 해양성 세균 수도 표층수와 비교해서 아주 적으며 오염에 노출될 기회도 적다.
- **숙성성**: 수압 20~30기압 이하에서 오랜 기간 형성된 해수이므로 성질이 안정적이다.

이러한 심층수를 이용한 여러 특허 출현 중에서 질환과 관련된 특허만을 정리했을 때, 아토피성 피부, 탈모, 변비, 당뇨병, 고혈압부터 치매, 암에 이르기까지 효과적이라는 것을 단적으로 알 수 있는 내용들이다.

:: 타라소테라피의 의미와 특성

일본어로는 해양요법으로 번역되는 Thalassa－Therapie는 1876년 프랑스 의사인 라보타니엘 박사에 의하여 명명되었으며 오늘날 지중해를 중심으로 널리 사용되고 있다. 그리스어 'thalassa'(바다)와 'therapeia'(치유)의 합성어로 약물을 사용하지 않는 사람들에게 좋은 해양요법으로 바다와 인간의 공존이 시작된 기원전부터 행해져 왔다. 그리고 이상향, '어디에도 없는'이란 의미의 유토피아를 지향하여 타라소테라피란 용어로 불린다.

해수, 해초, 해양성 기후와 같은 자연환경과 산물이 가지는 의학적인 효과를 치료목적으로 이용하는 것을 자연요법으로 정의한다. Thalassa－Therapie 시설 개발은 종래의 온천 이용 자체를 목적으로 하는 온천 개발과는 달리 해수를 이용한 건강증진과 치료를 중심으로 온천으로 개발 이용하는 개념이다. 자연요법을 극대화하기 위해 타라소테라피는 새로운 해양자원으로 조명받고 있는 해저 200m 깊이에서

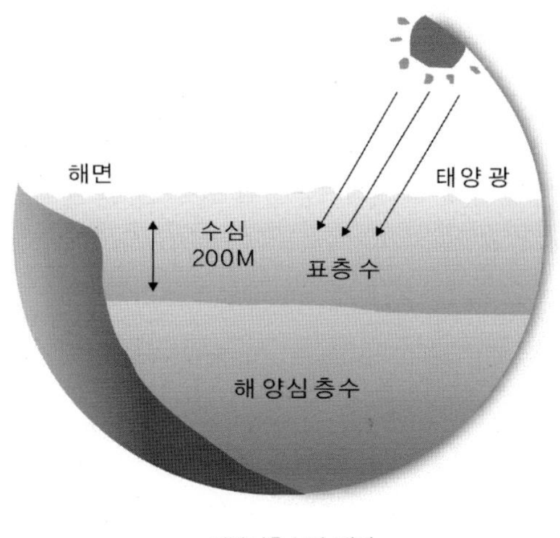

해양심층수의 개념

끌어온 해양심층수를 온천수로 사용하는데, 수심 200m보다 깊은 곳에 있는 해수를 해양심층수로 정의할 경우, 지구 전체 해수의 약 92.5%가 해양심층수에 해당한다. 해양온천수는 오염이 안 된 미네랄 생명수이며 특히 아토피성 피부염 등 해수요법에 장점이 있는 것으로 알려져 있다.

:: 타라소테라피로 심신을 치료한다

타라소테라피는 해양심층수, 해초, 바다 진흙 등을 이용한 치유법을 뜻한다. 프랑스 브르타뉴 지방에서 처음 시작됐는데, 해수에 잠긴 몸에 제트 수류 자극을 주어 신체 부상과 질병을 낫게 하는 원리이다. 스트레스 해소, 금연, 산후조리, 관절염이나 요통 완화 등에 효과가 있는 것으로 알려져 최근 국내에서도 다양한 프로그램이 개발되고 있다.

프랑스의 타라소테라피는 주말이나 바캉스 기간을 이용해 해안가로 떠나는 파리에 거주하는 사람들이 있다. 일과 생활에 지친 사람들은 파리를 떠나 생말로, 브르타뉴, 비쉬 등 바다를 낀 휴양지에서 타라소테라피(해양요법)를 즐긴다. 프랑스는 사이클 선수 '루이스 보베'가 경기 중 사고를 당해 하반신이 마비되었으나, 타라소테라피로 회복한 것이 계기가 돼 해양요법 센터가 속속들이 늘어나기 시작했다. 개인의 심신 상태, 가격, 인원수에 따라 다양한 프로그램을 선택해 예약할 수 있다.

국내에선 이제 개발 단계에 있는데, 2000년부터 우리나라에서도 해양요법 프로그램을 체험할 수 있는 공간이 늘어나고 있다. 가깝게는 시내 에스테틱에서 멀리는 제주도 휴양지에서 그 효능을 체험할 수 있다. 뿐만 아니라, 현재 강원도 고성에서는 해양요법 센터 건립을 추진하고 있고 음료용 해양심층수(양수와 비슷해 인간 친화적인 물이라 불림), 타라소테라피 체험 축제를 열기도 했다. 울릉도 등지에서 미네랄이 풍부한 음료용 해양심층수 개발이 한창이다.

요통에 효과적인 해수 마스크 팩은 등 주변의 경락혈을 자극해 해수 마스크 팩을 하면서 독소를 배출시키고 요통 완화에 도움을 주는 원리이다. 몸속의 노폐물이 제거되면 그만큼 혈액순환이 원활해진다. 해수 마스크 속에는 스스로 열을 발생시키는 성분이 있어 척추 주위의 노폐물 및 독소를 제거하며 미네랄과 미량원소 등을 공급하고 척추 자율신경계를 활성화시켜 준다.

해양심층수를 이용한 물줄기 마사지는 등 주변에 해양심층수 물줄기를 쏘는 마사지도 효과적이다. 천연해조와 해수에 포함된 각종 미네랄 성분을 피부의 표피, 진피를 거쳐 모세혈관에까지 전달시켜 류머티즘, 관절염, 외상 및 교통사고 후유증, 호흡기 계통 장애, 비만 등 각종 질환 및 증상 완화에도 도움을 준다. 신체적 질병뿐 아니라 피로, 스트레스나 우울증 치료에도 이용된다. 해초로 전신 스크럽을 한 후에 해수 물줄기로 마사지를 받는 기본 프로그램부터 아로마 테라피를 병행한 해수요법 등 다양하다.

11. 골프 상해를 예방하려면…

요즘 건강증진과 여가활동의 일환으로 골프 인구가 급증하고 있지만, 바르지 못한 훈련 방법 때문에 골프 상해를 입는 경우가 많다. 이러한 골프 상해 중에서 가장 관련이 깊은 것은 스윙이고 적절한 메커니즘으로는 골프 경기 성적을 올리고자, 과도하게 훈련을 하는 과사용증후군을 예방하는 것이 무엇보다 중요하다. 또한 다년간의 티칭 경험을 가진 골프 전문가의 지도나 비디오테이프 등의 시청각 자료를 통해 골프 스윙의 메커니즘을 올바로 해야 할 것이다. 그리고 다음 단계는 적절한 장비인데, 그립의 적절한 크기와 모양은 클럽의 스윙을 도와줄 수 있다.

:: 대표적인 골프의 상해에 의한 질환 및 예방

허리 염좌 및 디스크 의심 질환인데, 허리 디스크, 협착증, 퇴행성 디스크 등 척추 질환이 많이 발생한다. 이 질환의 예방법은 라운드 전후는 물론 평소에 근력 강화와 허리 유연성을 기를 수 있는 스트레칭으로 요추 부위를 부드럽게 한다.

경추 질환은 일자 목, 목 디스크, 퇴행성 디스크 등이 발생하는데,

이 경우 예방법은 목을 둥글게 돌리는 스트레칭, 고개를 뒤로 젖혀 주는 스트레칭을 통해 라운드 전후 목과 주변 근육의 긴장을 풀어 주어야만 한다.

어깨 통증 질환은 골퍼 오십견이 있는데, 회전근개 손상이 발생한다. 어깨 통증의 예방은 어깨를 회전시키는 스트레칭, 팔을 양옆으로 쭉 뻗어 어깨를 최대한 움직여 범위를 넓히는 운동을 꾸준히 실시하여야 한다.

팔꿈치 통증에 있어서 의심 질환은 골프 엘보, 테니스 엘보 등이 많다. 팔꿈치 통증의 예방은 통증이 심할 때는 생강 찜질이 효과적이다. 생강 15g을 강판에 갈아 적당량의 밀가루를 섞어 반죽하여, 거즈에 바른 다음 뻐근한 팔꿈치에 붙이면 효과적이다.

손목 통증 질환은 염좌, 건초염 등이 많이 발생하는데, 그 예방법은 그립을 올바르게 잡는지, 강도는 어떤지, 손목을 꺾이는 정도를 체크해야 한다.

무릎 통증에 있어서 의심 질환은 반월판연골 손상, 골관절염 등이 있다. 예방법은 통증 정도에 따라 라운드 횟수와 연습량을 조절하고 가급적 짧은 클럽을 사용한다. 그리고 양 무릎에 체중을 균등하게 배분하고 무릎을 조금 덜 굽히고 양발을 좀 더 넓게 한다.

턱관절 질환은 턱관절 장애, 턱관절 주변 근육이 굳는 증상 등이 있다. 턱관절 장애의 예방은 일상생활 속에서 딱딱한 음식을 씹는 것을 피하고 한쪽 방향으로 씹지 말아야 한다. ‘아에이오우’ 등의 발성을 통해 턱 관절을 풀어 주며 샷을 하기 전 길게 호흡을 하는 것도 효과적이다.

:: 골프 초보자, 바른 자세 유지가 중요

골프 초보자는 상체 근육에 지나치게 힘을 주거나 잘못된 자세로 스윙을 하기 때문에 급격한 회전력으로 인해 갈비뼈(늑골)가 골절되는 경우가 흔히 발생한다. 갈비뼈가 금이 가거나 골절이 되어도 행동에 큰 제한이 없기 때문에 때때로 증상을 무시하고 계속 골프 경기는 진행할 수 있는데, 이런 경우에는 더욱 큰 골프 손상을 유발할 수 있다.

골프 초보자의 경우, 갈비뼈 부위를 만져서 약간의 통증이 있거나 소리가 들리면 갈비뼈의 골절을 의심해야 하기 때문에 통증이 심하면 병원진료를 통해 치료하여야 한다.

이러한 갈비뼈 골절의 초기 치료법은 프라이스(PRICE)의 원칙에 입각해 보호(protection), 휴식(rest), 얼음찜질(ice), 압박(compression), 거상(elevation)을 하는 것이 권장된다. 즉, 손상 부위를 다른 충격으로부터 보호하고, 치료될 동안 골프를 하지 말고 휴식을 취하며, 손상 초기에는 얼음으로 손상 부위를 차갑게 해 주어야 한다. 그리고 시간이 경과한 후에는 따뜻한 찜질을 해 주어야 한다.

또한 압박붕대나 지지대를 이용해 압박을 해 주고, 누운 자세보다는 앉은 자세를 취하는 것이 바람직하다. 그리고 통증이 없어졌다고 해서 곧바로 골프를 시작하는 것보다는 충분한 스트레칭을 통해 몸통 근육을 이완하는 것이 중요하며, 점차로 몸통 근육을 강화하는 근력 훈련과 근지구력 훈련을 해야 한다. 그러나 통증이 경미하다면 통증이 없어질 때까지 스윙 동작을 하지 않는 정도의 조치만으로도 충분하다.

:: 골프 상해 예방을 위한 운동

　골프 상해를 예방하고 자신의 골프 능력을 향상시키는 데 필요한 운동이 있는데, 가장 중요한 것은 준비운동과 스트레칭, 근력운동 심폐능력을 향상시키는 것이다.

　첫째, 스트레칭이다. 스트레칭 운동은 관절의 가동범위를 최대로 유지하도록 한다. 특히 뒤꿈치와 대퇴슬와근, 배근, 어깨 근육은 매우 중요하다. 관절의 가동 범위가 완전하지 않거나 유연성이 부족하면 스윙을 많이 하거나, 언덕을 오를 때, 또는 움푹 파인 지면에서 상해를 입게 된다.

　둘째, 근력운동이다. 골프는 다른 스포츠와는 달리 근력운동이 아니다. 근력 자체만으로는 볼을 더 멀리 보낼 수 없다. 그러나 장기간 운동을 해야 하는 선수들은 파워 있게 볼을 쳐 내려면 근력이 있어야 한다. 무릎과 허리가 약한 선수들은 골프 상해의 위험이 있기 때문이다. 또한 기본 기술을 향상시키기 위해서는 다양한 근력이 필요하다. 즉 드라이빙 파워를 좋게 하려면, 엉덩이와 대퇴사두근, 대퇴슬와근, 요부근을 향상시켜야 하며, 임팩트 속도나 클럽의 스윙을 좋게 하기 위해서는 광배근과 삼두근을 향상시켜야 한다.

　셋째, 근지구력 운동이다. 골프를 즐기려면 근지구력이 필요하다. 좋은 스윙을 반복하고, 지치지 않고 36홀을 유지하기 위해서다. 또한 가파른 언덕에 올라서 볼을 치기 위해서도 중요하다. 이러한 능력을 향상시키려면 어깨와 허리, 다리의 저항성운동을 반복하는 것이 좋다.

　넷째, 심혈관계 강화 운동이다. 근지구력을 위한 심혈관계 운동 또한 중요하다. 언덕을 오르고 18홀을 이동하려면 심장과 폐가 건강하지 않고는 불가능하다. 속보나 조깅, 헬스 사이클 등을 통해 심폐지구력을 향상시키는 것이 중요하다.

:: 골프 상해의 원인을 알자.

부상의 원인은 짧은 시간에 많은 연습으로 근육의 과다사용, 피로, 부정확한 자세, 근력과 유연성 부족, 외부적 요인 등이 있다. 골프 경기 수행 시 부상으로부터 벗어나는 최상의 방책은 부상의 예방이다. 그러나 예방이라는 방법을 잘 알고 있지만, 문제는 제대로 실천하지 않는다는 점이다. 골프 부상을 예방하기 위한 방법은 다음과 같다.

- 골프 스윙은 한쪽으로 자세가 기울기 쉬우므로 힘을 빼고 항상 양쪽 모두 대칭으로 움직인다.
- 스윙을 할 때는 일반적으로 큰 힘을 사용해 허리에 부담을 주기 때문에 백스윙의 크기를 줄인다.
- 연습 스윙을 할 때는 평소 실시하는 방향으로만 하지 말고 5~10회 중 1회는 반대편 방향으로 스윙을 해 골격의 균형을 맞춘다.
- 시간 여유를 가지고 도착해 반드시 준비운동과 스트레칭을 한다.
- 전동 카트를 타지 말고 걸어 다닌다.
- 티를 꼽는 동작 등 상체를 기울일 때는 무릎을 동시에 구부린다.
- 샤워 후에도 뜨거운 물에 잠시 들어가 스윙 등으로 긴장한 근육과 인대 등의 긴장을 풀어 준다.

12. 골프 경기력 향상을 위한 근력 보강 운동

골프운동 중 하체의 움직임은 매우 중요하다. 백스윙을 할 때 오른쪽 다리를 지지해야 하며, 임팩트 이후 피니쉬 구간에서는 왼쪽 다리를 지지해서 스윙을 보다 안정성 있게 만들어야 한다. 안정된 자세에서 정확한 임팩트가 나오고, 정확한 임팩트는 비거리를 늘리는 키포인트가 되기 때문이다.

가장 손쉽게 할 수 있고 가장 큰 효과를 보는 방법은 스쿼트 방법이 있는데, 이 방법은 웨이트 트레이닝장에서 바벨을 어깨에 올려놓고 하는 것을 한 번쯤은 보았을 것이다. 약간의 응용된 방법이기는 하나 효과가 매우 높다.

어드레스 자세를 취하고 클럽은 어깨에 메고 등을 쭉 펴며 머리를 숙이지 않고 다리를 구부렸다 일어서기를 반복해서 하는 것으로 20회 3세트 정도 실시한다. 본인의 체력을 안배해 하체가 강하다면 30회 3~5세트를 실시해도 무방하다. 너무 빠른 속도로 하지 말고 하체 근육의 움직임을 느끼는 속도로 천천히 해야 효과가 더 높다.

추보 골퍼라면 너무 무리하지 말고 주 3회 정도 하다가 점차 늘려준다. 아무리 좋은 골프 스윙을 가졌다고 해도, 플레이어는 충분한 체력적 요인, 근력, 지구력, 순발력을 고루 갖추어야 하고, 경기력 향상을 위한 파워라는 의지력을 배양해야만 골프의 최고 이상이라는 보다 멀리, 보다 정확하게를 추구할 수 있고 이를 바탕으로 좋은 스윙이 빛이 난다.

골프 스윙은 무엇보다도 먼저 주어진 힘을 가장 효율적으로 이용하여 최대의 파워를 얻을 수 있어야만 한다. 이러한 최대의 파워를 가질 수 있는 효과적인 훈련방법은 골프 스윙 시 주로 사용하는 근육을 보강시켜 주는 것이다.

:: 골프 보강운동은 순서가 중요하다

- 근육운동을 하기 전에 반드시 준비운동을 한다. 아무리 가벼운 아령을 들더라도 근력 트레이닝 전에는 5분이라도 준비운동을 해 준다. 무거운 역기를 들고 오랫동안 운동을 할 예정이라면 10분 이상 준비운동을 해 주어야 한다. 가벼운 달리기, 사이클 등을 이용하면 된다. 그러나 상체의 준비운동으로는 모자라기 때문에 가볍게 달린 후에 상체의 스트레칭을 하고 기구를 들어야 한다.
- 처음 시작 세트는 가볍게 한다. 첫 세트는 단련해야 할 근육을 풀어 준다는 생각으로 해야 한다. 그래서 첫 세트는 가벼운 무게로 10회 정도 해 준 다음 본격적으로 운동을 한다.
- 동작을 서두르지 말고 천천히 한다. 동작을 빠르게 하면 근육에 정확한 부하가 걸리기 힘들다. 자세가 흐트러지기도 쉽고, 근육의 손상이 생기기 쉽기 때문에 동작을 느리게 해 주는 것이 현명한 운동 방법이다.
- 숨을 멈추지 않고 계속적으로 심호흡을 한다. 무거운 것을 들어 올

릴 때 의식적으로 숨을 참는 경우가 있는데, 이것은 좋지 못한 습관이다. 근력 트레이닝을 할 때는 이렇게 하면 안 되는데, 호흡을 참고 힘을 쓰면 혈압이 높이 올라가고, 심장에 많은 무리를 주게 된다. 그리고 호흡을 시작하면 갑자기 혈압이 떨어지게 되면서 어지러움을 유발하거나 심장에 문제를 발생시킬 수도 있다.

- 정확한 자세를 유지한다. 운동을 할 때 가장 중요한 것이 정확한 자세이다. 자세가 잘못되면 결국 부상으로 이어지게 된다. 실제로 많은 사람들이 정확한 자세를 모르고 틀린 자세로 운동을 한다.
- 운동 후에는 반드시 스트레칭과 같은 정리운동을 실시한다. 운동이 끝난 후에 정리운동을 통해서 피로 회복을 돕고, 부상을 방지해야 한다. 반드시 근력 트레이닝 후에는 스트레칭을 통해서 정리운동을 해야 한다.
- 같은 부위의 근육을 매일 운동하지 말자. 한 번 힘들게 사용한 근육은 다음 날은 쉬어 주어야 한다. 근육이 무리하면 48시간이 지나야 충분히 회복된다. 그 전에 운동을 하면 근육은 충분히 회복이 되지 못해서 손상을 입기 쉽고, 운동의 효율성도 떨어진다.
- 기구를 자신에게 맞춘다. 운동 기구 중에서 길이나 높이를 조절할 수 있는 것이 많다. 이런 기구를 사용할 때는 자신에게 맞는지 확인하고 사용해야 한다. 운동 기구를 자신의 신체에 맞추어서 조정하고 자신에게 맞는지 확인해야 한다.
- 운동 기구는 용도를 정확히 지키자. 각각의 운동 기구는 사용 용도가 정해져 있다. 이것을 무시하고 자신이 멋대로 새로운 운동 방법을 만들어 내는 것은 매우 위험하다.

- 복근을 당겨서 등이 젖혀지지 않게 주의한다. 웨이트 트레이닝은 근력을 강화하기 위해서 약간씩 중량을 늘리기 때문에 종종 힘이 모자라는 일이 생기게 되는데, 이런 경우에 그런 위기를 극복하는 편법으로 바로 허리를 뒤로 젖혀 줌으로써 좀 더 힘을 쓸 수 있고, 더 무거운 중량을 들어 올릴 수 있기 때문에 그런 방식으로 운동을 하시는 분들이 상당수가 있다. 그러나 이 방법을 사용하면 원래 운동하고자 하는 부위에 자극이 줄어들고 허리 부상의 위험성이 커지게 된다. 운동 효과는 떨어지고, 부상의 위험성은 커지는 아주 나쁜 버릇이 생기게 된다. 그래서 늘 허리가 뒤로 젖혀지지 않게 복근을 당겨 주는 연습을 하는 것이 좋다.

- 턱을 가볍게 당긴다. 이것은 운동을 할 때 턱을 앞으로 당겨서 턱과 가슴의 가장 윗부분 사이에 주먹이 들어갈 정도로 당겨주어야 목이 뒤로 젖혀지지 않는다. 목이 뒤로 젖혀지면 운동을 할 때 목에 힘이 들어가서 운동 후에 목이 아픈 경우가 있다.

- 관절을 완전히 펴지 말자. 무거운 것을 들거나 밀 때에 무릎과 팔꿈치의 관절을 완전히 편 채로 버티게 되면 다소 편하게 느껴지지만, 이와 같이 관절을 펴게 되면 관절 주위의 근육들은 힘을 쓰지 않고 모든 힘이 관절에 집중되어서 관절에 많은 압력이 가해지며, 그로 인해서 관절을 보호하고 있는 관절 낭의 손상이 생길 수 있다.

- 무릎이 발가락보다 더 앞으로 나아가지 않게 주의하자. 이것은 스쿼트나 런지 등등 하체 운동을 할 때 자주 보게 되는 자세인데, 무릎이 발가락보다 더 앞으로 나아가게 되면 무릎을 구부릴 때 무릎에 많은 압력이

주어지게 된다. 그래서 무릎의 손상이 생길 수 있기 때문에 주의해야
한다.

골프 보강 트레이닝 시 지켜야 할 내용

- 충분한 준비운동(10~20분)과 정리운동(5~10분)을 실시한다.
- 초보자는 반드시 점진적으로 무게를 늘려 가고 보조자를 두도록 한다.
- 세트와 세트 사이에 적절한 휴식 시간을 배정한다.
- 균형 있는 음식을 섭취하여 안정적인 운동 효과를 거둘 수 있도록 한다.
- 운동 강도: 조금 무거운 무게를 이용하여 8~15회, 1~3세트를 시행한다. 근력과 지구력을 동시에 향상시킨다.
- 트레이닝 방법: 약 6초 이상 정적으로 근육을 수축시키지 않는다. 호흡을 정지한 상태로 운동을 하지 말고 운동 중 호흡을 자연스럽게 한다. 가벼운 중량으로 반복 횟수를 늘리도록 한다. 자신의 최고 컨디션의 60~80% 강도를 유지한다. 오버 트레이닝은 근육통이나 근육파열로 이어진다. 트레이닝 동작은 간결하고 정확하게 한다.

13. 운동유발성 천식(EIA)과 운동

　　겨울철의 추운 날씨는 심혈관계 질환에도 영향을 미치지만, 감기나 기관지 천식 등 호흡기 질환에도 많은 영향을 미친다. 항상 체온관리에 유의하여야 하는데, 천식은 겨울철에 많이 악화되므로 담배연기 등 자극성 먼지를 피하고 온도나 습도의 급격한 변화를 피하여야 한다. 이와 같은 천식 중에서 운동유발성 천식(exercise-induced asthma: 이하 EIA)은 운동을 하고 나면 기관지가 수축되어 천식 증상을 보이는 현상을 말하며, 대부분의 경우에는 특별한 치료 없이 2시간 이내에 자발적으로 좋아지는 가역성 기도 폐쇄반응으로 알려져 왔고 비면역학적 기전에 의해 발생하는 기관지 천식의 한 형태이다. 기관지 천식에 대하여 미국 흉부학회(American Thoracic Society)에서 정의한 바로는 여러 다양한 자극에 대해 기관과 기관지의 반응성이 증가되어 있으며 기도의 내경이 전반적으로 감소되어 있고 자연적 혹은 치료에 의한 가역적 반응을 보이는 것을 특징으로 하는 질환이라고 기술하였다.

　　그러나 누구나 심한 운동을 하면 숨이 차게 되는데, 그러면 이런 사람들이 모두 EIA에 걸려 있다는 말은 아니다. 심한 운동을 하고난 뒤 숨이 찬 것은 운동에 의해서 소모된 산소를 보충하려는 현상이지

기관지가 수축되기 때문에 나타나는 병적 증상은 아니기 때문이다. 정상인이 운동을 하고 나면 그 직후에는 폐 기능이 오히려 약간 증가되는데, 이런 현상은 EIA 환자에서조차 흔히 나타난다.

따라서 EIA를 진단해 내려면 운동 후에 나타나는 숨찬 증상만 가지고는 EIA로 진단할 수 없으므로 운동 전과 운동 후에 폐 기능을 측정하여 운동 후의 폐 기능이 현저히 저하된 것을 확인해야만 그 진단이 가능하게 된다.

EIA의 발생 빈도로는 보고자에 따라 현저한 차이가 있는데, 천식은 17세 아동에 있어서 모든 만성질환의 1/3을 차지하고 있고 일반 천식환자의 약 40%, 중증 천식환자의 약 70%가 EIA를 가지고 있다는 보고들을 볼 때 천식환자 중 EIA를 지닌 환자가 의외로 많은 것을 예상할 수가 있다. 그리고 올림픽 선수들 중에서도 12%나 운동유발성 천식을 가지고 있는 것으로 보고하고 있다.

EIA의 증상으로는 일반 천식 환자에서 볼 수 있는 증상과 다를 것은 없으나, 자연 발작적인 천식에 비하여 증상의 지속 시간이 짧다는 특징을 지니고 있다. 증상이 나타나도 계속해서 운동을 하지 않는 한 특별한 치료를 하지 않고 안정만 시켜도 대략 30분쯤 지나면 자연 소실되는 경우가 많다. 그러나 증상이 심하게 유발된 경우에는 운동 후 장시간이 지나도 증상이 호전되지 않는 경우도 있는데 이럴 때에는 물론 투약이 필요하다.

EIA 환자에서 운동 후 폐 기능이 가장 현저하게 감소되는 시간은 운동 후 5~10분 뒤이며 나타나는 증상도 이에 비례한다. EIA 환자들 중 운동 후에 감소되었던 폐 기능이 운동을 하지 않았는데도 6~9시간 뒤에 다시 한 번 감소되는 현상을 지연형 EIA라고 부르는데, 이에 관한 연구가 활발히 진행되고 있다.

:: 폐 기능 검사

운동부하 후에 폐 기능이 얼마나 감소되었는가에 따라 EIA의 유무 또는 그 심한 정도를 알아낼 수 있으므로 폐 기능 검사는 EIA진단에 매우 중요한 검사의 역할을 한다. 아무리 간단한 기구를 사용해서라도 폐 기능 검사를 실시하지 않는 한 EIA는 진단할 수 없다.

그 이유는 우리가 가장 흔히 쓰고 있는 폐 기능의 지표 가운데 1초간 호기량(Forced Expiratory Volume in 1 Second, FEV_1), 또는 최고 호기유속(Peak Expiratory Flow Rate, PEFR)은 그 측정치가 운동 전에 비하여 운동 후에 15% 또는 그 이상이 감소하여야만 EIA로 진단할 수가 있다. 그런데 이처럼 감소된 폐 기능의 '量', 즉 15%라는 양은 숨찬 모양이나 천명으로는 알아낼 수가 없고 폐 기능 검사를 실시해야만 가능하기 때문이다. 따라서 EIA는 폐 기능 검사를 실시해야만 진단할 수가 있는 것이다.

EIA의 진단에는 여러 가지 폐 기능 검사가 이용되고 있으나, 운동부하 후 폐 기능이 얼마나 감소되어야만 양성반응으로 판정할 수 있는지 확정된 검사는 FEV_1, PEFR 및 최대 중간 호기류 속도(peak expiratory flow rate, $PEF_{25\%-75\%}$) 등 몇 가지에 불과하므로 이 중에서 선택하는 것이 좋다. 또 감도가 좋은(예민한) 폐 기능 검사라고 해서 진단적 가치가 높은 것은 아니라는 보고도 있다.

:: EIA의 치료를 위한 운동처방

EIA의 예방과 치료를 위해 운동지도는 추운 곳보다는 따뜻하고 습한 공기 중에서 코로 숨을 쉬면서 의식적으로 과호흡을 피하고 최대 운동량보다 적은 양의 운동을 5분 이내로 제한하며 지속적인 운동보다는 간격운동(Interval training)을 실시하고 준비운동을 한 후 1시간 이내에 다시 운동을 하는 요령으로 실시한다. 온수 수영장에서 하는 수영이 가장 도움이 되는데, 단거리 달리기 훈련, 자전거 운동, 골프 등을 하는 것도 도움이 된다. 그리고 약 1~2분 정도 운동을 하고 난 뒤 30~60초 쉬었다가 다시 운동을 시작하면 기관지 수축을 예방할 수 있으며 매우 큰 효과를 볼 수 있다.

일상생활에서의 활동 및 환경을 자기 자신이 스스로 조절해야 하고 운동경기 시 경쟁적인 종목은 피해야 하며, 운동경기 전에 물을 마시고 경기에 임하면 호흡력을 촉진시켜 주고 기도 내 평활근을 수축하는 폐의 점조한 점액(lung secretions)의 농도가 감소하므로 효과적이다. 또한 운동 전 β-2 agonists나 cromoglycate를 복용함으로써 효과를 얻을 수 있다.

따라서 EIA는 찬 공기를 흡입하면서 심박수가 분당 160회까지 상승될 정도로 6~8분간 자유롭게 달리기를 했을 때 가장 심하게 발생할 수 있으므로 운동을 간헐적으로 짧게 하거나 운동 시 마스크를 써서 찬 공기의 흡입을 막으면 EIA를 경감시킬 수 있다.

달리기 간격운동(interval training) 프로그램

운동량 (주)	운동 시간 (분)	트레이닝(초)		빈도 (주/회)
		달리기	걷기	
12	30~60	10~20	60	4~5

EIA의 운동처방 시 운동 강도는 최대 맥박수의 75~85%, 최대 산소 섭취량의 65~75%, 간격운동 지속시간은 30~60분이 적당하며 운동 빈도는 주당 3-5일 실시하는 것이 적당하다. 그러나 이들 운동요법은 환자가 피로해하거나, 열이 있거나 목에 통증을 느끼면 즉시 중단해야 한다.

:: 운동 프로그램의 효과

EIA의 적합한 운동 프로그램 효과는 폐 기능(lung function)의 개선, 최대 유산소 능력의 향상, 최대 근력의 향상, 근육의 조화를 이룰 수 있으며 정서적으로 안정감을 준다. 따라서 EIA는 준비운동과 운동 시 마스크를 쓰고 실시함으로써 예방할 수 있고 높은 강도의 운동과 긴 시간의 운동은 피해야 한다. 운동으로 치료가 되지 않을 경우에는 sodium cromolyn, $\beta-2$ adrenergics, methylxanthines이 기관지 수축을 예방하는 데 가장 효과적이다. 그리고 가장 중요한 것은 EIA 환자의 운동 프로그램은 안전하고 각자의 능력에 알맞게 실시해야 하며 운동처방은 간격운동이

나 수영이 효과적이라고 할 수 있다. EIA 환자들의 기관지 수축 예방과
치료를 위해서는 운동을 실시함으로써 특별히 EIA를 조절할 수 있다.

14. 우주공간에서의 신체적인 변화

이제 우주의 시대가 열렸다. 우리 국민 모두의 꿈을 안고 우리나라 최초의 우주인이 소유즈호 우주선을 타고 8일 동안 국제 우주 정거장에 머물며 다양한 임무를 수행하였는데, 식물의 성장 실험과 미세 중력환경에서 세포배양 실험, 초파리의 중력반응과 노화 유전자 탐색 실험 등 18가지의 실험을 성공적으로 끝내고 귀환했다. 그렇지만 우주선이 발사되기 전에 운동 등 충분한 몸 관리를 했는데도 약 1주일 간의 우주 생활을 한 우주인의 몸 상태는 임무 수행 전과는 다르게 건강한 상태로 귀환하지 못했다. 이것은 우주가 지구와 달리 중력이 없기 때문에 인체에 큰 변화가 나타났기 때문인 것이다.

:: 우주공간에서의 신체 변화는 지구와 반대로 다양하게 나타난다

우주선 안이라도 무중력 상태이기 때문에 중력에 적응된 지구에서의 몸과 조직의 재배열이 일어나고 분산되는 과정을 겪게 된다. 우주선 승무원들은 심장 박동수와 호흡수가 떨어지고 계속해서 몸무게가 줄면서 뼈에 저장된 칼슘이 줄어드는 현상이 일어난다. 하지만 지구로 돌아오게 되면 대부분 반대현상이 일어난다.

머리	수면장애
귀	균형과 운동감각 둔화
얼굴	부풀어 오르고 피부정맥 붉어짐
척추	골밀도 1개월에 1%씩 감소
콩팥	소변 양 감소, 결석 증가
허리둘레	6~8㎝ 감소
근육	근력 약화, 근무력증
다리	체액이 줄어 가늘어짐
키	5~8㎝ 커짐

우주공간에 들어서면 얼굴은 커지고 허리는 줄어든다. 상대적으로 평소보다 머리 쪽에 피가 몰리면서 얼굴은 부풀어 오르기 때문이다. 허리의 혈액은 가슴으로 이동하여 허리둘레가 약 6~8㎝ 줄어들고 하체로 몰리는 혈액과 체액이 줄면서 다리는 가늘어 보이게 된다.

지구에서의 혈압은 일중변동이 심한 것으로 알려져 있고 몸의 위치마다 혈압이 다르게 나타난다. 심장에서 피가 뿜어져 나올 때는 같은 압력(평균 100mmHg)으로 나오지만, 아래로 쏠리는 중력의 영향으로 얼굴은 약 70mmHg, 다리는 약 200mmHg이 된다. 하지만 무중력 상태에서는 어느 위치에서도 같은 100mmHg이다.

키가 커지게 되는데, 무중력 상태에서는 관절 마디가 붙는 힘이 사라지기 때문이다. 덕분에 척추의 뼈와 뼈가 맞닿는 디스크 공간이 늘어나고 다리 관절 사이 공간이 길어져 키가 5~8㎝ 커진다. 반면, 관절통이 있다면, 통증은 줄어들게 된다. 따라서 무중력 상태에서는 몸의 체액들이 상체로 더 많이 쏠리게 되는 방식으로 재분포가 되기 때문에 키는 커지지만 대체로 신체의 질량은 항상 그렇지는 않으나, 근육조직의 손실과 함께 줄어든다. 또한 두 다리의 동맥과 정맥은 점점 약해지고 혈구

수가 상당히 줄어들면서 빈혈이 일어나게 되고, 다시 지구로 귀환할 때는 몸이 약해지고 균형 감각이 상실되었다는 느낌을 가지게 된다.

소변의 양도 줄어든다. 소변은 콩팥으로 들어온 피를 거르는 과정에서 만들어지는데, 우주공간에서는 피가 상체로 몰리게 되면서 콩팥으로 혈액이 이동하는 압력도 줄고 양도 줄어든다. 이에 따라 소변의 양이 평소보다 20%, 많게는 70%까지 줄어든다.

무중력 상태에서는 운동과 균형 감각이 둔화된다. 균형을 유지하는 귀 안쪽 내이의 전정기관이 제대로 작동하지 못해 술에 취한 듯 비틀거리게 된다. 심한 경우 왼쪽, 오른쪽 움직임이 바뀌는 것 같은 착각을 느끼기도 한다.

또한, 우주선이 지구 주변을 하루에도 몇 번씩 돌기 때문에 밤낮이 자주 바뀌어 수면장애를 겪을 수도 있다. 이것은 하루에 16번(90분 간격) 뜨고 지는 해가 생체리듬을 교란시켜 수면을 방해하기 때문이다.

우주 정거장에서 한 달 이상 체류하게 되면, 근육과 뼈도 약해진다. 한 연구 결과에 따르면, 몇 달 동안 우주 정거장에서 생활한 러시아와 미국 우주 비행사들의 근력이 약 15% 감소한 것으로 나타났는데, 이는 뼈와 근육이 중력을 이길 필요가 없어 힘을 덜 쓰기 때문이라고 하였다. 몇 달간 가만히 침상에 누워 있는 것과 같은 효과라는 것이다. 미르호에서 4개월 반을 지낸 데이비드 울프는 뼈가 12%, 근육이 40%가 줄었고 체중은 10kg 감소하였다고 하였다. 다른 일면으로 이러한 현상은 근 섬유 형태의 전환으로 나타나는데, 골격근의 기능적 성질과 다양한 부하량에 대한 적응력을 반영하는 것으로 type Ⅰ 섬유의 변화는 유산소 훈련과 고강도 간헐적 훈련에 의해 변화될 수 있을 뿐만 아니라, 장거리 선수의 일시적인 훈련 중지 시에도 나타난다고 하였다.

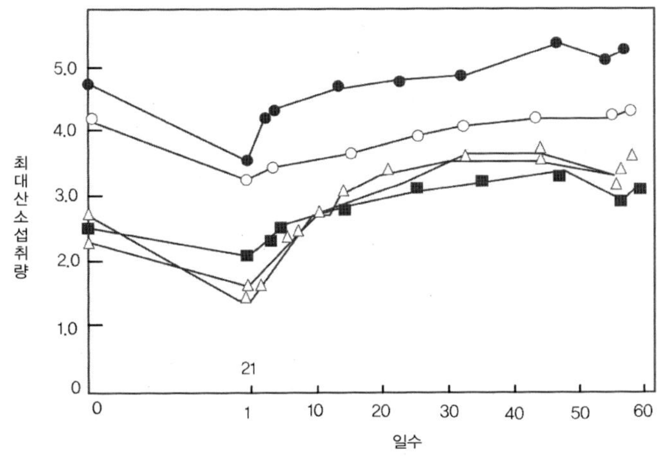

성인 남자 5명을 대상으로 21일 동안 절대 안정을 시킨 후,
트레이닝에 의한 최대 산소섭취량의 변화

우주상에서 뼈의 골밀도는 1개월에 1%씩 줄어든다. 일반적인 골다공증 진행 속도보다 10배 정도 빠른 것인데, 뼈에서 빠져나온 칼슘이 신체의 다른 곳으로 퍼져 나가면 나중에 콩팥 결석과 피부 각질화가 올 수 있다. 따라서 우주공간에 오래 머문 비행사들의 최대 적은 골다공증이라는 지적이 나올 만도 하다. 무중력 상태가 뼈세포 생성을 막아 뼈를 바람 든 무처럼 만들고, 뼈의 재생능력도 현저하게 감소시킨다는 것이다. 무중력 상태에서 골밀도는 한 달 평균 1~2%씩 감소하는데, 이는 폐경기 여성이 1년 동안 잃어버리는 골밀도의 양과 같다.

그리고 3주 동안만 움직이지 않으면 심장기능이 저하된다. 아직까지는 누구나 자유롭게 우주여행을 갈 수 있는 시대가 아니지만, 곧 현실적인 상황으로 받아들여야 하는 상황에 접하게 될 것이다. 따라서 인간의 신체가 며칠 정도에서부터 운동부족 현상이 나타나는가를 조사한 것으로 건강한 성인 5명을 대상으로 21일 동안 절대 안정 상태에서의 심장 크기 변동을 나타낸 것이다. 단지 2, 3주만 움직이지 않고 침상생활을 하게 되면, 심장기능이 저하되는 것을 알 수 있다. 그리고 다시 운동을 시작했을 때는 10~30일에 걸쳐 원상태로 돌아갔다. 또 이때 전신지구력의 지표인 최대 산소섭취량도 감소했던 것이 증가되는 결과를 보였다.

다행히 이런 현상은 비교적 빨리 회복되어 1주일 정도 지나면 거의 정상이 된다. 그러나 가장 큰 문제는 비행시간이 길어짐에 따라 뼈에서 계속 칼슘이 빠져나가는 현상인데, 이러한 현상은 멈추지 않고 계속되게 된다. 미래의 장기간 우주비행에서 일어날 가능성이 있는 치명적인 손상이 심각하게 우려되면서 인공중력의 필요성이 지적되고 있다.

:: 지구 복귀 후, 2년간은 재활 훈련이 필요하다

지구로 돌아와 제일 먼저 해야 하는 운동이 걷기이다. 근무력증이 나타난 근육을 자주 사용해 뼈를 충분히 자극하고 근육을 강화하면 해당 자극 덕분에 뼈도 강해진다. 자연스럽게 골밀도 저하도 방지가 가능하다. 걸으면 근육이 유지되고 근육이 만들어지기 때문이다. 많은 운동으로 단련된 사람이라도 우주생활과 같은 무중력 상태는 지구에서의 침상생활과 같은 현상이 나타나게 됨으로써 근육의 형태가 전환된다는 것이다. 따라서 이것을 회복시키는 운동은 전문가에 의한 장기간의 체계적인 훈련이 필요하다.

식이요법도 대단히 중요한 요소인데, 다시마, 김, 미역 등 칼슘을 다량 함유한 해조류와 무, 시금치, 양파, 두부, 정어리, 요구르트 등을 많이 섭취해야 한다. 칼슘 흡수를 돕는 활성형 비타민 D가 많이 든 생선의 간, 달걀노른자 또는 비타민 D 제재를 복용하면 좋다. 또한, 야외에서 매일 1시간의 햇볕을 쬐는 활동은 비타민 D 형성에 더없이 좋다.

따라서 골밀도는 향후 2년 동안 6개월 간격으로 검사해 변화 여부를 추적 관찰해야 하며 이후에는 1년에 한 번씩 검사하고 우주여행 후 생길 수 있는 요통의 원인을 확인하기 위해 자기공명촬영(MRI)을 해야 한다. 이렇듯 우주생활 후, 지구에 복귀해서 2년간은 재활 트레이닝을 해야 정상적으로 생활할 수 있다는 것이다.

15. 웃음은 방탄조끼다

"우리 몸에는 완전한 약국이 있습니다. 바로 웃음입니다. 혼자 웃는 것보다 여럿이 웃는 것이 더 효과적입니다. 단, 비웃음은 건강에 전혀 도움이 되지 않습니다." 노만 카슨스라는 사람이 한 말이다. 웃음학의 아버지라고 불리는 사람인데, 그는 미국의 유명한 토요 리뷰의 편집인이었다고 한다. 어느 날 러시아에 출장을 갔다 오다가 희귀한 병인 강직성 척수염이라는 병에 걸렸다고 한다. 이 병은 류머티즘 관절염의 일종으로서, 뼈와 뼈 사이에 염증이 생기는 병으로 완치율이 낮은 편이었다. 그는 나이 오십에 이 병으로 죽는다고 생각하니 원통하고 분했다고 한다.

그때 그는 서재에 있는 몬트리올 대학의 한수 셀 리가 지은 삶의 스트레스라는 책을 보게 되었다. 그는 책을 읽는 중에 마음의 즐거움은 양약이라는 말에 감동을 받았다고 한다. 그는 아하, 가장 좋은 약은 마음의 즐거움에 있다고 생각하고 나는 오늘부터 웃어야지, 즐겁게 살아야지라고 다짐하고 계속 웃었다고 한다. 계속 웃으니 아픈 통증이 사라지기 시작했고 어느 날부터 손가락 하나가 펴지게 되었다.

여보, 여보 이게 웬일이에요? 당신 손가락이 펴지다니 이게 웬일이에요? 부인과 아이들은 감격해 울었답니다. 그때부터 같이 웃으면 더 잘 펴진다는 말을 듣고 온 집안 식구들이 웃기 시작했더니, 몸이 점점 호전되어 완전히 나아 버렸다고 한다.

웃음으로 치료된 그는 너무 신기해서 하버드 대학을 찾아가고, 스탠포드 대학을 찾아가서 자신의 경험담을 얘기했는데, 그의 소리를 들은 의과대학교수들은 처음에는 비웃었지만, 그의 끈질긴 설득으로 결국 의과대학 교수들이 웃음에 대한 연구에 착수했다고 한다. 의사들은 연구를 하면 할수록 웃음에 대한 비밀을 알아 갔고, 더구나 웃음의 치료효과, 영향력 등 놀랄 만한 사실 수백 가지를 발견하게 되었다.

그도 '토요 리뷰'의 편집인을 그만두고 의과대학 교수 밑에서 보조 일을 시작하며 웃음 치료에 대한 연구를 하여 의과대학을 정식으로 다닌 사람이 아닌데 의과대학 교수가 되었다. 그 후 노만 카슨스는 미국 UCLA대학교에서 75세까지 웃음과 건강연구를 위해서 일생을 바쳤다. 노만 카슨스는 베스트셀러가 된 그의 저서 『질병의 해부』에서 "웃음은 방탄조끼다"라고 말하고 있다.

어떤 세균, 병균, 바이러스도 웃는 사람에게는 들어갈 수 없다는 이야기이다. 웃음은 탁월한 신체 면역효과가 있다. 미국 캘리포니아 주 로마 린다 의과대학의 리 버크와 스탠리 탠 교수는 「웃음과 면역 체계」라는 논문에서 성인 60명의 혈액을 정상상태와 1시간 동안 코미디비디오를 본 후 각각 채취해 비교하였다.

한바탕 웃고 나면 몸 안에서 감마인터페론이 2백 배 이상 증가하는데, 이것은 면역체계를 작동시키는 T세포를 활성화시켜 종양이나 바이러스 등을 공격하는 백혈구와 면역 글로불린을 생성하는 B세포를 활발하게 만든다. 외부로부터 침입할 수 있는 세균에 저항할 수 있는 최상의 몸 상태를 만들어 준다는 것이다.

일본의 오사카대 대학원 신경강좌팀에 의하면 웃음은 몸이 항체인 T세포와 NK(내추럴 킬러)세포 등 각종 항체를 분비시켜 암세포를 잡아먹고 더욱 튼튼한 면역체를 갖게 한다. 웃음은 마음과 정서를 건강하게 하는 힘이 있다. 한번 크게 웃을 때마다 엔도르핀을 포함해 21가지의 쾌감 호르몬이 생성된다. 웃음은 불안, 짜증, 공포와 관련된 교감신경을 억제하고 안정, 행복, 편안함을 지배하는 부교감신경을 자극해 혈압을 낮추고 혈액순환을 돕는다.

박장대소와 요절복통으로 웃으면 650개 근육, 얼굴근육 80개, 206개의 뼈가 움직이며 에어로빅을 5분 동안 하는 것과 같아 산소공급이 2배로 증가하여 신체는 시원해지고 자신감이 생기고, 활력이 솟구치고, 늘 긍정적인 상상을 지속할 수 있다.

웃음은 사람을 끄는 힘이 있다. 기업을 살리는 웃음의 기술을 쓴 가도카와 요시히코는 웃음이 기업을 살린다고 말했다. 예전에는 경쟁에서 성공하기 위해서는 기술의 발전이 중요시되었지만 현대에는 서비스, 즉 고객을 감동시키는 웃음이 성공의 중요한 열쇠라고 한다.

매일매일 뒤집어지게 웃을 거리를 찾으면, 마음의 지옥도 천국이 된다. 'Fun' 경영이 유행어가 된 요즈음 유명한 사람들과 성공한 사람들의 공통점은 표정이 밝거나 늘 웃는 인상이라고 한다. 웃을 일 없어도 웃으면 웃는 일이 생기게 된다. 웃을 일이 있을 때만 웃는 게 아니라, 억지로 노력해서라도 웃어야 한다. 행복한 사람이 웃는 게 아니라 웃는 사람이 행복해진다.

내가 웃으면 거울이 웃는다. 일소일소 일노일노(一笑一少 一怒一老)라는 말이 있다. 한 번 웃으면 한 번 젊어지고 한 번 화내면 한 번 늙어진다는 말이다. 소문만복래(笑門萬福來)라는 말이 있다. 웃으면 복(福)이 온다는 말이다. 80살을 산다고 가정할 때, 하루 5분 정도 웃는다면 평생 웃는 시간은 100일쯤 된다. 잠자는 데 26년, 식사시간 6년, 기다리는 시간 6년, 세수하고 양치질하는 시간 2년, 화장실 가는 시간 1년 정도라니 이에 비하면 턱없이 적은 시간이다.

'하(下) 하하하하하'라고 크게 웃는다. 자신을 낮추어야 웃을 수 있다. '상(上) 상상상'이라고 웃지는 않는다. 자신을 높여서는 웃을 수가 없다.

'허(虛) 허허허허허'라고 웃는다. 마음을 비워야 웃을 수 있다. '만(滿) 만만만'이라고 웃지는 않는다.

희'(喜) 히히히히히'라고 웃는다. 이 웃음은 조금 비웃는 웃음이다. 그러나 '비(悲) 비비비'라고 웃지는 않는다.

'호(好) 호호호호호'라고 웃는다. 이 웃음은 여성의 웃음이다.

웃어야 웃을 일이 저절로 생긴다. 웃음은 인생을 행복하게 하는 힘이 있다.

16. 웃음과 엔케팔린(enkephalin)

엔케팔린은 웃을 때 엔도르핀과 함께 나오는 신경펩티드 호르몬으로 모르핀보다 300배 강한 물질이다. 그리고 아편(opium)과 유사한 체내물질이라 하여 체내 아편성 물질(endogenous opiate)이라고도 불린다. 중추신경계에는 이러한 신경전달 물질에 대한 수용체가 많은 부위들이 있어서, 모르핀(morphine)과 같은 아편류(opiate)의 통증억제 기전도 이러한 통증전달의 조절과 깊은 관계가 있다. 오심(nausea), 진해작용(antitussive action), 행복감(euphoria), 중독성(addiction) 등 아편류의 기타 약리학적 작용도 이러한 체내 아편성 물질 수용체를 함유한 신경원의 작용을 모방하기 때문에 일어나는 현상이다.

:: 웃으면 예뻐진다?

사랑을 하면 할수록 여성이 예뻐진다는 말이 있다. 이것은 확실히 근거가 있는 이야기이다. 여성이 남성과 사랑을 나누게 되면 아무래도 자기 자신에 대해 가꾸게 된다. 외모의 청결은 물론 긴장을 하고 신경을 쓰게 된다. 게다가 자주 미소를 띠고 표정도 한층 밝아진다. 또한 여성이 사랑에 빠지게 되면 여성의 성호르몬인 에스트로겐의 분비가 촉진되어 더욱 여성스럽고 예뻐진다고 한다.

그렇다면 웃음은 어떻게 여자를 예뻐지게 하는 걸까? 행복한 순간에 나오는 웃음은 혈압을 상승시켜 혈액순환을 활발하게 하여 얼굴을 발그레 상기시켜 주고, 엔도르핀을 생성하는 카테콜라민의 분비를 증가시켜 우리 몸에서 스트레스에 관련된 화학물질들, 즉 플라스마, 코티졸, 에피네프린과 도팍 등을 감소시켜 최상의 컨디션을 가져다준다. 때문에 가장 행복한 순간, 여성의 아름다움은 최고에 달하는 것이다. 예뻐지는 비결, 그것은 바로 사랑을 하는 것이다. 그리고 행복한 웃음이다.

많이 웃으면 얼굴에 주름이 생기는데, 걱정하지 말자. 주름 걱정하지 말고 마음껏, 크게 웃으면 예뻐진다는 사실이다. 그리고 건강해진다는 사실만을 기억하자.

:: 웃음의 신경학

웃음은 심장을 튼튼하게 한다. 최근 미국에선 많이 웃는 사람들에게 심장병 발병이 적다는 연구 결과가 나왔다. 우리 몸에는 내장을 지배하는 교감신경과 부교감신경 등 두 가지 자율신경이 있다. 놀람, 불안, 초조, 짜증 등은 교감신경을 예민하게 만들어 심장을 상하게 하는 등 해를 끼치며, 웃음, 폭소 등은 부교감 신경을 자극시켜 심장을 진정시키고 몸을 안정시켜 주는 역할을 한다. 웃음은 스트레스와 분노, 긴장을 완화해 심장마비와 같은 돌연사도 예방해 준다. 또한 폭소는 긴장을 이완시키고 혈액순환을 도와주며 질병에 대한 저항력도 길러 준다. 웃을 때의 주름은 긴장과 근육을 풀어 주고 얇은 주름이 생긴다. 그러나 화낼 때의 주름은 깊고 딱딱하고 강하다.

스탠퍼드 윌리엄 프라이 박사는 한바탕 크게 웃는 것은 에어로빅 운동을 5분 동안 하는 운동량과 같으며, 20분 동안 웃는 것은 3분 동안 격렬하게 노를 젓는 운동량과 같다고 하였다. 웃음요법 치료사들은 한번 쾌활하게 웃을 때 몸속의 650개 근육 중 231개 근육이 움직여 많은 에너지를 소모한다고 설명한다. 웃음은 뇌 활동에 의한 것이다. 미국 캘리포니아 대학병원 이차크 프리트 박사가 간질치료 연구 중 발견하였는데, 왼쪽 대뇌의 사지통제 신경조직 앞에 있는 4㎠ 크기의 웃음보를 발견했다. 웃음보를 자극하자 환자는 우습지 않은 상태인데도 웃음을 터트렸다. 또 웃음보가 뺨의 근육을 움직이며, 즐거운 생각을 촉발해 웃음동기를 부여한다는 사실도 확인했다. 그 위치로는 왼쪽 이마 옆의 아래와 뇌 중간 윗부분이 겹치는 영역으로 이 부분은 이성적 판단을 주관하는 이마 옆과 감정을 맡는 변연계가 만나는 'A10 영역'이라 불리며, 도파민이라고 불리는 신경전달 물질이 많은 신경세포들로 가득 차 있다.

:: 뇌 속 웃음지역(laughter spot)

미국의 한 연구 팀이 사람의 뇌에서 웃음을 유발하는 지역을 발견했다. 이들은 10대 소녀의 좌측 전두엽에 존재하는 웃음에 민감한 부분을 약한 전류로 자극하였을 때 이 소녀가 웃음을 참지 못함을 발견하였다. 캘리포니아 주립대학의 의사들은 16세 된 이 소녀의 만성적인 간질성 발작의 원인을 찾기 위해 전극을 이용하여 진찰을 하던 중 이와 같은 발견을 하였다. 이들은 진찰 도중 이 소녀에게 사물의 이름을 말하게 하고 셈하기 및 읽기, 팔 뻗치기 등 여러 가지 일을 시켜 보았다. 이때 의사들은 소녀의 뇌에 전기적 자극을 줄 때마다 일관되게 웃음을 유발하는 작은 지역이 있음을 발견하게 되었다.

이 연구팀은 "웃을 때는 흥겹게 떠들고 쾌활한 행동을 같이 보였다"라고 하였다. 웃음이 지속되는 정도 및 웃음의 강도는 의사들이 주는 전류 수치와 관련이 있었다. 전류가 약할 때는 미소만 지을 뿐이었으나, 전류가 높을 때는 갑작스레 흥겨워서 떠들기 시작하였다. 그러나 이러한 웃음 반응은 소녀의 간질병과는 무관하였다고 의사들은 말한다. 웃음 지역은 말을 더듬는 사람들에게 있어서 증가된 활동성을 보이는 것으로 알려진 Supplementary Motor Area(SMA)라는 좀 더 넓은 뇌의 영역 앞쪽에 있음을 지적하였다. SMA는 사지 및 안면 근육을 움직이는 것이나 말하는 것과 관련이 있다. 이들은 SMA가 말하기의 특별한 기능, 즉 웃음과 손동작의 기민성과도 관련이 있을 것이라고 말한다.

:: 뇌의 황홀경

화학적 웃음도 초자연적 기쁨을 유도한다. 아기를 간질이면 까르르 웃지만 조금 자라면 사정이 달라진다. 낯선 사람이 간지럼을 태우면 소스라쳐 놀라 비명을 지르기도 한다. 간지럼을 태우는 정도의 단순한 차원이지만 웃음의 체계는 복잡하다. 우리의 웃음은 어디에서 오는 것일까? 뇌에서 웃음을 담당하는 지역은 어딜까? 동물도 웃을 수 있을까?

국내 한 연구진은 "웃음에 관한 해부학적 구조는 아직 완전히 밝혀지지 않았다"라고 말한다. 대부분 사람이 소리 내어 웃을 때 과정은 이렇다. 외부 자극은 시상하부를 거쳐 기쁨, 분노, 슬픔 등의 감정을 조절하는 중뇌 변연계 지역으로 전달된다. 이 자극은 무의식적인 공격성과 관련되는 편도핵, 기억과 연관된 감정을 주관하는 해마를 거치면서 감정의 색깔을 갖게 된다. 이는 운동을 조절하는 지역인 대뇌의 전두엽과 두정엽 사이로 전달돼 근육을 움직여 웃는 행동을 마무리 짓는다. 그러나 "이는 매우 통합적인 과정으로 특정 부위가 웃음을 전담한다고 보기는 어렵다"고 하였다.

웃음을 어떻게 정의하느냐에 따라 동물이 웃느냐 웃지 않느냐는 문제도 달라진다. 미국 불링그린 주립대 심리학과 잭 팬셉 교수는 쥐의 웃음소리를 듣기 위해 특별히 고안한 기구를 통해 쥐가 웃는다는 사실을 확인했다. 이 기구는 사람이 들을 수 없는 45~55khz의 음역을 들을 수 있다. 어둠 속에서 쥐를 간질이자 "킥킥킥킥" 하는 웃음소리를 들을 수 있었다. 실험 결과 쥐도 사람처럼 나이가 적을수록 많이 웃었다. 하지만 간질임과 그에 대한 반응을 단순한 반사작용으로 볼 것인지, 적극적인 웃음의 의미로 해석할 것인지는 논란의 여지가 남는다. 기본적으로 웃음은 사회의 언어와 유머를 이해할 수 있는 문명적 행동이기 때문이다.

즐거움과 관련된 물질인 엔도르핀은 어떨까? 엔도르핀은 웃을 때만 분비되는 것은 아니다. 쾌락을 증가시키는 엔도르핀이나 엔케팔린은 아주 힘든 운동을 하거나 고통스러운 상황에 노출되었을 때 이를 보상하기 위해 분비된다. 알코올, 마약 중독자들은 운동을 하지 않아도 약물이 들어가면 자연스럽게 엔도르핀이 분비돼 황홀한 쾌락을 느낀다. 환각상태에서 이들이 흘리는 의미 없는 웃음은 정서적인 웃음이 아닌 화학적 웃음이라고 할 수 있다.

하지만 이처럼 환각제나 약물을 통해 극단적 웃음을 찾아 나선 것이 꼭 금기시된 것만은 아니라는 주장도 제기됐다. 미국 하버드대학 식물박물관 연구원이던 고든 왓슨은 소마, 불사의 신성한 버섯에서 인도 최고의 종교문헌인 리그베다에 환각제가 나올뿐더러 이것이 정신적 각성을 위한 도구로 쓰였다고 주장했다. 리그베다에 나오는 불사의 음료, 소마가 실은 독버섯의 하나인 광대버섯으로 만든 것인데, 이는 수행자가 초자연적 기쁨의 상태에서 신비체험을 하도록 도와줬다는 것이다.

17. 세대별 호르몬 불균형 시 나타나는 증상들

인간은 자신의 몸을 항상 일정하게 유지시켜 주는 항상성(homeostasis)을 가지고 있다. 외부 환경이 더워지면, 땀을 발산하여 체온을 유지하고, 추워지면, 몸을 웅크리고 따뜻한 의복으로 보온을 유지한다. 따라서 기온, 습도, 임신, 부상 등의 내부 변화에 민감하게 반응하고 적응할 수 있도록 체온, 체중, pH, 삼투압 등을 안정되게 유지하는 것이 여기에 포함된다. 따라서 인체 항상성이 깨지면 호르몬 불균형을 비롯한 성인병에 쉽게 노출되고 잘 관리가 되지 않으며 점점 심한 증상으로 발전하게 된다.

아래 표에서와 같이, 호르몬 불균형 때문에 나타나는 여성들의 증상들은 다양하게 나타나는데, 이는 곧 질병과 관련될 수 있다.

세대별 호르몬 불균형 시 나타나는 증상들

20대	30대	40대	50대
생리불순 생리통	성욕저하 불감증	질 분비물 감소 (성교 시 통증)	폐경
피부 트러블 (여드름, 뾰루지 등)	피부 탄력성 감소 (피부건조)	피부노화 (주름, 검버섯, 피부 처짐)	갱년기 장애
Diet를 해도 살이 빠지지 않음	신경 불안증	기억력 감소 우울증	골다공증 요실금
	머리털이 빠짐	이유 없는 체중 증가 시력감퇴	자궁근종 냉 대하 질염

20대의 젊은 여성들에 있어서 호르몬 불균형은 생리불순 및 생리통으로 나타나고, 여드름, 뾰루지 등 피부 트러블이 생기게 된다. 운동과 식이요법으로 체중을 조절하려고 해도 체중이 줄지 않게 되는데, 이럴 때는 호르몬 검사와 함께 여러 가지 원인을 파악하여 처치 후에 운동을 실시하여야 체중조절의 효과를 볼 수 있다.

30대는 20대와 마찬가지로 가임기간에 포함된다. 그런데 호르몬 불균형은 성욕저하 및 불감증이 나타나고 피부 건조와 피부 탄력성이 저하되며 신경불안증까지 나타나게 된다. 그리고 여성호르몬 불균형으로 남성 호르몬이 증가하게 되는데, 이는 탈모 현상도 나타난다.

40대 여성은 호르몬 불균형뿐만 아니라, 여러 가지 만성질환에 노출될 가능성이 높은 시기이다. 따라서 여성호르몬의 불균형으로 질 분비물이 감소되어 성교 시 통증을 느끼게 되고 주름, 검버섯, 피부 처짐 등 피부의 노화가 오게 된다. 그리고 기억력이 감소되고 우울증과 이유 없는 체중 증가, 시력감퇴 등의 이상이 오게 된다. 따라서 이 시기에 본인에게 맞는 운동과 영양의 처방이 필요하며, 여성 질환이 있을 경우, 전문의와 상담하여야 한다.

50대 여성들은 건강에 매우 중요한 시기인데, 이는 폐경이라는 단계를 거치기 때문이다. 이때 갱년기 장애가 나타나기 시작하고 안면 홍조, 심리적인 불안감 등이 나타나게 된다. 그리고 여성호르몬과 가장 관련이 깊은 골다공증이 오게 되는데, 폐경이 되면, 여성호르몬이 급격히 감소하게 되고 골밀도의 소실이 나타난다. 이때 전문의와 상담하여 필요하면 호르몬 대체 요법을 사용하여야 하며 근력 및 저항성 운동으로 골밀도 관리를 하여야 한다. 그리고 요실금이 나타나게 되는데, 이는 케겔의 항문 조이기 운동으로 극복할 수 있다. 언제, 어디서나, 간편하게 할 수 있는 운동으로 항문에 힘을 주었다 풀었다 하는 운동을 반복하면, 여성들의 요실금에 큰 효과를 볼 수 있고, 남성들의 성기능 강화에 영향을 미친다는 보고가 있다. 그 외에 자궁근종, 냉대하, 질염 등의 여성 질환에 노출이 되므로 정기적인 여성 질환의 검진으로 사전에 관리하여야 한다.

:: 천연 에스트로겐 대체물질로 호르몬의 균형을 유지하자

평소에 음식으로 섭취할 수 있는 천연 에스트로겐 대체물질이 존재한다. 그 대표적인 것이 석류인데, 석류의 씨 부분에 에스트론이나 에스트라디올이 다량 함유되어 있어 최근에 각광을 받고 있고, 천연 에스트로겐이 가장 많이 함유되어 있다. 석류의 주요 성분은 당질(포도당과 과당)이 약 40%를 차지하며, 유기산으로는 새콤한 맛을 내는 시트르산이 약 1.5% 들어 있다. 수용성 비타민(B1, B2, 나이아신)도 들어 있으나, 양은 적고, 껍질에는 탄닌, 종자에는 식물성 에스트로겐이 들어 있다. 석류는 수용성 당질이 전체의 절반을 차지하므로 이른바 에너지원의 집합체라고도 할 수 있다. 즉 석류는 영양보급에 좋은 과실이라고 해도 과언이 아니다.

그리고 콩은 토푸필이라는 성분이 에스트로겐을 많이 함유하고 있고, 사과와 대추야자에도 에스트로겐이 함유되어 있다. 따라서 평소에 많이 섭취하는 콩이나 사과 등에도 많이 함유되어 있는 것이다.

중요한 것은 에스트로겐이 무조건 좋다는 인식은 문제가 있는데, 에스트로겐의 우세는 많은 생리문제를 일으키기 때문이다. 따라서 균형이 중요하다.

:: 규칙적인 운동으로 항상성을 유지하자

걷기 운동 부족, 가사노동의 자동화, 효율성 높은 동선거리 등 일상생활의 변화가 여성들의 체력과 건강에 악영향을 미치는데, 현대사회의 여성들은 활동량과 운동량이 턱없이 부족한 상태이다. 따라서 특별히 운동에 참여하지 않으면, 항상성이 깨지면서 성인병에 노출되기 쉽다.

그리고 현대 여성들은 노동형태의 변화, 활동량의 변화, 비만의 증가, 임신·출산에 따른 생활 형태의 변화가 나타나기 때문에 건강한 생활을 영위하기 위해서는 운동이 필수적인 사항이 되고 있다.

이러한 운동은 임산부에게도 필요사항으로 받아들여지고 있는데, 미산부인과의사협회에서 제시한 아래의 임산부 운동지침과 같다.

임산부 운동지침(미산부인과의사협회)

- 운동 강도: 중정도 이하, 20~30분, 주 3~5회, 분당 심박수 140회 이하로 유지한다.
- 누운 자세 운동은 피한다.
- 덥고 습한 환경에서의 운동은 피한다.
- 식사와 수분을 충분히 섭취하면서 운동을 실시한다.
- 과도한 반동이나 스트레칭은 피한다.
- 잘 맞는 브래지어를 착용한다.
- 여러 증상이 있을 때 전문의와 상담한다.

여성들의 운동은 생활스포츠 형태로 이루어져야 하는데, 평생운동, 임신 등에 구애받지 않는 운동이 필요하다. 따라서 어떠한 장소나 경제적인 부담이 적은 스포츠나 운동이 좋으며, 가족단위로 즐길 수 있는 운동 프로그램이 절실히 필요하다. 일상생활에 응용이 가능한 운동으로 집 안의 정리 정돈에서부터 규칙적인 운동까지 움직임이 있는 활동은 최대한 응용하여 실시하는 것이 좋다. 그리고 가장 중요한 것은 무리하지 않고 개인의 체력에 적합한 운동종목과 강도를 선택하여야 하며, 의학적인 검사와 운동검사를 받은 후에 실시하는 것이 가장 효과적이다.

18. 담배, 완전히 끊어야만 한다

흡연은 폐암의 최대 원인이다. 담배 연기 속에는 200여 종의 유해 물질이 함유되어 있어 하루 20개비, 1년간 담배를 계속 피우면 약 1컵의 타르가 몸속으로 들어간다. 이러한 타르나 니코틴은 활성산소(free radical), 지질과 잘 결합되는 성질을 가지고 있어 폐암이나 호흡기 질환, 노화를 유발하게 된다. 이렇게 우리 몸에 좋지 않은 담배는 줄이는 개념보다는 완전히 끊어야만 건강을 찾을 수 있다.

:: 청소년과 가임 여성들의 흡연은 사회적인 문제

흡연은 폐 기능에 크게 영향을 미치는데, 흡연 학생은 비흡연 학생에 비해 호기량에서 크게 차이를 보인다. 1초 호기량은 흡연 학생이 2.4 L이고 비흡연 학생은 2.8 L로 큰 차이를 보이고 있고, 전체 호기량에서도 흡연 학생이 2.5 L이고 비흡연 학생은 2.9 L로 차이를 보이게 된다. 따라서 담배의 피운 연수와 1일 개비수가 미래에 폐질환과 폐암에 크게 관련성이 있기 때문에 청소년기의 흡연은 큰 영향을 미치게 된다. 따라서 청소년들의 흡연이 가장 큰 사회문제로 대두되고 있는 이유로는 다음과 같다.

- 57%는 가족 중에 흡연자가 있는 경우에 모방 흡연을 한다.
- 중학교 3학년에서 고등학교 1학년 사이에 많이 흡연을 시작한다.
- 80%가 하루에 10개비 미만을 피운다.
- 성적이 나쁠수록, 용돈이 많을수록 흡연을 많이 한다.
- 부모가 무관심할 때 흡연을 한다.

성인 흡연율은 남성이 53%, 여성이 13%이다. 남성은 20대에서 50대까지 50% 이상이 담배를 피우며, 특히 30~40대가 60% 이상으로 가장 높고, 50대 이후부터는 감소 경향을 보이고 있다. 그리고 성장이 활발한 청소년기인 10대에서도 20%에 가까운 비율을 보이고 있는 것을 볼 때, 사회적인 문제점으로 대두되고 있다.

그리고 여성 흡연율은 남성의 거의 1/4이지만, 20~30대의 가임 여성들의 흡연율이 높아지고 있는 실정이고 10대의 여성도 5% 정도의 흡연 비율을 보이고 있으며, 30대부터는 점점 감소되는 경향을 보이고 있다. 따라서 2세 출산에 큰 문제점이 노출될 가능성이 매우 높다.

담배의 영향은 전신에 각종 질환이 노출될 가능성이 매우 높다. 먼저, 수명이 단축되는데, 담배 1개비를 피우면 수명이 5분 30초 정도 단축된다고 한다. 하루 20개비를 1년간 피우면 28일이 손실된다는 결과가 나온다.

:: 간접흡연이 더 위험하다

주위 사람들에게 간접흡연으로 큰 폐를 끼친다. 직접 담배를 피우는 주위 사람이 10개비를 피우면 담배를 피우지 않는 당신도 1개비를 피운 것과 같다. 주류연(들이마신 후 내 뿜는 연기)은 15%, 부류연(담배 끝에서 타오르는 연기)은 85%에 해당되기 때문이다. 부류연은 주류연에 비해 타르(3.4배), 니코틴(2.8배), 일산화탄소(2.7배), 암모니아(46.3배), 이산화탄소(8.1배) 그리고 산화질소(3.6배)가 매우 높다.

이러한 흡연과 각 질환의 관계에 있어서 소화기계 질환과 흡연과의 관계는 위, 십이지장 궤양의 원인이 되고, 위액 분비를 항진시키며, 위 점막의 저항력이 약해진다. 흡연은 심장병의 원인이 되는데, 심근경색이나 협심증의 위험이 증가하고, 동맥경화의 원인이 되며, 세동맥을 수축시켜 고혈압을 일으킨다. 또한 맥박수가 증가한다. 여성에 미치는 영향은 피부가 거칠어지고, 기미 주름의 원인이 되며, 비타민 C를 잃는다. 저체중아나 조산아의 출생률이 높게 된다. 호흡기계 질환인 만성기관지염, 폐기종, 폐렴의 위험이 증가되고 기침, 가래, 숨이 차는 증상이 나타난다. 그리고 전신의 암이 증가하고 후각, 미각, 식욕이 둔해진다. 담배에 의한 구취, 눈을 자극하고 운동능력을 저하시킨다.

흡연은 전신의 암에 영향을 미치는데, 담배를 피우지 않는 사람을 1이라고 했을 때, 후두암 32배, 구강암 20배, 폐암 17배, 식도암 8배, 방광암 2~3배, 신장암 2~3배, 췌장암 2배, 위암 2배로 증가된다. 이렇듯 식도부터 위, 방광, 신장까지 온몸에 영향을 미치게 된다.

흡연과 함께 구강, 식도, 후두에 좋지 않은 것은 뜨거운 음식이다. 뜨거운 음식과 뜨거운 차(tea)는 조금 식혀서 천천히 향을 음미하는 것이 좋다. 카페인이 많이 함유된 커피나 녹차는 식사 시 섭취한 영양분의 흡수를 방해하기 때문에 식후 30분 후에 너무 뜨겁지 않게 즐기는 것이 좋다.

:: 담배, 끊어 보자

담배를 피우고 싶은 마음은 1~3분이라고 한다. 금연을 하려면, 아래 사항을 숙지하여야만 한다.

- 담배를 끊어야 할 이유를 확실히 한다.
- 담배를 피우고 싶어지는 환경을 만들지 말아야 한다. 담배를 피우는 사람과 어울리지 않는다. 되도록이면 술자리나 모임을 피한다.
- 우선 반나절이라도 노력해 본다. 그러고 나면 하루를 참을 수 있다.
- 담배를 끊고 나서 5일 동안은 물을 많이 마신다. 어육류를 줄이고 채소 중심의 식사를 한다. 술은 가능한 한 마시지 않는다. 커피, 홍차, 진한 차는 조금만 마신다. 기름기 많은 요리는 절제한다. 향신료는 조금만 넣는다. 식사는 항상 80% 정도만 섭취한다. 식후 바로 식탁에서 일어나 양치를 하거나 산보를 한다.
- 금단 증상을 극복하는 방법을 몸에 익힌다. 천천히 심호흡 3회를 실시한다. 담배를 피우고 싶으면 물을 마신다. '담배를 피우지 말자'라고 소리를 내어 외친다. 팔목에 고무를 끼워 두고 피고 싶어질 때마다 고무를 튕긴다. 휴식을 충분히 해 기분 전환을 하고 금연 동료를 만든다. 우선 반나절이라도 노력해 본다. 그다음 반나절, 24시간을 참을 수 있게 되면, 그다음 날도 참아 본다. 5일 동안 참아 본다. 그러면 금연에 성공할 수 있다. 이러한 금단 증상은 다음과 같다.
- 2~3일이 절정이다.
- 3일이 지나면, 50%의 사람이 편해진다.
- 4일이 지나면, 80%의 사람이 편해진다.

■ 5일이 지나면, 거의 모든 사람이 편해진다.

지금 당장 금연했을 때, 뚜렷한 생리적 증상들이 나타나게 된다. 20분 후면, 혈압, 맥박, 체온이 정상으로 돌아오고, 8시간 후면, 혈중 일산화탄소량이 정상으로 떨어진다. 그리고 혈중 산소 농도가 증가하게 된다. 담배를 피우지 않은 지 24시간 후가 되면, 심장마비 위험이 감소되는데, 스스로 자각 증상을 느끼게 된다.

48시간 금연 후가 되면, 신경말단 기능 회복, 미각, 후각이 좋아지고, 몸이 가벼워진다. 2주~3개월이 지나면, 혈액순환 향상, 발걸음이 가벼워진다. 4~9개월 후면, 기침, 코 막힘, 피로, 호흡곤란이 감소하고 신체활력이 전반적으로 증가한다.

1년이 지나면, 심장병 위험이 흡연자의 절반으로 감소되고, 5년 후면 폐암 사망률이 흡연자의 절반으로 감소되며, 뇌졸중에 걸릴 위험이 비흡연자만큼 낮아지게 된다. 10년 후면, 폐암 사망률이 비흡연자와 같아지고, 15년 후면, 심장병 위험이 비흡연자와 같아지게 된다.

따라서 장기간 금연을 하여야 건강을 회복할 수 있고 작심 3일, 작심 3개월이 되지 않게 절대 금연으로 건강한 몸을 회복해야 할 것이다. 그래도 담배를 피워야 한다고 생각하는 사람들은 꼭 이것만은 지켜야 한다. 식생활 개선인데, 아침식사 시 브로콜리, 양배추, 순무 등을 섭취하게 되면, 담배의 독소 성분을 분해시켜 준다. 그리고 절대 빈속에 흡연은 삼가야 하는데, 위궤양의 위험이 증가한다. 맵고 짠 음식과 커피는 줄여야 되는데, 이러한 음식들은 흡연의 욕구를 증가시켜 준다. 식사 시 흰밥보다는 현미나 잡곡밥의 식사가 효과적이다.

19. 와인 1~2잔은 혈관을 깨끗하게 만든다

"술은 백약의 으뜸(적당한 술은 몸에 좋다)"이라 하듯이 적당한 술은 스트레스 해소, 정신적 피로 회복, 숙면에 효과가 있다. 하지만 매일 마시는 술은 마시는 방법에 따라 독물도 된다는 것이다. 따라서 음주의 대처방법은 "술은 간장으로 마시는 것이 아니라, 머리로 마시고, 취하면 바로 그만 마신다."는 말과 같이 이러한 방법은 술에 빠지지 않는 요령이 될 수 있다.

:: 와인의 1일 섭취량은 1~2잔이 적당하다

와인 애호가들이 늘어남에 따라, 와인이 우리 건강에 미치는 영향에 대해서도 관심이 높아지고 있다. 와인은 소주, 위스키와 달리 알코올 함량(8~13도)이 비교적 낮기 때문에 특히, 고령자들에게 적절한 술이란 의견이 많다.

하버드대는 10만 명을 대상으로 수년간 연구한 결과 '건강한 생활방식을 위한 5가지 요소'를 발표한 바 있다. 첫째, 비만을 피하라. 둘째, 건강한 식사를 하라. 셋째, 지속적으로 활기찬 운동을 하라. 넷째는 금연을 하라. 다섯째는 하루에 1잔 반 또는 2잔의 적절한 음주를 하라는 내용이다.

특히 와인과 관련하여 마지막 다섯 번째 내용을 주목할 필요가 있다. 우선 와인과 건강에 관한 중요한 대전제는 남성의 경우 하루 2잔이하, 여성의 경우는 1잔 이하의 와인을 소모할 때에만 와인이 건강에 도움이 된다는 점이다. 여성의 경우에는 남성보다 근육 양이 적고, 알코올을 분해하는 중요한 효소가 부족하기 때문에 남성보다 적은 양을 섭취해야 한다.

와인은 음식과 더불어 마시는 것이 바람직하다. 와인이 음식에 함유된 항산화제의 체내흡수에 영향을 주며, 지방 대사를 효율적으로 하도록 하기 때문이다. 또 지금까지 밝혀진 질환과의 관계를 보면, 첫째로 적절한 양의 와인을 마실 경우, 와인은 심혈관계 질환의 발생을 30~50%까지 줄여 준다고 한다. 이는 와인이 혈액 내에서 지방을 흡수하여 간으로 보내 대사 작용을 시키게 하는 HDL-C를 높이기 때문으로 해석된다. 적절한 와인 섭취는 당뇨가 발생할 위험성도 33~56% 정도 낮추어 준다고 보고하고 있다. 그 밖에 알츠하이머병이나 치매, 암에 걸릴 확률을 낮추어 준다고 보고하고 있다.

이는 노인들이 흔히 느끼는 소외감, 허무감, 공포감 등 심리적 스트레스를 진정하는 효과가 있을 뿐만 아니라, 노인성 불면증을 완화시키는 작용을 한다. 또한 와인은 침샘을 자극하여 침의 생성을 촉진하고 식욕 또한 촉진하여 영양 부족을 막아 준다.

그러나 '침묵의 살인자'라고 일컬어지는 고혈압, 술을 해독하는 간 등에는 악영향을 미칠 수 있다. 한국인 사망원인 5위 중 3가지가 고혈압 관련 질환이고, 성인 4명 중에 1명은 고혈압자로 추정되고 있다. 이는 짜고 자극적인 식생활, 스트레스, 고령화 사회 등 최고 위험 국가임에도 불구하고 위기의식이 부족하다.

:: 알코올은 텅 빈 에너지

주로 술에 들어 있는 알코올은 화학적 용어로는 에틸알코올(ethyl alcohol) 또는 에탄올(ethanol)이라 한다. 알코올은 과일, 곡류를 발효시킴으로써 생성되는 일종의 화학물질이다. 알코올은 탄소, 수소, 수산기로 이루어진 화학물질로 화학식은 CH_3CH_2OH로 표시되고 무색(無色)의 가연성 액체로 열량을 내는 물질이다. 따라서 식품으로 분류되기도 하나, 몇 종류의 술을 제외하고 영양분이 없기 때문에 이를 텅 빈 에너지라고도 한다. 맥주의 경우, 알코올 이외에 소량의 당질과 단백질이 들어 있고, 포도주에는 당질이 들어 있으며, 붉은색 포도주는 철분을 함유하고 있다. 독주는 알코올 이외에 영양소가 거의 없다.

알코올은 위벽 점막을 통해 흡수가 빨리 되는 편이지만, 전체 섭취 알코올 중 약 20% 정도만 흡수되고 나머지는 소장에서 흡수된다. 소화기관에서 흡수된 알코올은 혈액을 통해서 간으로 가고 다시 대정맥을 통해 심장으로 가서 신체 각 조직으로 퍼지게 된다. 알코올이 혈액 속에 흡수되는 시간은 짧지만 혈액 속에 흡수된 알코올이 분해되는 데는 상당한 시간이 걸린다. 흡수된 알코올은 복잡한 산화과정을 거쳐 물과 이산화탄소로 분해된다.

:: 알코올은 뇌기능을 감퇴시킨다

알코올은 중추신경계에 영향을 끼치게 되는데, 판단력, 예지력, 도덕적 추론을 감소시킨다. 말초 신경병증과 대뇌위축, 소뇌의 퇴화를 가져오며, 각종 사고와 정신병, 신체적 의존성, 살인, 자살, 경련들을 유발할 수 있다. 최근 미국 사우스캐롤라이나 의대 연구팀이 시행한 고도의 뇌 영상기법 덕분에 만성적인 음주가 뇌를 어떻게 변화시키는지가 상당 부분 밝혀졌다. 알코올은 처음에는 쾌락중추를 흥분시킨다. 그러나 장기간 과음하면 주의력, 판단력과 관련된 뇌 부위에 새로운 신경회로가 만들어진다. 과학자들은 이 새로운 신경회로가 음주를 '강박행동'으로 전환시킨다고 생각한다.

- 측중격핵(Nucleus accumbens): 알코올이 혈액 속으로 들어오면 가장 먼저 이곳으로 향하게 된다. 뇌의 가장 원시적인 부위이며 배고픔, 갈증, 성욕의 만족을 추구하는 부위다. 알코올은 쾌락을 유발한다. 그리고 인간은 쾌락을 제공하는 행동을 반복하는 경향이 있다.

- 전두엽(Frontal cortex): 세상에 대한 학습, 판단, 충동조절 등을 담당하는 부위다. 수년에 걸쳐 음주하면 쾌락의 짜릿한 자극이 케케묵은 낡은 것이 되어 버리지만, 전두엽은 쾌락의 경험을 하나의 기억으로 입력시킨다.

- 기저핵(Basal ganglia): 운동, 반복적 업무 수행, 강박행동 등과 관련된 부위다. 금주하고 싶은 소망에도 불구하고 강박적인 음주를 지속하게 되는 것은 이 신경경로(강박신경증을 일으키는 것과 동일)에 문제가 있을 것이라고 생각하는 과학자들도 있다.

- 편도체(Amygdala): 신체가 스트레스에 반응하는 것을 돕는 부위다. 알코올이 주는 스트레스 해소 효과 때문에 시작되는 알코올 중독도 있다. 그러나 지속적인 알코올 남용은 입력된 기억과 강박적 음주의 경과를 밟을 수 있다.

:: 알코올은 적정량 마시자

알코올의 하루 적정량은 어느 정도일까? 맥주는 큰 병 1병, 와인은 1잔 반, 소주는 3잔, 위스키는 싱글로 2잔이 적당한데, 여기에는 20~23g의 알코올이 함유되어 있다. 그러나 사람들은 체중에 따라 알코올 분해 능력이 다르게 나타나는데, 체중 1kg당 1시간에 0.1~0.15g의 알코올을 분해하기 때문이다. 체중이 50kg인 사람은 맥주 큰 병 1병을 분해하는 데 4~5시간이 필요하다. 생활습관병을 예방하기 위해서는 술을 적당히 마시는 것이 좋다. 음주량과 혈중 알코올 소실 시간은 맥주 1병이 4시간, 맥주 2병이 8시간, 맥주 3병이 12시간, 맥주 4병이 16시간 걸린다. 그렇지만 다량의 음주를 했을 때, 그 피해는 심각하게 나타날 수도 있는데, 16세에서 40세의 젊은 성인이 1주일에 2~3차례 알코올 40g을 마시면 24시간 내에 뇌졸중에 걸릴 위험률이 심각하게 증가한다고 한다.

특히 쥐 실험을 통해 알코올이 암을 증가시킨다고 하였는데, 낮은 농도의 알코올을 투입한 집단에서는 섭취하지 않은 집단에 비해 약 2배 이상 발병비율이 높았고, 높은 농도로 알코올을 투여한 집단에서는 통제 집단에 비해 8배나 증가하였다고 하였다. 결론적으로 알코올이 암이나 여러 질환에 끼치는 해로운 영향은 매우 얕잡아 평가되는 듯하다. 따라서 술을 잘 마시는 요령은 다음과 같다.

■ 적정량을 지키자.

■ 간이 쉴 수 있게 하여야 하는데, 1주일에 2일은 술을 마시지 말고 3일 연속 술을 마시지 말자.

■ 안주를 먹으면서 천천히 시간을 가지고 마시자. 단백질이나 비타

민이 많은 음식을 섭취하고, 맵고 짠 음식이나 동물성 지방은 자제
하자.
- 독한 술은 물이나 얼음에 희석시켜 마시자.
- 공복 시에 마시는 것은 피하자.
  또한 WHO에서는 "술은 안 된다"는 입장을 표명하고 있다.
- 음주는 세계에서 가장 심각한 건강 문제 중의 하나이다.
- 음주는 소수의 알코올 중독자나 폭주가뿐만 아니라, 전체 인구의
  상당수에 나쁜 영향을 준다.
- 규칙적인 운동, 금연, 저지방 식사 등 이런 생활양식에 주의를 기
  울이는 사람들은 술을 약간 마심으로 심장병의 위험률을 낮출 수
  있는 것으로 보이지 않는다.
- 술은 적당히 마시는 것이 심장병 예방에 좋다는 주장은 "엄격한
  과학적 실험에 근거한 것이 아니라, 상업적 목적에 의해 크게 고무
  된 것이다."
- 적게 마실수록 좋다.

:: 엘빈 엘리넥의 알코올 중독 유형 분류표

- **알파(α) 유형**: 긴장감, 두려움, 스트레스 등을 없애기 위해 술을 마신
  다. 언제라도 술을 끊을 수 있다. 그래도 습관적으로 술을 찾아다
  닌다는 점에서 단순히 술을 즐긴다는 것과는 분명히 구분된다.
- **베타(β) 유형**: 술자리에서 다른 사람들이 술을 마시면, 분위기에 휩
  쓸려서 함께 마신다. 아직 중독현상은 나타나지 않는다. 하지만 언
  제라도 상황이 되면, 완전히 취할 때까지 술을 마셔야 적성이 풀린

다는 점에서 위험하다.

- 감마(γ) 유형: 몸과 마음 모두가 알코올에 의존하고 있다. 일단 술을 마시기 시작하면, 정신을 잃을 때까지 마신다. 가끔은 일시적으로 술을 멀리하기도 하는데, 이처럼 술을 마시지 않는 기간을 강조하며 자신을 결코 알코올 중독자가 아니라고 주장한다. 하지만 실제로는 이미 술을 조절할 수 있는 능력을 잃었다. 술 때문에 건강을 해치고 직장생활이나 친구관계에서도 악영향을 끼친다.

- 델타(δ) 유형: 만취할 정도로 술을 마시지는 않지만, 대신 언제나 술에 취한 상태로 있으려고 애쓴다. 술로 인사불성이 되지는 않기 때문에 눈에 잘 띄지는 않는다. 하지만 술을 마시지 않으면, 불안해하고 견디기 힘들어한다.

- 엡실론(ε) 유형: 주기적으로 폭음을 한다. 가장 심각한 유형의 알코올 중독으로서 완전히 통제력을 상실한 상태이다.

제 4 부

노년기의 건강관리

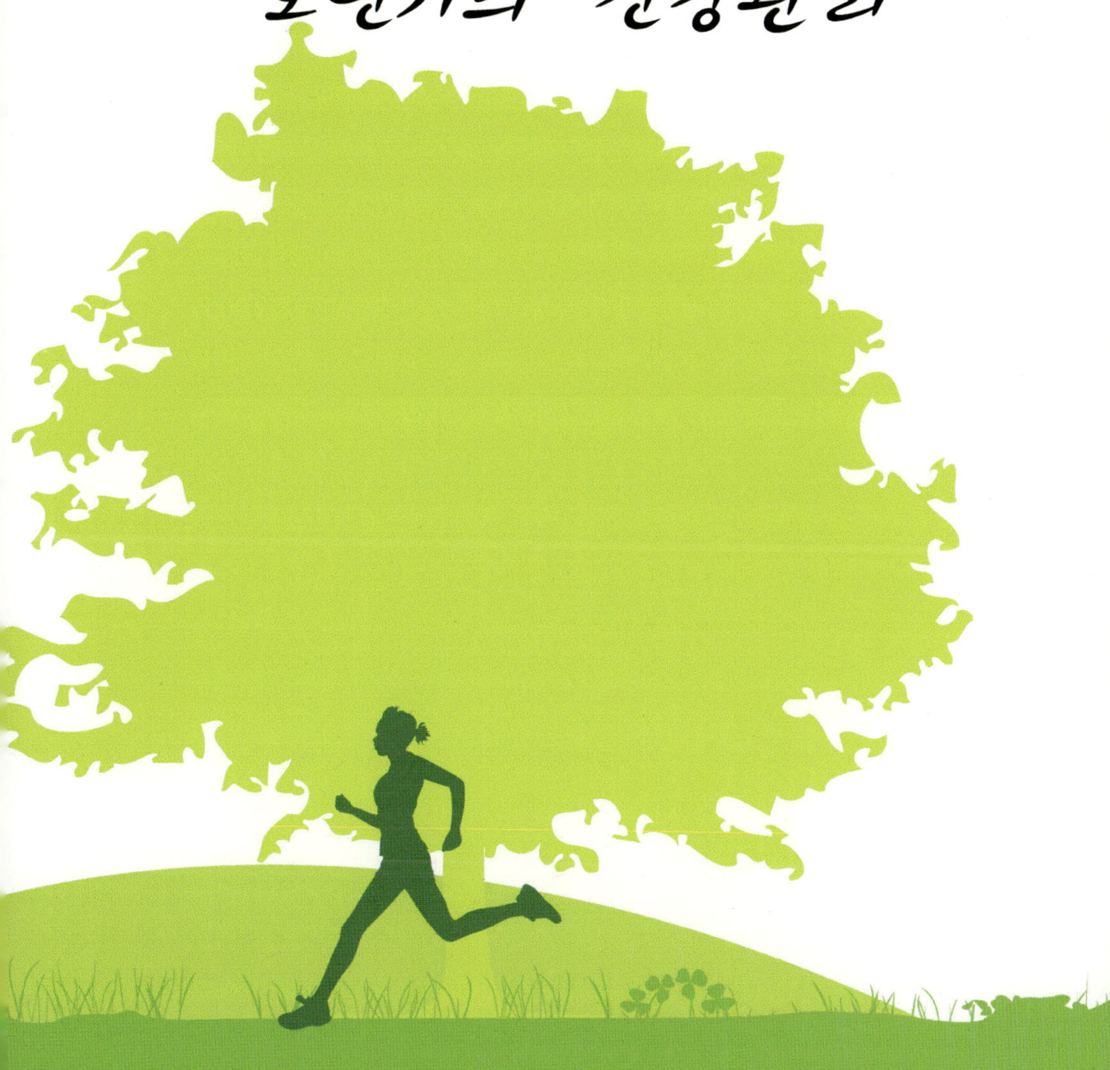

1. 평생 건강관리에서 가장 중요한 3가지

65세부터는 생물학적으로 노인에 포함되는데, 이쯤 되면 젊은 시절 건강 관리한 결과가 신체에 그대로 나타난다고 해도 과언이 아니다. 나쁜 생활습관으로 만성질환을 앓고 있는 사람이 있는가 하면, 젊은 사람 못지않은 체력과 건강을 유지하는 사람도 있다. 따라서 이 시기 건강 설계는 자신의 몸 상태에 맞게 짜야 한다. 먼저 만성질환을 앓고 있다면, 후유증을 최소화하는 데 초점을 맞추고, 당뇨병 환자라면 철저한 혈당관리를, 고혈압 환자는 중풍, 심근경색으로 진행하지 않도록 관리해야 한다.

따라서 노화의 지연과 회복, 또는 개선 가능한 질환과 조기진단으로 치료할 수 있는 질환을 구분할 수 있으며, 이것을 해결하기 위해서는 평생 건강관리 측면에서 잘 관리하여야 하는데, 여러 가지가 있겠지만, 꼭 지키고 실천해야 할 3가지를 든다면, 운동(exercise)과 사랑(love), 그리고 공부(study)일 것이다.

:: 운동은 신체활성에 도움을 준다

장수의 기본은 칼로리 섭취(탄수화물, 지방)를 줄이고, 운동량을 늘리는 습관을 만드는 것이다. 공깃밥을 ⅓ 줄이면 비만 예방뿐 아니라, 뇌기능과 면역기능이 향상되고, 운동 역시 하루 1시간 정도 걷는 것(1주 2000㎉ 소비)만으로도 수명이 2년 늘어난다고 한다. 따라서 규칙적인 운동 참여는 신체활성에 도움을 준다.

또한 평생 건강한 생활을 하기 위해 체중조절은 인생의 동반자와도 같다. 그만큼, 꾸준한 신체활동의 실천이 중요한데, 하루 20분씩이라도 자신에게 맞는 운동을 하면서, 음식을 조금씩 조절한다면, 누구나 건강하게 적정 체중을 유지할 수 있다. 연령이 증가하면서 규칙적인 운동은 유산소운동이 주가 되어야 하는데, 운동 종목은 걷기, 조깅, 러닝머신, 사이클, 수영, 에어로빅 등이 효과적이며, 운동 빈도와 시간은 주당 3회(1회 30분)나 4회(1회 20분) 정도가 적당하다. 그러나 질환 정도, 체력상태에 따라 차등 적용하여야 한다. 이러한 유산소운동 효과는 유해산소를 덜 발생시킴으로써 질병과 노화를 예방할 수 있다는 것이다.

그리고 유산소운동을 실시하면서 근력 및 저항성 운동을 병행하는 것이 효과적이며 과부하의 원리를 적용하여 실시하여야 한다. 근력운동의 종목은 체중을 이용한 근력운동(팔굽혀펴기, 윗몸일으키기, 앉았다 일어서기), 기계와 중량 운동 등으로 실시하면 되는데, 가정에서 편하게 할 수 있는 근력운동도 효과적이다. 운동 빈도와 시간은 주당 2~3회, 1회에 10~20분으로, ⅓은 스트레칭을 실시하여야 한다. 스트레칭은 근육에 통증이나 무리가 가지 않게 하여야 하며, 약간의 긴장감을 가지고 10~30초를 유지한다. 중량운동은 개인별로 8~12회를 들 수 있는 무게를 선정하여 1RM의 60% 정도 실시하는 것이 효과적이다. 그리고 60대 이후에도 근력운동은 꼭 필요한데, 근력의 약화는 관절이나 평형성 등의 자세 유지에 꼭 필요하며, 고령자들의 기능 약화는 근력 약화로부터 나타날 수 있다는 것이다.

고령자들이 부지런하고 오래 사는 것은 운동량 때문이다. 적당한 노동이나 운동은 신체의 활력과 기쁨을 준다. 그러나 운동이 좋다고 하여 고령자들이 무작정 운동을 하였다가는 위험할 수가 있는데, 아래 그림의 운동지침을 꼭 지켜야만 한다. 따라서 신체활동 참여자들은 안전을 위한 4대 원칙만은 꼭 지켜야 하는데, 먼저, 운동 전 의학적인 검사를 꼭 받는다. 운동 강도는 서서히 늘려 간다. 지구력, 근력, 유연성운동을 병행한다. 준비운동과 정리운동을 철저히 한다. 또한, 질환이 있거나 처음 운동을 시작하려고 계획하는 고령자들은 반드시 건강검진과 운동처방을 받고 실시하여야 한다.

운동지침

1. 35세 이상으로 늘 앉아서 일하는 사람이나 건강에 문제를 가지고 있는 사람은 운동을 시작하기 전에 정확한 건강진단과 운동처방을 받는 것이 중요하다.
2. 맨손체조, 스트레칭 및 걷기 등으로 준비운동을 한다.
3. 성인병 예방 및 치료에 중요한 순환기 운동에 중점을 둔다. 걷기, 속보, 조깅, 수영, 에어로빅 운동을 자기의 건강 및 운동능력에 맞게 한다.
4. 근육운동도 실시하여 체력의 균형을 유지한다. 윗몸 일으키기, 엎드려 팔굽혀 펴기, 턱걸이, 웨이트트레이닝을 알맞게 한다.
5. 숨이 조금 차고 땀이 날 정도로 20~60분 운동을 한다.
6. 스트레칭 및 정리체조로 운동을 마친다.
7. 규칙성이 중요하다. 적어도 1주일에 3일 이상은 해야 하며, 5일이 가장 이상적이다. 비만자는 낮은 운동 강도로 1주일에 5~6일을 해야 한다.
8. 가벼운 운동부터 시작하고 운동 강도와 운동 시간을 점차적으로 늘려 신체를 적응시킨다.

:: 사랑을 하면 호르몬 분비를 촉진시킨다

인간은 사랑 없이는 살아갈 수 없다. 부부 간의 사랑, 가족 간의 사랑 등, 사랑을 하면 우리 몸의 윤활유 역할을 하는 호르몬이 잘 분비되어 건강하게 살아갈 수 있다는 것이다. 여기에서 사랑이라는 것을 할 때 대체로 4가지 호르몬이 분비된다고 한다. 정신적 사랑을 할 때 나오는 도파민은 플라토닉 사랑을 이루어지게 하고, 짝사랑이나 외사랑, 혹은 정열적인 사랑을 할 때 끓어오르게 만들며 눈이 멀게 만드는 페닐에틸아민이라는 신경전달 물질로 인해 상사병까지 걸리게 만드는 호르몬도 있다. 그리고 이 모든 것들을 해결할 수 있도록 해 주는 것이 상호 간의 사랑으로 인해 서로 간의 유대감과 친밀감, 그리고 서로가 사랑하고 사랑을 받는 등등의 양 방향성 사랑을 가능케 해 주는 엔도르핀은 사랑하는 사람들에게 생활의 활력마저 불어넣어 주는 윤활제 역할을 한다. 이때 이 감정이 활발해지면 서로를 안고 싶고 보듬고 싶다는 생각을 불어넣어 주는 옥시토신이라는 호르몬이 상호 간의 스킨십까지 이어 주게 되고 이로써 사랑의 결실을 맺게 되는 것이고 이 중 한 가지 호르몬의 불균형만 와도 사랑이라는 호르몬의 순환은 끝나게 된다. 그리고 이 사랑 호르몬의 순환은 결혼을 하게 되면 최고로 많이 분비되는데, 그 기간은 3년이 최대 기한이라는 학설도 제기되고 있어, 결혼 3년 이후부터 부부는 정(情)으로 살아간다는 유머러스한 이야기도 있다.

:: 공부는 뇌 기능을 좋게 하여 치매를 예방한다

우리 뇌는 끊임없이 자극을 해 주어야 하는데, 이는 뇌가 50세부터 쭈그러들기 시작하기 때문이다. 사고와 기억을 담당하는 전두엽은 50~90세의 나이에 30%, 정보 입력 창구인 해마 역시 20% 줄어든다. 그렇다고 기억력 감퇴를 숙명처럼 받아들일 필요는 없다. 뇌를 활발하게 움직이면 기억력 감퇴를 어느 정도 막을 수 있는데, 예를 들면, 맛집을 찾아다니고, 새로운 사람이나 장소를 경험하면 해마가 활성화돼 기억력을 유지할 수 있는 것이다. 이를 체험기억이라고 한다. 치매 환자는 해마부터 망가지기 때문에 더하기나 빼기 등 셈 공부를 하고 영어든 일어든 외국어를 익히거나 새로운 공부나 독서를 하면서 집중력을 키우는 것도 뇌에 도움이 된다.

:: 1무, 2소, 3다를 지키자.

현대사회를 살아가는 사람들의 최대 소원은 병치레하면서 100세까지 사는 것보다 80세까지 맑은 정신으로 살다가 어느 날 편안히 세상을 떠나는 것이라고 한다. 이런 복을 누리는 사람들의 공통점은 1무(無) 2소(小) 3다(多)의 생활습관을 잘 지킨 사람들인데, 1무(無)는 무흡연(無 吸煙), 2소(小)는 소식(小食), 소량(小量)이며 3다(多)는 다동(多動), 다소(多笑), 다유(多遊)이다. 따라서 절대적으로 담배는 피우지 말아야 하며 적게 음식을 섭취하고 하루 1~2잔의 적포도주 이상은 섭취하지 말아야 한다. 그리고 많은 움직임을 갖고 많이 웃으며 많은 사람들과 자주 어울리라는 것이다.

　음식의 과다 섭취와 비활동이 현대인의 질병을 결정하는 가장 중요한 요인인데, 40세 이후 최대 사망 원인인 암의 40%는 부적절한 식사와 규칙적인 운동을 실시하지 않기 때문에 생긴다. 그리고 30%는 흡연 탓, 나머지 원인은 유전과 환경요인 등이다.

　어떻게 먹고 어떻게 운동을 해야 할까? 우선 꼭 필요한 열량만 섭취하고 탄수화물을 전체 열량의 60% 정도, 단백질과 지방은 주로 식물성으로 해서 각각 20%를 먹으며 비타민과 미네랄 섬유소를 적당히 섭취해야 한다. 열량을 과잉 섭취하고 특정 영양소만 많이 먹으면 병에 취약해지고, 활성산소를 발생시켜 세포의 노화와 암세포 발생을 조장한다. 특별한 질병이 없다면 비타민은 신선한 채소나 과일, 생선 등으로 섭취하면 되는데, 아무리 좋은 비타민도 지나치면 병이 된다.

　그리고 본인의 체력에 알맞은 체계적인 신체활동 프로그램에 참여하는 것이다. 이것은 가벼운 스트레칭부터 시작하는데, 반복하여 스트레칭을 하면 온몸의 근육이 강화되며 신체에 활력을 얻을 수 있다. 그리고 걷거나 조깅은 전신운동이며 운동 중에 최고라고 할 수 있는데, 온몸의 장기가 다 망가진 사람도 처음에 가볍게 걷다가, 나중에 체력이 강해져서 가벼운 조깅을 실시하면 온몸의 장기가 다 다시 살아나는 등 여러 가지 부수적인 효과가 뚜렷하게 나타나게 된다는 것이다.

2. 난 얼마나 늙었을까?

　1년에 한 살씩 누구나 나이를 먹는다. 이는 세상에서 가장 공평하다. 어릴 때는 나이 먹는 것이 기쁠 때도 있지만, 어른이 되면 누구나 아쉬워하고 때로는 슬퍼한다. 중년 이후에는 "나이를 먹는다"는 말보다 "늙는다"는 말이 더 자연스럽다. 2007년 통계청에서 발표한 '생명표'에 따르면, 현재 45세 남성은 32년(2040년), 여성은 39년(2046년) 더 살 수 있을 것(기대수명)으로 전망됐다. 45세 남성과 여성은 나이를 32~39번 더 먹는다는 뜻이다. 나이를 먹는다는 것은 의학적으로 어떤 의미를 갖는 것일까? 의학적으로는 늙는 것을 '노화' 또는 '노쇠'라고 한다. 노쇠를 시간이 경과함에 따라 유해한 변화들이 축적되어 생체기능이 저하되고 질병에 걸릴 확률이 증가하는 과정이라고 정의한다. 늙는 것은 병이 아니지만, 기능이 저하되는 '진행과정'인 것이다.

:: 몸의 물이 마른다

　나이가 들수록 몸의 기능이 떨어지는 이유는 나이가 들수록 각 장기의 실질 세포수가 감소하기 때문이다. 실질 세포가 죽은 후에 새로운 세포의 생성이 되지 않으면, 세포수가 감소하게 된다. 이는 호르몬이나 영양물질 등 체액을 만드는 생산 공장이 줄어드는 것으로 볼 수 있다. 의학계에서도 논란이 있으나, 노화는 인체를 구성하는 물과 호르몬 등 체액이 줄어드는 것이라는 설명이 설득력을 얻고 있다. 일반인들도 나이를 먹을수록 몸에서 물이 마르는 것 같다고 말하는 것은 과학적으로 일리가 있는 것이다. 갓 태어난 신생아는 전체 체중의 75~80%가 체액이다. 20~30대까지도 별 변화가 없어 뇌, 심장, 폐, 장 등 장기의 70~80%가 수분이며, 물이 별로 없을 것 같은 피부에 72%, 심지어 뼈에도 22%의 수분이 함유되어 있다. 하지만 60~70대가 되면, 체내 수분 함량이 남성은 50%, 여성은 45%로 뚝 떨어진다. 수분의 부족은 근육량 감소와 피로로 이어진다. 근육의 70% 이상이 수분이므로 수분이 3~4%만 부족해도 근육이 쉽게 피로해진다. 그러면 조금만 움직여도 "힘들어 죽겠다"는 말이 나올 수밖에 없다. 한국 내 조사결과에 따르면, 남성의 평균 근육량은 20대는 56.2kg에서 70대엔 49.1kg으로 7.1kg이 줄어들었고, 여성은 20대는 38kg에서 70대엔 36kg으로 2kg이 줄었다고 하였다.

:: 겉으로 보이는 노화

먼저 키와 몸무게가 변한다. 70대 남성은 20대 때보다 키가 5㎝가량 줄어들며, 체중은 50세까지는 증가하다가 80세에 10% 정도 감소한다. 하지만 체지방은 10%가량 증가한다. 여성도 60세까지 체중이 증가하며 체지방도 20대에 비해 10%가량 증가한다. 체지방은 주로 복부 내장과 장간막(창자 사이 막)에 축적되며 피하지방은 오히려 감소한다. 체지방률의 분석결과, 남성은 20대에 18.3%에서 70대엔

21.5%, 여성은 20대는 24%에서 70대엔 30.7%로 높아진다. 남성호르몬과 체력저하로 성기능도 떨어진다. 미국노인병학회에서 발표한 연간 오르가즘 도달 횟수 조사에 따르면, 30대엔 121회, 40대 81회, 50대 52회, 60대 35회, 70대 22회로 점점 줄어든다. 발기 각도도 평균 45세부터 수평과 같다가 그 이후론 더 아래로 내려간다.

:: 눈에 잘 안 보이는 노화

몸속 기관이나 조직의 기능도 떨어진다. 특히 장기의 무게가 현저하게 감소한다. 흉선(가슴샘)의 무게는 20대를 100으로 보면, 60대엔 60, 90대에는 10까지 줄어든다. 간, 신장, 비장도 60~70대가 되면, 젊을 때 크기의 50% 이하로 줄어든다. 20세에 2~3kg이던 간 무게가 70세가 되면, 1kg밖에 되지 않는다. 뇌의 신경세포 수 감소도 두드러진다. 60~70대엔 뇌 크기와 뇌 혈류량이 20대보다 약 20~30% 줄어든다. 칼슘, 단백질 성분 감소로 인해 골밀도도 감소한다. 그리고 심장의 최대 박동수도 노화에 따라 감소한다. 30대가 지나면, 동맥혈압이 상승하고 심근 수축력이 약화되면서 심박출량이 매년 1%씩 감소한다. 폐활량 등 운동기능도 감소한다. 폐활량은 30대를 100으로 보았을 때 50대는 약 80, 70대는 60으로 낮아진다. 따라서 "나이를 먹는 것을 아쉬워하기보다 어떻게 하면 나이가 들어도 더 건강하게 살 수 있느냐?"를 고민하는 것이 바람직하다. 즉 건강수명이 중요하다. 노화를 늦추기 위한 운동, 식사, 수면, 스트레스 관리, 금연, 절주를 실천하기 위해 계획을 세워야만 한다. 유럽에서 10여 년간 진행된 건강수명 추적 연구에 따르면, 운동, 흡연, 절주, 식이조절 등 4가지 위험

요인만 조절해도 사망이나 질병의 60%는 막을 수 있다고 하였다.

:: 나의 노화 정도는 어느 정도일까?

그러면 다음 4가지 간단한 노화측정법으로 노화 정도를 체크해 볼
수 있다. 체크 결과, 본인의 실제 나이보다 높게 나온다면, 현재보다
건강관리에 더 많은 관심을 가져야만 한다.

간편형 노화 측정법

- **피부 탄력 검사:** 피부 노화 정도를 알아보는 검사. 엄지와 집게손가락으
  로 손등 피부를 5초 동안 잡아당겼다가 원상태로 복구하는 데 걸리는 시
  간을 잰다.
- 20~30대는 1~2초, 40~50대는 2~5초, 60대 이상은 10초 이상 걸린다.
- **순발력 검사:** 30cm 자를 떨어뜨린 뒤, 두 손가락으로 잡는 검사. 엄지와 중
  지를 약 10cm 평행하게 벌린 다음, 다른 사람이 잡고 있던 자를 예고 없이
  떨어뜨려 잡는 데 걸린 거리를 측정한다. 3회 측정해 평균치를 기록한다.
- 20~30대는 0~10cm, 40~50대는 10~20cm, 60대 이상은 20~30cm로
  측정돼 있다.
- **정적 균형 검사:** 신체의 전반적인 신경근육 기능을 파악할 수 있다. 검사
  방법은 두 눈을 감고 무릎을 45도 구부린 채 양손은 허리에 대고 왼발을
  지면에서 15cm 정도 들어 올린다. 그 후 눈을 뜨거나 발을 움직일 때까지
  걸리는 시간을 측정한다. 5분 간격으로 3회 측정해 평균치를 기록한다.
- 20~30대는 25초 이상, 40~50대는 10~25초, 60대 이상은 10초 이하
  로 나와 있다.
- **안구조절 검사:** 한 손에 자의 한쪽 끝을 잡고 측정하려는 눈 바로 아래
  안면 뼈에 갖다 댄다. 반대편 손은 편안하게 읽을 수 있는 거리에서 명함
  을 쥔다. 명함을 눈에 가깝게 서서히 움직여 본다. 흐리게 보이는 거리를
  측정해 기록한다.
- 20~30대는 10cm, 40~50대는 30cm, 60대 이상은 100cm 정도이다.

우리 인간은 태어나면서부터 생을 다할 때까지 1무(無), 2소(小), 3다(多)를 지켜야 한다. 절대적으로 담배를 피우지 말아야 하고 적게 먹어야 하며 적당량의 술을 섭취하여야 한다. 그리고 많이 움직이고 많이 웃고 많은 사람들과 만나 이야기를 하여야 한다. 그리고 정식, 정동, 정면, 정식, 정심의 생활을 해야만 한다.

이러한 본인의 관리가 철저히 된 사람은 이상적인 노인상을 유지하게 되는데, ① 자신의 신변정리는 스스로 해야 한다. ② 활력(기력)이 있어 자립하여 생활이 가능해야 한다. ③ 풍부한 경험과 지식을 바탕으로 사회의 귀중한 자원으로서 인정받아야 한다. ①, ②를 달성하기 위해서는, 4㎞ 정도 걷기가 가능해야 하고, 20계단 오르기가 가능, 취사, 세탁, 목욕 정도는 혼자 가능해야 한다. 이것이 고령자에게 기대되는 체력이다. 따라서 이상적인 노인상을 유지하기 위하여 아래의 생활습관을 잘 지키기만 하여도 충분히 건강하고 활기찬 생활로 장수할 수 있다.

규칙적이고 바른 생활 5가지

- **정식(正食):** 골고루 섭취, 비빔밥(입 밖), 가정식 백반(입 안)
- **정동(正動):** 지휘자(상체운동) – 장수
- **정면(正眠):** 숙면
- **정식(正息):** 복식호흡, 코로 들여 쉬고 입을 오므려 내뱉는다.
- **정심(正心):** 마음이 온몸을 지배

한쪽 팔 다리 감각 갑자기 둔해지거나 움직임이 떨어지면 뇌경색 발생을 의심하고 최소한 3시간 내에 종합병원에 가야 후유증 없이 깨끗하게 나을 수 있다.

뇌경색은 동맥경화와 혈전(血栓: 혈관 안에 생긴 피딱지 덩어리) 등으로 뇌혈관이 막혀 뇌기능을 상실하는 질병이다. 그런데 뇌경색 발생 후 신경마비 없이 나을 수 있는 치료 시작 시점의 마지노선이 언제냐에 대한 것이 문제이다. 이는 아무리 늦어도 막힌 뇌혈관을 뚫어주는 약물 투여가 4시간 40분 이내에 이루어져야 한다는 것이다. 그러려면 병원에는 최소한 2~3시간 내에 와서 MRI(자기공명영상장치) 등을 통한 진단과정을 거쳐야 한다. 약물치료는 뇌혈관을 막는 혈전을 녹여 뇌혈관 순환을 정상으로 되돌리게 된다. 약물투여는 빠르면 빠를수록 효과가 더 좋다. 그렇지만 많은 환자가 좀 쉬면 괜찮겠지 하다가 치료의 적기를 놓치게 된다.

뇌경색이 광범위하게 발생하면 의식을 잃고 쓰러져 대개 곧바로 응급센터로 우송된다. 그러나 문제는 뇌경색 발생 초기의 문제이다. 평소와는 다르게 한쪽 팔다리 감각이 둔해지거나 발음이 이상해지기도 하고 자신도 모르게 손에 쥐고 있던 물건을 떨어뜨리기도 한다. 또한 말이 어눌해지거나 한쪽 시야가 잘 안 보이는 증상이 생기면 뇌경색 발생이 시작한 것이다. 이때 심장마비와 같은 상황이라고 보고 바로 종합병원으로 가 진료를 받아야만 한다.

뇌경색은 고령사회에 있어서 노인들의 최대 복병이라고 할 수 있는데, 요즘 비만, 당뇨, 고지혈증 등 만성질환이 있는 노인 인구가 늘면서 뇌출혈보다 뇌경색이 3~4배 많이 발생하고 있다. 현재 한국인들의 질환별 사망 원인은 첫 번째가 암이고 두 번째가 뇌혈관 질환이다. 뇌혈관 질환은 후유증으로 인한 장애 발생률이 1위이고 50대 이후부터는 뇌경색 발생에 경각심을 가져야 한다.

따라서 뇌혈관 질환을 예방하기 위해서는 무엇보다도 생활습관 개선이 중요한데, 그중에서도 적절한 음식섭취와 신체활동이 반드시 따라야만 한다. 기름진 음식보다는 단백질과 채소의 식단, 유산소운동과 근력운동을 복합적으로 실시해야만 한다.

3. 뇌의 노화를 막는 방법

■ 흡연은 줄이는 것이 아니라, 완전히 끊어야 한다.

뇌는 산소 결핍에 가장 민감한 장기로서 산소가 결핍되면 치명적인 해를 입을 수 있다. 담배를 피우면, 뇌혈관이 수축되어 뇌로 가는 혈액량이 감소되고 혈중 일산화탄소 농도가 높아지면서 산소공급을 차단하여 뇌세포의 손상을 일으킨다. 담배를 피울 때 발생하는 여러 가지 유해물질들과 활성산소는 직, 간접적으로 뇌세포를 손상시킨다. 또한 오랜 기간 동안의 흡연은 혈관을 서서히 노화시키고 원활한 혈액순환을 방해하여 간접적으로 뇌기능을 떨어뜨린다. 뇌의 노화를 막으려면 담배를 완전히 끊어야만 한다.

■ 과음은 뇌기능을 떨어뜨린다.

여러 연구를 종합해 보면, 하루에 적당한 음주량은 대체로 1~2잔 정도이다. 아무리 술이 센 사람들도 하루에 3잔 이상을 마시면 뇌세포가 파괴되어 기억력이 떨어진다. 과음은 뇌의 전두엽을 위축시켜 학습, 기억, 사고 능력을 모두 떨어뜨린다. 뇌 기능 저하는 마신 알코올 농도에 정비례하여 나타난다. 술을 오랫동안 마시면 뇌에 나쁜 영향을 주어 심하면 알코올성 치매, 소뇌 퇴화 및 기질성 정신병을 일으킨다. 알코올 중독 환자들은 정상인들에 비해 뇌의 활동영역이 훨씬 줄어든다.

■ 스트레스는 몸과 생각의 부조화에서 나타난다.

분노나 슬픔에 따른 스트레스는 기억력 저하의 가장 큰 원인이다. 화를 내거나 스트레스를 받으면, 스트레스 호르몬인 코티졸이 많이 분비된다. 코티졸이 뇌에 나쁜 영향을 미친다. 스트레스에 의해 코티졸이 며칠만 높은 상태로 있어도 기억력이 단기적으로 떨어진다는 연구결과가 있다. 또한 스트레스에 장기간 노출되면, 코티졸이 기억과 감성에 관여하는 두뇌의 해마 부위를 파괴하여 기억력을 떨어뜨려 치매의 원인이 될 수 있다. 이러한 것은 두뇌는 행복과 성공을 생각하고 있지만, 몸이 건강하지 못하면 행복과 성공을 따라가지 못하게 됨으로써 스트레스가 발생한다. 스트레스는 학습과 기억력을 관장하는 축색돌기와 수상돌기가 자라는 것을 방해할 수 있다. 활성산소를 증가시켜 뇌세포를 파괴하고 파킨슨병과 알츠하이머 치매 등을 일으킨다.

■ 나쁜 식습관은 생활습관병을 유발시킨다.

나쁜 지방, 즉 육류에 들어 있는 포화지방과 인스턴트식품에 들어 있는 수소화 지방은 혈관의 노화를 촉진시켜 혈액순환을 나쁘게 한다. 따라서 뇌세포에 산소와 영양 공급이 제대로 되지 않아 뇌의 노화가 촉진된다. 지나친 염분 섭취는 혈압을 올려서 혈관을 손상시키므로 좋지 않다. 적절한 당분섭취도 중요하다. 뇌는 다른 장기와 달리 당분, 즉 포도당을 에너지원으로 사용한다. 따라서 혈액 속의 당분 농도, 즉 혈당이 지나치게 떨어지면 무기력해지고 두뇌 회전이 제대로 이루어지지 않는다. 혈당이 너무 높이 올라가는 것도 좋지 않다. 혈당이 높으면, 인슐린 분비가 촉진되고 이런 상태가 오래 지속되거나 반복되면 당뇨병이 발생된다. 따라서 혈당을 비교적 일정하게 유지하는 것이 좋은데, 이를 위해서는 당 지수가 낮은 음식을 섭취하는 것이 좋다. 설탕, 포도당같이 단순 당을 섭취하면 바로 단맛이 느껴지는 단순 탄수화물이나 흰 빵, 흰 쌀밥, 과자 같은 정제된 탄수화물보다는 현미나 통밀 같은 정제하지 않은 곡류나 고구마 등의 복합 탄수화물이 당 지수가 낮아서 좋다.

:: 뇌의 노화를 막는 방법: 생활습관 개선이 최고의 방법이다

■ 숙면과 기억력: 뇌가 기능을 수행하려면 휴식이 필요한데, 휴식은 대부분 잠자는 동안에 이루어진다. 뇌의 노화를 방지하기 위해서는 숙면을 취하는 것이 중요하다. 동물실험 결과, 잠을 잤을 때는 뇌 세포 사이의 연결 상태가 더욱 강해지는 것으로 나타났다. 또한 숙면은 기억력을 좋게 하는데, 잠은 뇌의 복잡한 회로에서 기억을 저장하고 정보를 통합하는 과정을 통해 잃었던 기억들을 복구해 낸다고 한다. 명상, 산책, 음악 감상 등으로 뇌를 쉬게 하는 것이 중요하다. 단 10분의 휴식으로도 뇌는 생기를 되찾고 스트레스를 날려 보낼 수 있다. 낮잠은 뇌를 쉬게 하는 좋은 방법이다. 중요한 것은 시간인데, 30분이 넘는 낮잠은 뇌를 지치게도 만들지만 20분 이하의 짧은 낮잠은 파워 수면이 돼 뇌에 활력을 준다.
■ 유산소 및 근력운동 등의 복합운동이 필요하다. 유산소운동은 혈액순환을 좋게 하여 뇌에 산소와 영양이 잘 공급되게 하고 스트레

스를 줄여 주는 일석이조의 효과가 있다. 속보나 조깅 등의 유산소 운동을 꾸준히 하면, 심폐지구력이 좋아질 뿐 아니라, 기억력과 인지능력 등 뇌기능이 좋아지며 뇌 손상을 막아 준다. 뇌가 많이 굳은 고령자들도 적당한 운동을 하면, 집중력이 높아지고 창조력과 문제해결 능력이 좋아진다. 나이가 많은 사람들의 뇌를 MRI로 찍어 보면, 젊은 사람들에 비해 뇌 조직이 위축된 것을 볼 수 있다. 이는 뇌에 퇴행성 변화가 일어나 뇌세포가 줄어들었기 때문이다. 하지만 유산소운동을 꾸준히 한 고령자들은 젊은 사람에 비해 뇌 조직의 위축이 적었다는 연구결과가 있다. 걷기, 자전거 타기, 수영 등이 뇌에 좋은 운동인데, 하루에 20~60분, 일주일에 3~5회 정도가 이상적이고 근력운동(아령 등), 유연성운동, 신장성운동 등도 동시에 하는 것이 더 효과적이다.

■ 아침 식사: 뇌의 무게는 체중의 3%밖에 되지 않지만, 우리가 사용하는 에너지의 20% 이상을 사용하는 기관이다. 따라서 충분한 영양 공급이 중요하다. 특히 오전에 두뇌 활동이 활발하므로 아침식사는 절대 거르지 않는다. 뇌가 늙지 않게 하려면, 활성산소를 효과적으로 없애도록 항산화 성분이 풍부한 채소와 과일을 많이 먹는 것이 중요하다. 콩이나 녹황색 채소에 많은 엽산은 기력증진에 도움이 되며 비타민 E와 셀레늄, 아미노산, 레시틴, DHA는 모두 뇌 기능을 향상시키고 노화를 방지한다. 특히 콩에 많은 레시틴은 알츠하이머 치매와 관련 있는 아세틸콜린의 감소를 막아 준다. 생선은 혈전을 막는 EPA와 지능 개발과 치매에 좋은 DHA가 많아 뇌기능을 좋게 하고 뇌의 노화를 방지하는 데 특별한 효능이 있다.

■ 손의 움직임: 대뇌 운동 중추의 30%가 손과 관련이 있는 만큼 손과

뇌는 깊은 연관이 되어 있어 손은 제2의 뇌라고도 한다. 젓가락질, 피아노 치기, 손으로 하는 놀이 등 손을 많이 움직이는 것이 창의력과 두뇌발달을 자극한다는 것은 아이들에게만 해당하는 것이 아니다. 어른들에게도 손가락 운동은 치매를 예방한다. 손을 많이 움직이면 신경세포가 자극되어 신경세포 사이를 연결하는 시냅스가 생기고 시냅스가 점차 두꺼워져 뇌기능을 향상시키기 때문이다. 하지만 똑같은 손 움직임을 반복하거나 별 생각 없이 움직이는 것보다는 악기를 배울 때처럼 생각을 많이 하면서 새로운 것을 배울 때 뇌가 많이 자극된다. 악기 연주, 그림 그리기, 만들기, 간단한 손가락 운동 등은 모두 좋은 뇌기능 노화방지법이다.

- **두뇌 조깅**: 지적인 활동이 적으면 기억력이 떨어진다. 뇌 양전자촬영(PET) 결과 고학력자일수록 평균적으로 뇌기능이 더 활발한 것으로 나타났다. 일, 독서, 낱말 맞추기, 외국어, 컴퓨터, 바둑이나 카드게임, 문제를 해결하는 컴퓨터 게임 등 머리를 쓰는 지적 활동이 뇌의 노화를 막는 데 도움이 된다. 특히 바둑은 뇌의 노화방지에 효과가 뛰어나다. 운동량이 많지 않은 프로 바둑기사가 수명이 긴 것은 바둑이 뇌의 노화방지를 통해 장수에 좋은 영향을 주기 때문이라는 의견이 있다. 그래서 이런 정신적인 운동을 두뇌조깅이라고 부르기도 한다. 늘 새로운 것을 배우고 공부하는 자세와 삶에 대한 열정이 뇌의 노화를 막는 데는 가장 좋은 방법이다. 쓰지 않는 것은 퇴화한다는 용불용설(用不用說)의 원칙이 뇌에도 어김없이 적용되기 때문이다.

- **쓰지 않던 부분을 사용**: 오른손잡이는 좌뇌가 발달해 있고 왼손잡이는 우뇌가 발달해 있다. 평소 잘 쓰지 않는 쪽 몸을 움직이면 덜

발달된 뇌에 자극이 가서 뇌기능이 좋아진다. 오른손잡이들은 일상생활에서 왼손을 많이 사용해 보자. 평소 하지 않던 운동은 안 쓰는 뇌의 영역을 활성화해 준다. 매일 같은 길로 출, 퇴근하는 것 같이 습관적으로 반복되는 일상을 새로운 방식으로 해 보는 것도 자극을 줄 수 있다.

- **오감 자극:** 화가나 음악가는 치매에 잘 걸리지 않는다고 한다. 뇌는 외부 자극에 반응하는 과정에서 발달하기 때문에 오감을 자주 사용하면서 뇌가 활발해진다. 이런 점이 예술가들을 치매로부터 보호해 주는 것으로 생각하고 있다. 아름다운 음악을 듣고(청각) 좋은 그림이나 경치를 감상하고(시각) 부드럽고 맛있는 음식을 섭취하고(미각) 좋은 냄새나 향기를 맡고(후각) 사랑하는 사람의 손을 만지는 것(촉각)만으로도 뇌는 활성화되고 노화가 방지된다.

- **항산화제 복용:** 암을 비롯한 만성질환과 노화를 일으키는 유해 활성산소는 뇌를 손상시키고 뇌기능을 떨어뜨린다. 즉 활성산소를 효과적으로 제거하는 것이 뇌세포를 보호하는 길이다. 활성산소를 제거하여 뇌의 피해를 최소화하려면 적절한 항산화제를 복용해야 한다.

:: 돌연사 사전증세

뇌졸중
① 기분이 안 좋고 머리와 눈이 아프다.
② 어깨 결림이 반복된다.
③ 일시적으로 손발이 마비된다.

④ 일시적으로 언어장애가 일어난다.

⑤ 일시적으로 시각장애가 일어난다(시야가 좁아지고 어둡게 보인다).

⑥ 귀가 울린다.

⑦ 몸이 비틀거리고 걷기가 힘들다.

⑧ 실신발작

⑨ 경련

심장사

① 호흡곤란

② 맥박 이상

③ 가슴에 압박감과 통증이 온다.

④ 눈이 아프다.

⑤ 왼쪽 등이 아프고 기분이 나쁘다.

⑥ 담배를 피울 때 ①~③번의 증세가 일어난다.

⑦ 갑자기 찬 곳에서 더운 곳으로 들어갈 때 ①~③번의 증세가 나
타난다.

⑧ 운동 중 ①~③번의 증세가 나타난다.

⑨ 추운 느낌이 들고 땀을 흘리며 정신을 잃는다.

⑩ 스트레스가 있고, 장시간 호흡이 곤란하며 맥박이 빨라진다.

⑪ 온몸에 힘이 빠지고 권태감이 온다.

:: 심장이야기

우리들의 몸에서 가장 부지런히 움직이는 곳이 있다면 바로 심장이다.

심장은 1분에 보통 75번, 1년에 4천만 번, 70년이면 한평생 동안 25억 번이나 뛴다.

심장은 한 번 뛸 때마다 약 4온스(0.1134kg), 하루에도 3천 갤런(만천 리터), 1년이면 65만 갤런(이백만 리터)의 혈액을 방출하는 것이다. 65만 갤런이면 8천 갤런짜리 81대분이나 되는 엄청난 양이다.

심장이 한 시간 동안 내는 힘은 150파운드(68kg) 나가는 사람을 3층으로 들어 올리는 힘과 같다. 12시간 동안 내는 힘은 65톤짜리 탱크 차 한 대를 1피트(30.48㎝) 끌어올리는 데 드는 힘과 같다. 또한 70년 동안 내는 힘은 바다 위에 떠 있는 세계 최대의 군함을 물 밖으로 끌어올리는 데 드는 힘과 같다.

이처럼 중요한 심장, 우리가 편히 잠들어 있을 때에도 계속 일을 하는 심장은 곧 우리의 생명이다.

4. 혈관이 늙는 만큼 늙는다

　혈관의 노화는 여러 가지 치명적인 질병을 일으켜 결국 자기 수명을 다하지 못하게 한다. 혈관의 노화는 성기능, 뇌기능 등 우리 몸의 여러 가지 기능을 떨어뜨려 신체의 노화를 촉진시킨다. 그래서 노화 방지 관리자들은 혈관의 나이가 곧 몸의 나이이며 모든 사람들은 혈관이 늙는 만큼 늙는다고 이야기하곤 한다. 외모로 보이는 나이보다 신체 내부의 나이가 더 중요하며 그중에서도 혈관이 가장 중요하다. 따라서 노화 방지란 곧 혈관의 노화방지라는 말이 있다. 실제로 노화 방지 클리닉에서 혈관의 노화를 막고 젊게 유지하는 치료에 심혈을 기울이고 있다.

　혈관 노화로 발생하는 대표적인 질환은 협심증과 심근경색과 같은 심장질환과 뇌경색, 뇌출혈 등의 뇌혈관 질환이다. 이런 병들은 돌연사를 일으킬 수 있고 목숨을 건진다 해도 중증장애를 수반한다. 중증 급성 질환 이외에 뇌의 미세 혈관 손상으로 인한 만성적인 뇌세포 손상과 기억력 감퇴, 음경으로 가는 혈관 손상으로 인한 발기부전 모두 혈관의 노화 때문에 발생한다. 혈관도 다른 장기와 마찬가지로 노력 여하에 따라 젊게 관리할 수 있다. 혈관을 젊게 유지하려면, 먼저 혈관 노화를 촉진시키는 요인들을 알고 이를 피해야 한다.

:: 혈관 노화를 촉진시키는 요인들

- 흡연이다. 흡연자는 비흡연자보다 심혈관계 질환에 걸릴 위험이 60~70% 높다. 특히, 30대 후반에서 50대 전반 사이에 돌연사의 원인이 되는 심근경색의 위험은 흡연자가 비 흡연자보다 2~3배 높다. 담배를 피우면 혈류량이 감소하여 심장 근육에 혈액이 부족한 상태가 되고 이는 심근에 산소부족 상태를 일으킨다. 흡연은 혈액을 굳게 하는 혈소판 응집 능력을 증가시켜 손상된 혈관벽에 쉽게 혈소판이 들러붙게 된다. 들러붙은 혈소판에서 강력한 혈관수축제가 분비되어 심근의 혈류량을 급격히 감소시킨다. 담배를 피울 때 생기는 일산화탄소는 헤모글로빈 친화력이 산소보다 커서 산소를 몰아내고 헤모글로빈과 결합한다. 결국 세포에 산소공급이 잘되지 않아 세포는 약한 빈혈상태가 되면서 기능이 저하된다. 말초혈관이 수축되고 혈관이 막혀 폐쇄성 동맥경화증이나 손발 끝까지 혈액이 잘 통하지 않게 되는 버거씨병을 일으킨다. 버거씨병은 진행 정도에 따라 심하면 손발을 잘라야 하는 경우도 있는데, 거의 흡연자에서 생긴다. 흡연은 또한 만성질환과 노화의 원인이 되는 유해 활성산소를 많이 만든다. 이 유해 활성산소는 특히 혈관 내벽을 손상시켜 동맥경화를 일으킨다. 흡연은 활성산소를 없애는 항산화제마저 파괴해 이중으로 혈관 노화를 촉진시킨다.
- 고혈압, 고지혈증, 당뇨병이다. 심혈관계 질환 중 가장 흔한 고혈압은 혈관의 탄력을 약화시키는 주범 중의 하나이다. 고혈압이 있으면, 혈관에 계속 높은 압력이 가해지고 그것이 오래 지속되면, 혈관 내벽에 손상을 주게 된다. 혈관벽이 손상되고 아물었다가를

반복하면, 혈관이 딱딱해지는데 이것이 바로 동맥경화증이다. 고혈압 환자 중에 혈압 약을 한번 복용하기 시작하면 평생 복용해야 하기 때문에 아예 먹지 않는다고 하는 분들도 있다. 매우 어리석은 생각이다. 혈압 약을 복용하면서 발생하는 부작용과 금전적, 시간적 비용보다 혈압 약을 복용하지 않았을 때 발생하는 혈관 노화로 인한 손실이 훨씬 크다. 체내 지방대사가 제대로 이루어지지 않아 혈액 내에 LDL 콜레스테롤과 중성지방의 수치가 높은 고지혈증도 혈관을 노화시킨다. 혈액 속에 나쁜 콜레스테롤이 많으면 녹슨 파이프 내부에 찌꺼기가 끼듯 상처가 생긴 혈관벽에 콜레스테롤 덩어리가 달라붙어 혈관이 자꾸 좁아지고 딱딱해진다. 그렇게 되면 혈관은 탄력을 잃고 결국에는 혈액순환에 장애가 일어나게 된다. 당뇨병은 혈관을 노화시키는 대표적인 질병인데, 모세혈관에 손상을 주어 혈액순환 장애를 초래한다.

- 스트레스이다. 스트레스는 혈압을 올리고 동맥을 수축시킨다. 콜레스테롤 수치를 올려 혈액이 쉽게 응고되게 하는 등 혈관 노화를 촉진한다. 스트레스는 혈관 노화의 주범인 활성산소를 많이 만들고 스트레스에 반응해 분비되는 각종 스트레스 호르몬들도 활성산소의 생성을 증가시켜 혈관노화를 촉진한다.

- 과음이다. 적당한 음주는 심혈관계 질환 예방에 도움이 되지만, 오랫동안 하루에 5잔 이상씩 마시면, 심장근육이 약해져 심하면 알코올성 심근증에 걸릴 수 있다. 장기간 폭음을 하면 혈액에 중성지방이 많아져 고혈압, 심장병, 뇌동맥 질환에 걸릴 가능성이 커진다. 과도한 알코올은 동맥, 특히 뇌동맥을 심하게 확장시켜 동맥에 손상을 주고 뇌동맥경화를 일으키므로 뇌출혈이나 뇌경색에 걸리기

쉽다. 1인당 알코올 섭취량이 세계에서 몇 손가락 안에 꼽히는 우리나라 사람들의 사망원인 2위가 뇌혈관 질환이라는 사실은 무심히 지나칠 수 없다.

■ 비만, 복부비만이다. 비만은 혈관을 노화시키는 요인 중의 하나이다. 그중에서도 복부비만이 문제이다. 복부비만은 피하지방과 내장지방으로 나눌 수 있다. 피하지방은 피부 바로 밑에 있어 허리나 배를 잡을 때 손으로 잡히는 것이 바로 지방이다. 보기에 좋지 않아서 그렇지 건강에 큰 위협이 되진 않는다. 하지만 복강 내 장기 사이에 끼어 있는 내장지방은 해로운 물질을 분비하거나 혈액으로 바로 녹아 들어가 당 대사나 지질 대사에 이상을 일으키고 동맥경화를 일으켜 당뇨병, 고혈압, 고지혈증, 관상동맥 질환 등의 원인이 되고 혈관을 노화시킨다.

:: 생활 속에서 혈관 노화를 막는 방법

젊은 혈관은 혈관 내벽이 깨끗하고 직경이 커서 혈액 흐름이 원활하다. 따라서 심하게 운동을 하거나 스트레스를 받아 혈압이 올라가도 말랑말랑하게 유지하고 있어 높은 압력에 잘 견딘다. 반면 노화된 혈관은 마치 오래된 쇠파이프 내부에 녹이 슬고 찌꺼기가 끼듯 혈관 내벽에 콜레스테롤과 혈전이 플라그를 형성하여 직경이 좁아져 있다. 말랑말랑하던 혈관은 노화가 진행되면서 점차 딱딱해진다. 이런 상태를 동맥경화증이라고 한다. 또 심장 근육에 혈액을 공급하는 관상동맥에 경화증이 생겨 심장 근육이 요구하는 혈액량을 제대로 공급하지 못하는 것이 협심증이다. 관상동맥이 막혀 심장 근육이 죽는 것을 심근경색, 뇌혈관이 막혀 뇌세포가 죽으면 뇌경색, 뇌혈관이 압력을 견디지 못하고 터지면 뇌출혈이다. 최근에는 동맥경화도를 검사할 수 있는 장비가 개발되어 간단하게 동맥의 경화 정도를 측정할 수 있게 됐다. 40대 이상 연령대에는 동맥경화 정도를 자주 체크하는 것이 필요하다.

- **올바른 식습관:** 싱겁게 먹는다. 설탕의 섭취를 줄인다. 일주일에 세 번 이상 생선을 먹는다. 채소와 과일을 많이 먹는다. 커피 등 카페인이 함유된 음료를 지나치게 마시지 않는다. 혈액순환에 좋은 식품을 먹자. 콩을 많이 먹자.

- **운동하는 습관:** 운동은 심장과 혈관을 튼튼하게 하며 혈압을 낮추는 효과가 있다. 심혈관계 위험을 줄이려면 하루에 20~60분 정도의 유산소운동이 적당하다. 여의치 않을 경우, 1주일에 1시간~1시간 30분만 운동을 해도 수축기 혈압은 12mmHg, 이완기 혈압은 8mmHg 정도가 내려간다. 매일 하기 힘들다면, 일주일에 한두 번이라도 운동하는 습관을 들이자.

- **기타:** 혈관에 좋은 식품을 섭취하고 혈관에 좋은 비타민과 미네랄, 항산화제를 복용하며 와인을 1일 1~2잔 마시자. 그리고 아스피린을 복용하고 성장호르몬 요법도 노화가 진행된 사람들에게 도움이 된다.

5. 60대 이후에도 근력운동은 필요하다

60대 이후에도 근력운동은 꼭 필요하다. 고령자들이 근력운동으로 근육의 크기를 키워 강한 체력을 유지할 수 있다. 인간은 35세 이후부터 실제적으로 뼈와 근육이 약해진다. 40대가 되면 근육량이 줄어들고 몸 안에 지방은 늘어나게 마련이다. 근육이 약해지면 주변의 관절까지 약해져서 몸이 늙어 버린다. 더구나 출산을 겪은 중년 여성들은 골밀도가 낮아지는데, 뼈가 부실해져서 부서지기 쉽다. 과거에는 40대 이후 운동이 심폐 기능에만 초점이 맞춰져 있었다. 자동차의 엔진에 해당하는 심장과 폐를 단련하는 수영이나 달리기와 같은 운동이 각광받아 왔다. 하지만 최근에는 차체에 해당하는 뼈와 근육을 튼튼히 하는 웨이트 트레이닝의 중요성이 점점 강조되고 있다. 근육을 강화하는 운동은 인대의 힘을 키워 관절 주변에 신선한 혈액을 공급해 주고, 강한 압력에 자극을 받은 뼈세포도 새로운 뼈를 계속 만들어 주기 때문에 골밀도도 증가시켜 준다. 근육이 증가하면 에너지를 만들어 내는 미토콘드리아 역시 증가하기 때문에 신진대사가 활발해지면서 한창때의 활력을 그대로 유지할 수 있다. 또한 기초 대사량이 높아져 지방이 효과적으로 분해된다.

:: 노화는 골격, 근육, 관절, 보행과 평형기능을 감소시킨다

　　인간의 골격은 노화가 진행되면서 기능이 점점 퇴화하고, 탄력성
이 떨어지기 때문에 골절의 위험성이 증가한다. 뼈의 역할은 조혈작
용과 지주의 역할을 하고, 뼈를 강화시키기 위해서는 골격에 부하와
신진대사가 활발히 일어나는 운동을 실시했을 때, 골격의 노화를 감
소시킬 수 있다. 운동은 강한 뼈를 만들고 유지시키는 데 중요한 역
할을 한다. 근육을 스트레칭시키는 운동을 함으로써 뼈를 자극시켜
골밀도를 증가시킬 수 있다. 운동은 골다공증의 예방 및 치료에 필수
요소로 운동 중에서 중력에 대항하는 운동, 즉 체중이 실린 운동이
골다공증에 좋다. 예를 들어, 약간 빨리 걷기, 줄넘기, 등산, 배드민턴,
헬스, 하이킹, 계단 오르기,에어로빅 등이 해당된다. 뼈의 노화방지를
위한 지침으로 우선, 균형 잡힌 식사로 충분한 칼슘을 섭취하고, 태양
광선으로 충분한 비타민 D를 생성시키며, 카페인, 염분, 단백질, 인의
섭취를 제한한다. 그리고 금식을 하지 않고, 골밀도를 감소시키는 스
테로이드성 약물의 사용은 피하며, 알코올은 적당한 양만 섭취한다.
또한, 담배를 피우지 않고, 규칙적으로 걷기, 달리기, 에어로빅, 웨이
트트레이닝 등 중력을 받는 운동을 하여야만 한다.
　　연령의 증가에 따라 모든 신체의 변화가 일어나는데, 근조직이 쇠
퇴하고 평형성이 저하되어 자세 유지 능력이 떨어지며, 몸이 앞으로
구부러져 내장의 압박을 받는 등 근력의 기능이 저하된다. 근력 저하
는 자세의 불안정을 초래하여 신경기능 등 다른 여러 가지 생리적인
기능을 저하시켜 노화를 촉진시키게 되고, 운동부족에 의해서 근육약
화가 나타나는 경우가 크기 때문에 각자의 운동능력에 맞는 신체활

동의 참여가 중요하다.

또한, 연령이 증가하면, 관절이 위축되고, 퇴행성관절염이 일어난다. 그만큼 많이 사용한 결과이며, 운동부족으로 관절과 그 주위의 모든 기관이 약화되면, 관절의 약화는 더욱 빠르게 나타날 수 있다. 근육이나 인대 등의 약화는 관절에 부담을 많이 주게 되고, 만성관절 류머티즘이 일어나며, 이 모든 것이 운동기피에서 올 가능성이 높다. 특히 수중운동은 물의 부력을 이용하기 때문에 운동 시 신체적 부담을 줄이고 관절의 통증을 감소시킬 뿐만 아니라, 관절의 변형을 예방하여 관절염 환자에게 큰 효과가 있는 전신운동으로 잘 알려져 있다.

고령자 보행의 특징은 등과 무릎이 굽고, 끄는 것 같은 걸음을 한다. 걷는 속도가 떨어지는 것이 특징이고, 발바닥이 닿는 시간 동안 하지근에 과도한 근 방전이 일어나며, 추진력을 얻을 때, 대퇴부의 근육들에서 근 방전이 크다. 성인에 비해 몸이 앞으로 굽혀지는 자세인 전경자세에서 기인하게 된다. 고령자들은 모든 기능이 점점 퇴화하므로 근력이나 평형성이 떨어지고, 등과 무릎이 굽어진다. 평형성과 운동에 있어서는 여러 체력적인 요소를 동원한 운동이 효과적인데, 태극권이나 스포츠댄스 등이 효과적이라고 한다. 이러한 운동은 고령자들의 체력과 관련되어 강도가 높지 않은 종목이기 때문이며, 주기적인 건강검진과 운동검사를 체크한 후에 실시하여야 안전하다. 그리고 일상생활에 움직임이 있는 가벼운 활동에서부터 규칙적인 신체활동의 생활화로 노화를 늦추어야 한다.

:: 소식은 장수의 비결이다

　장수하는 사람들의 가장 큰 특징은 음식을 적게 섭취한다는 것이다. 비만으로 인한 지방의 과잉 축적이 각종 성인병을 유발하고 수명을 단축시킨다는 사실에 비추어 볼 때, 소식이 장수의 비결이다. 세계적인 장수촌으로 알려진 히말라야 훈자 사람들은 동물성 단백질을 피하고 자연 그대로의 곡류와 채소를 날것으로 섭취한다. 또한 불가리아 사람들은 육식을 거의 하지 않고 대부분 호밀로 만든 갈색 빵과 채소, 발효식품인 요구르트를 많이 섭취한다. 고령자들의 혈압을 낮추고 폐암에 걸릴 확률을 낮추어 주는 녹차를 마실 것을 전문가들은 권하고 있으며, 또한 아미노산은 생활의 활력과 노화방지에 효과적인데, 생선, 두부, 청국장, 된장 등을 많이 섭취하면 효과적이다.

　노화방지 식단표를 살펴보면, 주식인 곡류는 현미밥, 잡곡밥, 호밀빵을 섭취한다. 과일은 노화방지와 암 예방에 도움을 주기 때문에 매일 5접시 이상 섭취해야 한다. 육류는 참치, 연어 등 생선이나 닭고기를 매주 최소한 2~3회 섭취하고 붉은색 육류는 매주 1회 섭취로 제한하여야 한다. 매일 섭취해야 할 식품은 하루에 10잔 이상의 물을 마실 것, 단순 당질보다는 복합 당질을 섭취한다. 올리브유, 생선기름과 견과류기름을 섭취하고 채소는 하루에 3회, 계란은 하루에 1개를 섭취한다. 그리고 과일은 매일 5접시 이상을 섭취한다. 매주 2~3회 섭취해야 하는 식품은 연어, 참치 등 심해 생선, 흰 살 중심의 육류를 섭취한다. 매주 1회 이내로 섭취해야 할 식품은 소고기 등 붉은색 육류, 꿀, 설탕 등 단 음식이다.

수면은 7시간 이상의 숙면이 필요하며, 냉수욕은 면역능력과 심장병을 예방한다고 한다. 금주와 금연, 그리고 많은 웃음이 건강하고 오래 사는 비결이다. Kiss는 체내 화학물질 분비로 정신건강에 도움을 주며, 활발한 성생활은 사망률(2회/주>1회/달)을 낮추어 준다는 보고가 있다. 꾸준한 운동과 문화활동은 더없이 큰 보약이다. 규칙적인 운동과 노래 부르기, 그림 그리기 등의 문화활동은 고령자들의 건강에 효과적이며, 창조력이 노화를 방지하기 때문에 컴퓨터 활용은 치매 예방에 효과적이라고 한다. 수면은 고령자들의 건강에 있어서 대단히 중요하다. 젊은 청년들에 비해 고령자들은 충분한 수면을 취해야 하는데, 최소한 하루에 7시간은 깊은 잠을 취해야 한다. 따라서 숙면을 취하지 못하는 고령자들에 있어서 심혈관계 질환에 노출될 가능성이 매우 높다고 한다.

그리고 호르몬은 저녁 10~11시경에 가장 많이 분비되기 때문에 되도록이면 일찍 수면을 취하는 것이 건강에 도움이 된다. 우리나라의 장수지역인 순창 주민 중에 90세 이상 장수노인들은 흡연과 음주를 알맞게 절제하며, 충분한 신체적인 활동과 9시간 이상의 수면, 가족과 함께하는 1일 세끼의 규칙적인 식사, 쌀밥과 채소 위주의 식물성 식품 섭취와 나물류를 자주 먹는 것으로 나타났다. 따라서 농업에 종사하면서 이웃과 교류를 활발히 하고 심리적으로 안정된 생활을 유지하는 것이 순창 주민들의 장수비결로 나타났다.

　고령자들의 운동은 유산소운동이 주가 되어야 한다. 운동 종목은 걷기, 조깅, 러닝머신, 사이클, 수영, 에어로빅 등이 효과적이며, 운동 빈도와 시간은 주당 3회(1회 30분)나 4회(1회 20분) 정도가 적당하다. 그러나 질환 정도, 체력상태에 따라 차등 적용하여야 한다. 고령자들의 유산소운동 효과는 유해산소를 덜 발생시킴으로써 질병과 노화를 예방할 수 있다는 것이다. 운동을 실시할 때에는 심박수에 의해 강도를 설정하는 것이 가장 편리하고 정확하기 때문에 손목의 동맥이 뛰는 횟수를 측정하여 계산하면, 본인이 현재의 운동 강도가 어느 정도인지를 알 수 있다. 계산방법은 10초 동안 맥박수를 측정하여 6을 곱해 주면 분당 심박수가 된다. 10초 맥박수×6＝현재 맥박수이며, 최대 심박수의 60~80% 정도의 강도로 실시한다.

　고령자들은 유산소운동을 실시하면서 근력 및 저항성 운동을 병행하는 것이 효과적이다. 고령자들도 성인과 같이 과부하의 원리를 적용하여 실시한다. 근력운동의 종목은 스트레칭(유연성운동), 미용체조, 기계와 중량 운동 등으로 실시하면 되는데, 가정에서 편하게 할 수 있는 근력운동도 효과적이다. 운동 빈도와 시간은 주당 2~3회, 1회에 10-20분으로, 1/3은 스트레칭을 실시하여야 한다. 스트레칭은 근육에 통증이나 무리가 가지 않게 하여야 하며, 약간의 긴장감을 가지고 10~30초를 유지한다. 중량운동은 개인별로 8~12회를 들 수 있는 무게를 선정하여 1RM의 60% 정도 실시하는 것이 효과적이다. 그리고 60대 이후에도 근력운동은 꼭 필요한데, 근력의 약화는 관절이나 평형성 등의 자세 유지에 꼭 필요하며, 고령자들의 기능 약화는 근력약화로부터 나타날 수 있다는 것이다.

　고령자들에게 있어서 생명을 위협하는 3대 주적은 심장병, 뇌졸중 그리고 암인 것이다. 이것은 고지방 음식이 늘고, 환경오염이 심해진 탓이며, 금연과 신체활동이 노화를 지연시켰기 때문이다. 고령자들이 부지런하고 오래 사는 것은 운동량 때문이다. 적당한 노동이나 운동은 신체에 활력과 기쁨을 준다. 그러나 운동이 좋다고 하여 고령자들이 무작정 운동을 하였다가는 위험할 수가 있다. 따라서 고령자들의 안전을 위한 4대 원칙만은 꼭 지켜야 하는데, 먼저, 운동 전 의학적인 검사를 꼭 받고, 운동 강도는 서서히 늘려 간다. 지구력, 근력, 유연성 운동을 병행하고, 준비운동과 정리운동을 철저히 한다. 또한, 질환이 있거나 처음 운동을 시작하려고 계획하는 고령자들은 반드시 건강검진과 운동처방을 받고 실시하여야 한다.

6. 활성산소가 죽음을 부른다

Free radical(활성산소, 유해산소)이란 동·식물의 체내에 있으면서 세균이라든가 곰팡이, 바이러스, 이물 등이 체내에 진입했을 때 이를 죽이거나 용해시켜 몸을 지키는 살균의 역할을 하는 화학 물질이지만, 이 활성산소가 체내에서 지나치게 증가되면 오히려 자기 몸의 조직을 세균이나 이물질처럼 공격하게 되는 돌연변이의 양면을 지닌 물질로 최근 들어 활성산소와 관련된 활성산소 이론이 주목을 받고 있다.

우리 인간은 물 한 모금 마시지 않고 며칠 견디는 사람은 있어도 산소 없이 단 10분도 생존할 수 있는 사람은 없을 것이다. 아무리 폐에 충분한 산소가 들어와도 몸 안의 장기나 조직 구석구석까지 산소가 공급되지 않으면 아무 소용이 없으므로 폐호흡과 함께 세포호흡이 중요하다고 할 수 있다. 사람마다 몸 안에 60조 개나 되는 엄청난 수의 세포가 있는데, 각자 혈액을 통해 공급되는 산소를 받아들이고 이산화탄소를 배출하면서 호흡한다. 이처럼 신체 말단까지 산소가 제대로 보급되지 않으면 병이 생기는데, 각종 만성질환이나 이유를 알 수 없는 병, 심지어 암도 따지고 보면 산소부족이 근본적인 원인이 된다.

그러나 우리 몸에 필요한 산소도 있지만, 유해한 산소가 있는데,

이것은 급격한 운동이나 폭식, 과음으로 에너지원과 산소의 균형이 깨지면 대사과정에서 남거나 부족한 산소가 불안정한 상태로 바뀌게 된다. 즉 세포공장이 무리하게 가동할 때 체내에 들어온 산소가 활성 산소로 전환되어 단백질, 지방 핵산과 결합하여 산화작용을 일으켜 세포의 기능을 마비시키고 조직을 파괴하게 된다.

:: 활성산소는 만성질환을 유발시킨다

활성산소는 여러 가지 오염물질(담배, 자외선, 방사선, 화학물질 등)에 의해 생성되는데, 먼저 활성산소는 전자 전달 회로에 의해 생성되고 세포가 세균 또는 다른 이물질을 원형질 내로 섭취하는 식작용 현상에 의해 이루어진다. 이물을 먹으러 온 식세포는 계속해서 침입해 오는 이물질을 다시 탐식해야 하는데, 그러기 위해서는 먼저 탐식한 이물질을 녹여 버려야만 한다. 그 때문에 식세포의 막으로 활성산소가 만들어지고 식세포 내부로 스며들어 식세포에 탐식된 균이나 바이러스를 녹이는 구조로 되어 있다. 그리고 산화효소와 에피네프린(epinephrine)에 의한 자동 산화가 이루어지고, 파라과트(paraquat) 등의 약물에 의해 생성된다. 또한 담배는 폐에 영향을 미치는 것으로 폐에는 식세포가 매우 많은 곳으로서 이 식세포(마크로 파지)가 대량 동원되어야 되므로 이물인 타르를 먹으러 온다. 타르는 끈적끈적한 것이어서 이를 먹는 식세포는 타르를 용해시키려고 필사적으로 나서기 때문에 다량의 활성산소를 발생시킨다. 이 활성산소가 폐의 벽을 손상시켜 발암이 된다. 일광이나 방사선은 활성산소가 과잉 발생되는 주된 원인으로 자외선이나 방사선, 화학 물질을 들 수 있다. 자외선은 프레온가스 사용에 의한 오존층 파괴로 인해 지구에 도달하는 양이 늘어나고 방사선은 원자력 발전소의 사고와 건강검진 시 방사선 피

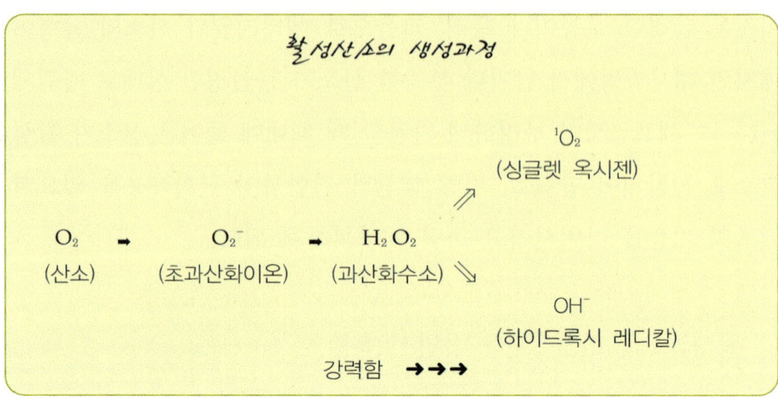

폭이 확산되고 있으며 화학 물질은 농약, 살충제, 의약품에서 염소 화합물, 질소 산화물 등에 의해 활성산소가 생성된다고 할 수 있다.

활성산소와 관련된 많은 질환들이 있는데, 이러한 질환에서 대표적인 것이 암이다. 이것은 강한 자외선이 피부암을 유발하고, 농부의 이마, 목덜미가 강한 자외선에 노출될 경우에 발생한다. 방사선, 농약, 파라과트(paraquat), 살충제, 의약품 등으로 발생한 과잉 산소는 암세포 핵의 중추로 DNA를 용해시켜 암세포를 사멸시킬 뿐만 아니라, 인체의 정상 세포의 유전자마저 손상시킨다. 폐 질환 중에서 폐기종이나 천식은 질소 산화물, 매연이 폐에서 활성산소로 증산시키고, 알레르기는 음식, 진드기, 집 먼지가 원인이 되어 아토피가 악화되어 상해를 입히게 된다. 대표적인 안과 질환으로 백내장의 원인은 과산화 지질이 원인이 되는데, 불포화 지방산과 활성산소가 결합하여 몸 밖으로 배출이 잘 안 되는 과산화 지질을 형성한다. 안구에 태양의 빛이 비추어지면 자외선이 활성산소를 발생시켜 안구 내에 있는 지질인 불포화 지방산과 반응한다. 아테롬성 동맥경화증은 혈액 속에 활성산

소가 증가되면 지방질과 반응해서 과산화 지질을 형성하고 간경변증
은 간장에서 특수한 과산화 지질이 만들어져 간장을 손상시켜 간장
장애가 발생된다. 과산화 지질은 활성산소와 달리 체내에 만들어지면
좀처럼 몸 밖으로 배출되지 않고 간으로 유입된다.

:: 활성산소를 막아 주는 항산화제가 있다

　이렇게 과다 산소가 병을 유발하지만 우리 몸 안에는 활성산소의
활동을 막아 주는 항산화 물질들이 얼마든지 존재한다. 활성산소를
생체에서 제거하는 항산화제로는 항산화 효소와 항산화 물질이 있다.
효소로는 고분자 항산화제인 SOD효소가 대표적이며 catalase enzymes,
peroxidase enzymes 등이 있고, 물질들로는 저분자 항산화제인 비타민
C, E, 당근이나 고추 따위에 들어 있는 황녹색 채소의 케로틴이 있다.
이러한 항산화제는 동물에서 충분히 생산되지 않으나 식물에서는 대
량으로 만들어지면서 충분한 양이 존재한다.
　그리고 자연 식물에도 항산화제가 많이 함유되어 있는데, 이러한
이유는 식물은 항상 자외선을 쬐면서 대량의 활성산소($^1O_2$)를 받고
있기 때문에 자외선에서 만들어지는 활성산소로부터 자신을 지킬 필
요가 있다. 이러한 자연적인 항산화제의 식물들로는 식물성 씨앗의
기름(참깨 등), 곡물(쌀 등), 콩, 채소, 과일, 바크나무 껍질과 견과류,
양념이나 향료, 해초, 산성이나 알칼리 효소에 의해 단백질이 분해되
어 생기는 아미노산 혼합액으로 영양 물질인 단백질 가수분해 물질
등이 항산화제 역할을 한다.
　한 연구에서 항산화제인 비타민 E를 투여한 후 100% VO₂max 운동

시 운동 전후 5분, 20분 후 활성산소 수준의 변화에서 비타민 E, 200mg을 매일 섭취한 그룹과 섭취하지 않은 그룹 간의 운동 전후를 비교한 결과, 항산화제를 투여하지 않은 그룹은 운동 후 활성산소의 수치가 크게 증가하는 반면, 비타민 E를 3주 동안 매일 섭취시킨 후 운동을 시킨 결과, 활성산소의 수치가 현저히 적게 나타나는 것을 볼 수 있었다고 하였다.

:: 강한 운동은 활성산소를 다량 발생시킨다

강한 운동은 활성산소 생성과 밀접한 관계를 가지고 있으나, 규칙적인 적당한 운동이 오히려 항산화제의 생성에 도움을 주고 각 기관은 트레이닝 효과로 항산화제가 생성되어 기관의 상해를 줄일 수 있다.

이렇게 강한 운동 중 활성산소 생산의 중심적 기전은 미토콘드리아 전자 운반 회로에 의해 작동되고 산소 결핍이 일어나 재산소포화가 되며 근육의 기질적 손상을 입게 된다. 그리고 환경오염 물질을 포함하고 있는 활성산소의 흡입과 신체에서 활성산소를 유발하고 있는 반응물질 증가와 카테콜라민의 산화 작용이 일어나게 된다. 그러므로 자기 몸에 부치는 강한 운동을 하면 몸 안에 활성산소의 생성이 폭발적으로 늘어나 항산화제(SOD)가 처리할 수 있는 이상의 활성산소가 만들어져 건강을 해치게 된다.

적당한 영양과 규칙적인 운동은 건강 효과 면에서 밀접한 상호작용을 나타내는데, 건강 위험도 면에서 영양의 과잉 섭취로 지방 과다가 암, 관상동맥 질환을 유발하고 많은 소금은 고혈압을 유발하며 강한 운동은 활성산소의 상해를 입게 된다. 그러나 건강의 이익 면에서 적당한 영양은 관상동맥, 고혈압, 골다공증, 암 등의 위험도를 감소하고 규칙적인 운동은 관상동맥, 고혈압, 골다공증, 암 등의 만성질환의 예방과 관리에 효과적이다.

활성산소와 운동 강도는 매우 중요한 관계를 가지는데, 강한 운동이 인체에 미치는 피해는 근육의 상해, 근육의 괴사, 대사 산화, 산화 스트레스에 대한 위험도가 증가된다. 한 연구에서 자전거 운동 시 운동의 강도에 따른 임의적인 2그룹 간의 활성산소의 변화에서 VO_2max 수준이 75%까지는 활성산소의 수준이 많은 증가를 보이지 않았으나, 그 이상이 될 경우에는 급격한 증가를 보였다고 한다. 그러므로 운동 강도는 VO_2max 75%까지의 운동 강도가 적당하다고 할 수 있다. 그러므로 무리한 운동은 활성산소 때문에 건강을 해칠 수 있고 건강의 비결은 스트레스를 줄이고 날마다 웃는 낯으로 즐겁게 지내며 시간 나는 대로 자신에게 알맞은 운동을 해야만 한다.

결론적으로 산소는 에너지 시스템에 있어서 인간의 생명 유지에 있어서 필수 불가결한 것으로 이것이 변성되면 위험한 성질을 가지고 있어 이 물질을 적절하게 조절하여야만 한다. 운동을 하게 되면 카테콜라민, 체온, 부종, 헤모글로빈 자동 산화 등이 증가하고 트레이닝 상태에 따라 생리적 변화가 나타난다. 그리고 강한 운동은 활성산소의 생성을 증가시키는 것은 명백하고, 이것은 갑자기 강한 운동을 하거나 익숙하지 않은 운동을 할 때에는 특히 주의하여야 한다. 그러므로 장시간, 강하고 갑작스런 운동을 삼가고 과학적인 운동 검사를 실시한 후에 자기의 체력에 맞는 운동 프로그램으로 처방받아 운동을 실시하면 항산화제의 생성에 도움을 주어 활성산소의 피해를 예방할 수 있을 것이다. 그리고 '모든 사람이 많은 양의 산소를 섭취해

도 안전한가? 환경오염이 되어 있는 대기 중에서 운동을 해도 과연
안전한가?'는 아직도 의문점으로 남아 있지만 적당한 영양과 규칙적
인 운동은 만성질환의 예방과 관리, 그리고 삶의 질을 향상시킬 수
있을 것이다.

강두희(1998). 『생리학』. 서울: 신광출판사.

강희성, 외 7인(1997). 『운동생리학』. 서울: 대한미디어.

국민일보(2008). 12월 16일 기사 내용.

宮下充正, 이강옥(2010). 『건강을 위한 걷기 바이블』. 서울: 대경북스.

김남익(2009). 『포커스 건강과 운동처방』. 경기: 이담북스.

김남익, 장지훈, 성기홍, 윤성(2002). 『소방대원들의 실내, 실외 근무형태에 따른 유산소운동 능력 및 등속성 근력』. 한국유산소운동과학회지, 6(1): 17－32.

김명화(2003). 『스포츠 스트레칭』. 서울: 맑은소리.

김완균(2009). 『청소년을 위한 뇌의 과학』. 서울: 비룡소, p.138.

마이클 박(2003). 『죽은 의사는 거짓말을 하지 않는다』. 서울: 꿈과 의지.

백일영(2002). 『운동생리학 및 운동처방. 이론과 실험』. 서울: 대한미디어.

안의수, 외 6인(2001). 『운동과 건강관리』. 서울: 현문사.

유선미(2004). 『여성의 건강과 운동』. 가정의학회지, 25, 177－192.

이시형(2010). 『세로토닌하라』. 서울: 중앙북스.

차형수(2001). 『건강증진 가이드』. 서울: 도서출판 한국의학.

최대혁, 외 9인(2003). 『Power 운동생리학』. 서울: 라이프사이언스.

최상배, 고성경(2001). 『여성건강과 운동』. 서울: 도서출판 홍경.

한국의학연구소(2002). 『건강검진의 모든 것』. 서울: 홍출판사.

황수관, 최건식(1994). 『운동처방과 건강』. 서울: 도서출판 금광.

Alessio HM(1993). Exercise－induced oxidative stress. *Med. Sci. Sports Exerc.*, 25, 218－224.

Bacon, S. L., Sherwood, A., Hinderleter, A., & Blumenthal, J. A.(2004). Effects of exercise, diet and weight loss on high blood pressure. *Sports Med.,* 34(5), 307－316.

Carey GB(1997). The swine as a model for studying exercise－induced changes in lipid metabolism. *Med. Sci. Sports Exer.* 29(11), 1437－1443.

DeFornzo RA, & Ferrannini E(1991). Insulin resistance: A multifaceted syndrome responsible for NIDDM, obesity, hypertension, dyslipidemia, and atherosclerotic cardiovascular disease. *Diabetes Care* 14, 195.

Florence TM(1995). The role of free radicals in disease. *Australian and New Zealand J. Ophth.* 23(1), 3－7.

Holmes TH, & Rahe RH(1967). The social readjustment rating scale. *J. Psychosomatic Research* 11, 213－218.

Ishikawa, K., Ohta, T., & Tanaka, H.(2003). How much exercise is required to reduce blood pressure in essential hypertensives: A dose－response study. *Am. J. Hyperte.*, 16, 629－633.

Jenkins RR(1988). Free radical chemistry relationship to exercise. *Sports Med.* 5, 156－170.

Jenkins RR, Krause K, & Schofield LS(1993). Influence of exercise on clearance of oxidant stress products and loosely bound iron. *Med. Sci. Sports Exerc.*, 25(2), 213－217.

Kaplan NM(1989). The deadly quartet: Upper－body obesity glucose intolerance, hypertriglyceridemia, and hypertension. *Arch. Intern. Med.* 149, 1514.

Kim NI(2004). The changes of duty form on the rest and graded exercise test respiratory function on in Fire－Fighters. 한국걷기과학학회지 3, 23－32.

Kretzschmar M, & Muller D(1993). Ageing, training and exercise. *Sports Med.* 15(3), 196－209.

Pilzer, P. Z.(2003). 건강관리 혁명. 도서출판 아이프렌드.

Singh VN(1992). A current persepective on nutrition and exercise. *Am. Inst. Nutrition,* 760－765.

Van Lieshout JJ, ten Harkel AD, & Wieling W(1992). Physical manoeuvers for combating orthostatic dizziness in automatic failure. *Lancet* 339, 897－898.

Zaxchwieja JJ(1996). Exercise as treatment for obesity. *Endocrin. Metab. Clin. Noth Am.* 25(4), 965－988.

김남익 ─────────

관동대학교 사범대학 체육교육과 교수
연세대학교 의과대학 부설 스포츠과학연구소 상임연구원
한국걷기과학학회, 한국스포츠학회, 한국발육발달학회, 한국운동재활학회 이사

E-mail: kni8993@kd.ac.kr
blog: http://blog.daum.net/kni8993

병이 아니라, 사람의 몸을 고치는

생활습관 개선법

초판인쇄 | 2011년 1월 31일
초판발행 | 2011년 1월 31일

지 은 이 | 김남익
펴 낸 이 | 채종준
펴 낸 곳 | 한국학술정보㈜
주   소 | 경기도 파주시 교하읍 문발리 파주출판문화정보산업단지 513-5
전   화 | 031) 908-3181(대표)
팩   스 | 031) 908-3189
홈페이지 | http://ebook.kstudy.com
E-mail | 출판사업부 publish@kstudy.com
등   록 | 제일산-115호(2000. 6. 19)

ISBN   978-89-268-1892-3 13510 (Paper Book)
        978-89-268-1893-0 18510 (e-Book)

이담 Books 는 한국학술정보(주)의 지식실용서 브랜드입니다.